TO2UES
MÁGICOS

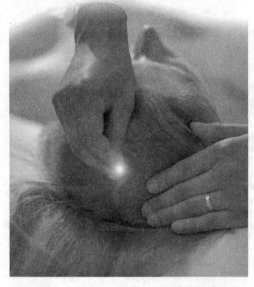

Las técnicas de la Psicología Energética

Si este libro le ha interesado y desea que lo mantenga-
mos informado de nuestras publicaciones, escríbanos
indicándonos qué temas son de su interés (Astrología,
Autoayuda, Ciencias Ocultas, Artes Marciales,
Naturismo, Espiritualidad, Tradición...) y gustosamente
lo complaceremos.

Puede contactar con nosotros en
comunicación@editorialsirio.com

Título original: ENERGY TAPPING
Traducido del inglés por Miguel Iribarren Berrade
Diseño de portada: Editorial Sirio, S.A.

© de la edición original
2000, Fred P. Gallo y Harry Vincenzi
New Harbinger Publications, Inc.
5674 Shattuck Avenue
Oakland, CA 94609

© de la presente edición

EDITORIAL SIRIO, S.A.	EDITORIAL SIRIO	ED. SIRIO ARGENTINA
C/ Panaderos, 14	Nirvana Libros S.A. de C.V.	C/ Paracas 59
29005-Málaga	Camino a Minas, 501	1275- Capital Federal
España	Bodega nº 8 , Col. Arvide	Buenos Aires
	Del.: Alvaro Obregón	(Argentina)
	México D.F., 01280	

www.editorialsirio.com
E-Mail: sirio@editorialsirio.com

I.S.B.N.: 978-84-7808-643-6
Depósito Legal: B-15.048-2009

Impreso en los talleres gráficos de Romanya/Valls
Verdaguer 1, 08786-Capellades (Barcelona)

Printed in Spain

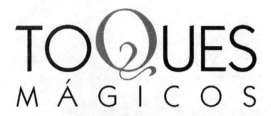

TOQUES MÁGICOS

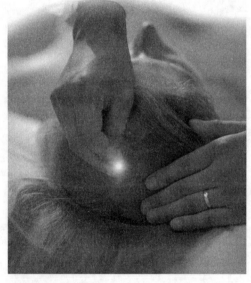

Las técnicas de la Psicología Energética

Fred P. Gallo & Harry Vincenzi

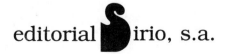

editorial Sirio, s.a.

A mi hermana, Kathy, y a mis hermanos,
Philip, David y Michael.
—FPG

A mis padres.
—HV

Agradecimientos

Del mismo modo que ningún ser humano está completamente aislado, un libro llega a materializarse como resultado de múltiples influencias. Sir Isaac Newton, gran descubridor de las leyes de la física, se inclinó ante esta verdad cuando reconoció que: «Si he visto más allá que otros, es porque me he alzado sobre los hombros de gigantes». Y Harry S. Truman, con su estilo más sensato y práctico, dijo: «No hay nada nuevo en el mundo, excepto la historia que no conoces.» Por lo tanto, nos gustaría dar las gracias a todos los que han contribuido a la creación de este libro, incluso a aquellos que no conocemos personalmente.

Nos sentimos profundamente en deuda con las contribuciones de Huang Ti, que unificó la teoría de los meridianos hace aproximadamente 4.500 años; con George J. Goodheart, fundador de la quinesiología aplicada; y con John Diamond y Roger J. Callahan por aplicar la teoría de los meridianos al tratamiento de los problemas emocionales.

Nos gustaría dar las gracias a nuestras familias, amigos y compañeros de trabajo por su apoyo y sus ánimos mientras escribíamos este libro. También nos gustaría dar las gracias a David y Justina Lee por ayudarnos a crear los diagramas usados en *Toques mágicos*.

PRIMERA PARTE

Entender y usar la
psicología energética

Introducción

*Tu cuerpo es capaz de
curarse a sí mismo.*

ANDREW WEIL

Toques mágicos es un libro único que te
enseñará a usar tu sistema energético corporal
para mejorar tu vida. Aunque pueden emplearse distintos nombres para identificar este proceso, el término que nosotros hemos elegido es
psicología energética. Esta técnica curativa está
basada en el antiguo arte chino de la acupuntura, sin embargo, en lugar de utilizar agujas para
estimular un cambio en nuestro modo de pensar y sentir, la psicología energética recurre al
sencillo método de dar golpecitos con dos dedos
en puntos específicos del cuerpo. En cuanto
comprendas el proceso y la localización de los
puntos y meridianos (lo que se facilita en los
diagramas del libro), aprenderás a resolver y a
eliminar problemas con los que has estado luchando durante años. Como psicólogos, hemos

estudiado y aprendido numerosas técnicas y estrategias de tratamiento, y hemos llegado a la conclusión de que la psicología energética es el proceso más eficaz y más eficiente para generar cambios rápidos y tratar problemas emocionales y psicológicos.

La génesis del trabajo energético

No está claro cuándo empezó el uso y el desarrollo del trabajo energético, pero la leyenda dice que fue descubierto originalmente en China hace unos cinco mil años. En aquel tiempo, en el que se luchaba con cuchillos, arcos y flechas, se observó un fenómeno extraño: algunos soldados que habían recibido heridas de poca importancia en los lugares adecuados descubrieron que ciertos dolores y enfermedades que habían sufrido durante años desaparecían de repente. Se dice que este tipo de incidentes llevó a los sabios chinos a descubrir la existencia de un sistema energético que transmite energía e información por todo el cuerpo humano. Esta energía ha recibido el nombre de chi, y también se la conoce como fuerza de vida, ki, prana y energía vital.

La acupuntura

El descubrimiento del sistema energético humano llevó finalmente al desarrollo de la acupuntura, un proceso de tratamiento del cuerpo energético mediante la estimulación con agujas de puntos específicos a lo largo de las doce principales rutas energéticas, conocidas con el nombre de *meridianos*. Cada meridiano pasa por un órgano específico del cuerpo, como los pulmones, el corazón o el estómago. Todo el sistema está interconectado, de modo que el chi, o energía vital, viaja de un meridiano al siguiente, circulando por todo el cuerpo. Estos meridianos interactúan con una serie de campos energéticos más concentrados llamados *chakras*.

En el tratamiento de acupuntura se insertan agujas en ciertos puntos del cuerpo con el fin de tonificar o estimular (incrementar la energía) y en otros puntos para sedar (reducir la energía). Aplicando el método de prueba y error, los médicos chinos han desarrollado y usado la acupuntura para eliminar el dolor y tratar una amplia variedad de enfermedades. Actualmente hay varios países en los que se usa la acupuntura como anestesia alternativa durante las intervenciones quirúrgicas.

Cada vez más, los occidentales estamos aceptando la acupuntura como tratamiento alternativo de salud (aunque alguna gente duda, porque no les gustan las agujas). La Organización Mundial de la Salud ha elaborado una lista de 104 enfermedades que pueden tratarse mediante la acupuntura, entre ellas muchos trastornos intestinales y los problemas de ciática (Burton Goldberg Group, 1993).

Investigación científica

Desde el punto de vista científico, el problema de la psicología energética es dar pruebas concretas de su existencia. De hecho, tratar de probar la existencia del sistema energético y de los meridianos es como tratar de probar que existe la gravedad, o la energía en general. No puedes verla, pero sabes que está ahí, y puedes diseñar experimentos para verificar su existencia.

En la década de los setenta se diseñó uno de los primeros equipos destinados a probar la existencia del campo energético o *aura* que rodea a la persona. Un investigador de Yale, Harold Saxon Burr, midió los campos electromagnéticos que rodean a los árboles, a los animales y a los seres humanos. Llamó a estos campos *campos de vida* o *campos-V*. Su trabajo sugiere que el cuerpo crece dentro de un campo de energía preexistente que sirve como plantilla o modelo de la forma física. Por ejemplo, aún después de seccionar una hoja podemos seguir detectando la forma energética de la parte seccionada. Otros estudios han demostrado que las crías de los animales tienen un campo energético detectable cuyo tamaño se aproxima progresivamente al del animal adulto.

Richard Gerber, autor de *Vibrational Medicine*, sugiere que la enfermedad física puede comenzar a nivel energético y después trasladarse o manifestarse en el cuerpo físico. Por lo tanto, si pueden detectarse las alteraciones en el cuerpo energético antes de que se produzcan los problemas físicos, se impedirá el desarrollo de la enfermedad física. Esto no es tan increíble si tenemos en cuenta que los cuerpos humanos se regeneran completamente en el plazo aproximado de cuatro años. Es decir, hace cuatro años no existía ni uno sólo de los átomos que hoy componen tu cuerpo. Y ciertas partes de nuestro cuerpo se reciclan aún más frecuentemente: por ejemplo, tenemos un nuevo hígado cada seis semanas. Todo esto apunta a la existencia de campos energéticos que forman la base de la forma física. El campo energético es lo que mantiene el cuerpo unido, y proporciona el molde en el que el cuerpo y sus componentes pueden ser creados de nuevo.

Louis Langman llevó a cabo otro estudio para examinar la relación entre energía y enfermedad. Descubrió que en una muestra de 123 mujeres con tumores cervicales malignos, 5 de ellas tenían una carga eléctrica positiva en esa parte de su cuerpo y 118 tenían una carga eléctrica negativa. Estos números se invertían en las mujeres que no sufrían cáncer. Este estudio no prueba que la polaridad negativa produzca cáncer, porque es posible que sea el propio cáncer el que produzca la carga negativa, lo que sí prueba es que existe una diferencia energética entre las personas sanas y las enfermas.

Ha habido varios intentos de documentar la existencia de los meridianos. Robert Becker, cirujano ortopédico y autor de *Cross Currents* y *The Body Electric* se animó a explorar a fondo la acupuntura cuando se convirtió en tema de interés después del viaje del presidente Nixon a China en la década de los 70, y del notable tratamiento de acupuntura recibido por el periodista James Reston para remediar su dolor postoperatorio y acelerar su curación. Buena parte de las primeras investigaciones niegan la teoría de que los resultados de la acupuntura sean producto del efecto placebo.

Becker desarrolló un planteamiento interesante: propuso que los meridianos son conductores eléctricos que transmiten información desde el lugar donde se ha producido la lesión hasta el sistema nervioso central. Pensó que tal vez las agujas de acupuntura servían para bloquear el mensaje de dolor, impidiendo que llegara al cerebro cortocircuitando la corriente electromagnética en el meridiano. Teorizó que los puntos de acupuntura funcionan de manera similar a los acumuladores situados a lo largo de las líneas eléctricas. Señaló que como las corrientes eléctricas de los meridianos eran de muy baja intensidad, los acumuladores tenían que estar ubicados muy cerca unos de otros (a pocos centímetros), y esto es lo que ocurre con los puntos de acupuntura.

María Reichmanas, una biofísica asociada de Becker, creó un aparato parecido a un cortador de pizza que podía rodar a lo largo de los meridianos para detectar diferencias en la resistencia eléctrica de la piel. Ambos propusieron que, si en el punto había una carga eléctrica, habría una diferencia entre la resistencia de la piel en ese punto y en los puntos de alrededor. Sus descubrimientos fueron suficientemente coherentes en diversos aspectos como para demostrar la existencia de los puntos de acupuntura y de los meridianos.

El desarrollo de la psicología energética

El desarrollo de la psicología energética comenzó a principios de la década de los 60 cuando George Goodheart, quiropráctico de Detroit, experimentó tocando diversos puntos de acupuntura para aliviar el dolor de sus pacientes. Luego, en la década de los 80, el psiquiatra John Diamond y el psicólogo Roger Callahan descubrieron que dar golpecitos o presionar los puntos de acupuntura ayudaba a eliminar las emociones negativas, tales como ansiedades, fobias y recuerdos dolorosos. Callahan, inventor de la terapia energética conocida con el nombre de Terapia del Campo de Pensamiento, aportó la mayor parte del trabajo clínico. Posteriormente, en la década de los 90, Fred Gallo y Gary Craig desarrollaron el sencillo método de la psicología energética y enseñaron sus procedimientos a especialistas en salud mental de todo el mundo.

Estos estudios indican que los conceptos de la acupuntura pueden usarse para tratar los problemas psicológicos. El descubrimiento de que un cambio psicológico puede producirse de manera tan simple es una innovación en el campo de la salud mental, y supone un alejamiento radical de la terapia conversacional que ha dominado la psicología del siglo XX.

Muchas personas siguen creyendo que el método más eficaz y saludable es la terapia convencional, en la que se aprenden nuevos datos o se desarrollan nuevas habilidades a través de la comunicación verbal. Aunque no parezca realista que el hecho de darse golpecitos en ciertos puntos de la cara o de las manos pueda cambiar nuestra manera de sentir o de pensar, no hemos encontrado ningún otro tratamiento que sea tan rápido y tan eficaz como la psicología energética. Muchos se sienten escépticos hasta que se aplican el método a sí mismos para solucionar alguno de sus propios problemas.

Aunque seguiremos profundizando en la exploración de los conceptos de la psicología energética, la base de la técnica es que eliminas tus problemas psicológicos simplemente pensando en un asunto o un recuerdo doloroso mientras te das golpecitos o presionas en puntos de acupuntura específicos. Además, examinaremos un tratamiento adicional que ayuda a eliminar los pensamientos y las creencias autosaboteadoras que suelen surgir cuando alguien está traumatizado o se halla en una situación estresante.

Un proceso paulatino que cambiará tu vida

El libro está dividido en dos partes: la Primera Parte aborda los conceptos básicos necesarios para entender y utilizar los métodos de la psicología energética. La Segunda Parte proporciona métodos de tratamiento específicos para gran variedad de problemas psicológicos, entre ellos las conductas de autosabotaje, traumas, y ciertas emociones negativas (como la vergüenza, el miedo y la depresión). El libro concluye examinando asuntos más complejos, como la pérdida de peso, la conducta adictiva y los problemas de relación. También se incluye un capítulo dedicado a mejorar el rendimiento deportivo.

Es importante que aprendas a tratar los problemas comunes antes de intentar curar otros más complejos. Los problemas complejos suelen estar compuestos por una serie de problemas menores que deben ser atendidos antes de que pueda producirse una curación completa. Cuando hayas aprendido las bases de la psicología energética tal como se presentan en este libro, contarás con una serie de habilidades nuevas que te ayudarán a eliminar los comportamientos de autosabotaje y a gestionar mejor tu vida.

Muchos de los capítulos te enseñan métodos de tratamiento específicos. Como no contarás con la presencia de un terapeuta experimentado en psicología energética para ayudarte a averiguar dónde están tus desequilibrios, hemos desarrollado secuencias de tratamiento (series de lugares donde darse golpecitos) para cada uno de los problemas explorados en este libro. También proponemos preguntas que te ayudan a averiguar qué sentimientos o conductas son disfuncionales y necesitan ser tratados. A continuación presentamos un breve perfil de cada capítulo:

El capítulo 1 explora detenidamente la psicología energética y te ayuda a entender cómo afectan a tu conducta los diferentes niveles de energía.

El capítulo 2 ofrece figuras y diagramas que muestran la ubicación de cada punto que tocarás para solucionar problemas concretos. Estos diagramas también están en los capítulos que estudian los problemas psicológicos concretos que abordaremos. En el capítulo 2 aprenderás qué áreas emocionales se ven afectadas por cada meridiano, y cómo realizar un tratamiento simple.

El capítulo 3 examina cómo las toxinas de ciertos alimentos, así como del tabaco y del alcohol, pueden afectar negativamente tu sistema energético. Estas sustancias producen síntomas que debilitan tu energía. Se examinan diversas soluciones, como la desintoxicación.

El capítulo 4 explora las creencias y los hábitos que afectan negativamente tu vida. También examina diversos planteamientos que te ayudarán a cambiar tus hábitos improductivos.

El capítulo 5 propone un cuestionario que te ayudará a crear un perfil personalizado de los problemas que quieres resolver.

El capítulo 6 revela modos de identificar y tratar los trastornos psicológicos. Los trastornos son la primera causa de que te sabotees a ti mismo. Tu energía puede estar alterada de tal modo que te haga actuar de una manera opuesta a la que te permitiría conseguir conscientemente tus objetivos. Por ejemplo, es posible que te digas a ti mismo: «Estoy cansado de pelearme con mi pareja; esta noche vamos a relajarnos.» Sin embargo, cuando tu pareja llega a casa, empezáis a interactuar y acaba produciéndose una pelea. El problema no es la falta de fuerza de voluntad, sino un trastorno (una inversión) de tu sistema energético.

El capítulo 7 aborda los medios y fobias que reducen tu confianza en ti mismo y limitan tus experiencias de vida. Se exploran diversos temores y fobias específicos, como el miedo a las alturas, a los insectos, a los animales, a hablar en público, a los ascensores, a los exámenes, a volar, a situaciones amenazadoras y a los ataques de pánico.

El capítulo 8 te enseña a controlar mejor los sentimientos intensos y habituales de ira, furia, vergüenza, culpabilidad, celos, vergüenza, soledad y rechazo.

El capítulo 9 te ofrece un método para tratar la depresión, problema muy presente en las sociedades occidentales, sin recurrir a los fármacos.

El capítulo 10 se centra en el trauma, que en un momento u otro se presenta en la vida de cualquier persona. El trauma lo incluye todo, desde la pérdida de empleo o del hogar, hasta experiencias aún más difíciles, como perder a un ser querido, haber sufrido abuso infantil, o tener un accidente grave. Los recuerdos dolorosos afectan a muchas personas, impidiéndoles avanzar en sus vidas. La psicología energética te permite enfrentarte a los sucesos del pasado y seguir adelante con tu vida. En muchos casos, el recuerdo doloroso podrá remediarse con un único tratamiento.

El capítulo 11 ofrece estrategias para eliminar la ansiedad y las creencias auto-saboteantes que generan errores mentales durante las actividades deportivas.

El capítulo 12 es el primero que aborda problemas más complejos, como la pérdida de peso. Éste es un asunto complejo porque hay muchos problemas interrelacionados que pueden sabotear tus esfuerzos por adelgazar. A muchas personas les cuesta adelgazar, pero en realidad la solución es relativamente simple: dieta y ejercicio. El desequilibrio energético, y muy probablemente un trastorno psicológico, impiden a la persona obesa o con exceso de peso perder los kilos sobrantes. En este capítulo identificarás las creencias que sabotean tu capacidad de mantenerte a dieta. Aprendiendo a equilibrar la energía de tus meridianos, podrás seleccionar una dieta de tu elección, seguirla y conseguir la esquiva meta de tener un cuerpo más sano y más esbelto.

El capítulo 13 estudia la conducta adictiva, que en sí misma es una forma de autosabotaje. Este capítulo también te ayuda a identificar tus posibles conductas de evitación, centrándose concretamente en la exploración de los sistemas de creencias y los trastornos psicológicos. Como las adicciones son muy difíciles de superar y a menudo responden a un motivo, se hace hincapié en los métodos de tratamiento diario, así como en la identificación de actividades o conductas alternativas.

El capítulo 14 se centra en las relaciones, una cuestión compleja que no tiene respuestas fáciles. La psicología energética ofrece un método para ayudar al individuo a entender cómo la elección de su pareja o su conducta sabotean sus relaciones. Empleamos esta información para averiguar qué problemas han de afrontarse y qué tratamientos energéticos serán más eficaces.

El capítulo 15 aborda las que, en nuestra opinión, son las futuras líneas de desarrollo de la psicología energética, y concluye resumiendo las aplicaciones habituales de esta herramienta única. Es un método que cualquiera puede utilizar para superar viejos problemas y afrontar los nuevos. La psicología energética aporta las herramientas que te permiten crear el equilibrio y el control que faltan en tu vida.

Preguntas
frecuentes

En este capítulo esperamos responder a muchas de las cuestiones que se te planteen respecto a la psicología energética.

P: ¿Qué tipos de problemas o asuntos aborda la psicología energética?

R: La psicología energética aborda dos tipos de problemas: los sucesos de tu vida que producen desequilibrios energéticos y los trastornos (inversiones) psicológicos. Los problemas del primer tipo suelen presentarse cuando un acontecimiento afecta a puntos específicos de tu sistema energético. El desequilibrio energético resultante genera consecuencias que interpretas como recuerdos dolorosos o sentimientos de inadecuación. Existen diversos modos de pensar en tu sistema energético. Cuando hablamos de *equilibrio* nos referimos a que la energía fluya libremente por tu cuerpo y cada meridiano tenga la misma cantidad de energía. Cuando un trauma impacta en uno de tus meridianos, parte de la energía de ese meridiano se agota, creando un desequilibrio. Dando golpecitos en los puntos de acupuntura adecuados se estimulan los meridianos y se incrementa la energía, lo que a su vez genera equilibrio. Aunque la mayor parte de este libro aborda problemas específicos, también es posible estimular los meridianos para alcanzar un nivel superior de energía e incrementar tu capacidad de solucionar los problemas de la vida en general.

El segundo tipo de problema que aborda la psicología energética son los *trastornos (inversiones) psicológicos*. Por ejemplo, cuando has experimentado un trauma, cada vez que te encuentras en la situación traumática o piensas en ella, respondes como si estuvieras experimentándolo de nuevo. Los trastornos psicológicos generan creencias falsas o negativas, y esa es la razón por la que muchas personas se comportan de tal modo que sabotean su vida. Aunque esto pueda parecer extraño, explica por qué los individuos hacen cosas a sabiendas de que son malas para ellos. No pueden dejar de hacerlas, porque les parece que están haciendo lo que tienen que hacer. Los trastornos (inversiones) psicológicos también te impiden recuperar el equilibrio energético en tus meridianos.

P: ¿Cómo se altera un sistema energético?

R: La explicación más simple es que la alteración energética suele estar causada por una situación traumática. El desequilibrio energético resultante te hace incapaz de resolver ese problema y te vuelve vulnerable a otros similares. Cada situación que afrontas queda impresa en tu sistema nervioso, y aunque tu mente haya olvidado las situaciones concretas, tu cuerpo las recuerda. Cuando experimentas un trauma, respondes de manera normal, sintiendo la emoción apropiada. Si te robaran y te golpearan, por ejemplo, lo natural en ese momento sería sentir miedo. El problema surge cuando este trauma crea un desequilibrio energético que perpetúa la experiencia indefinidamente. El resultado puede ser que desarrolles una reacción fóbica que limite tu estilo de vida y tu manera de interactuar con los demás.

> *Para alterar tu sistema energético es necesaria una experiencia externa. Y es necesaria otra experiencia externa (el tratamiento energético) para equilibrarlo.*

En nuestra sociedad los desequilibrios energéticos pueden producirse por muchos motivos. Por ejemplo, durante al menos dos generaciones ha habido más de un millón de divorcios anuales en los Estados Unidos. El divorcio es un ejemplo del tipo de trauma que puede afectarte y producir sentimientos de ira, tristeza o falta de confianza. Otro es la dinámica cambiante de los pueblos y comunidades. Como la gente está de paso, las comunidades son cada vez más transitorias. Los familiares eligen vivir en ciudades diferentes, por lo que el sentido de pertenencia y la seguridad de vivir en una comunidad que cuida de ti queda socavado progresivamente. Si sientes que nadie cuida de ti, es fácil que ello provoque otros problemas.

Los desequilibrios energéticos también podrían ser transmitidos de una generación a la siguiente. Las investigaciones de Rupert Sheldrake muestran que la información instintiva es transmitida a las nuevas generaciones. Como no existen pruebas de que los sentimientos y emociones aprendidos sean transmitidos a través del ADN, Sheldrake cree que pueden transmitirse a la siguiente generación a través de campos energéticos. Según esta teoría, un trauma sufrido por tu abuela podría pasar hasta ti en forma de desequilibrio energético. Esto puede explicar por qué los bebés responden a las distintas situaciones siguiendo patrones de conducta diferenciados. Por ejemplo, la capacidad del bebé para afrontar situaciones frustrantes es muy observable a los pocos meses del nacimiento. Evidentemente, una vez que los niños nacen, su sistema energético queda afectado por sus padres y el entorno que los rodea. Si cualquiera de estas situaciones frustrantes crea un desequilibrio energético, influirá en lo que el individuo piense, así como en su sentido del yo. Podría argumentarse que los trastornos energéticos natales producen ciertos sentimientos y pensamientos que te hacen más vulnerable, o que aumentan la probabilidad de que tengas ciertas experiencias negativas.

Aunque no es imprescindible conocer la verdadera causa de la alteración energética para resolverla, su existencia puede explicar muchos problemas y comportamientos. Las alteraciones energéticas pueden ejercer un profundo impacto en tu vida, y si no las tratas, es poco probable que los problemas se resuelvan.

P: ¿*Cómo puede afectar el desequilibrio energético a tu manera de pensar?*

R: Los científicos saben bien que cuando una persona tiene un pensamiento, se produce una reacción química que permite detectar la presencia de neuropéptidos, el compuesto químico asociado con el pensamiento. Además de en el cerebro, los neuropéptidos pueden encontrarse en el resto del cuerpo, y particularmente en órganos como el estómago, los riñones y el hígado. Así, el pensamiento tiene una presencia física, encarnada. Asimismo, cuando una persona tiene un pensamiento también puede detectarse un campo electromagnético —la presencia energética o manifestación del pensamiento— que Roger Callahan denominó *campo de pensamiento.*

Las emociones negativas son creadas por una alteración del campo de pensamiento que puede estar causada por un trauma físico o emocional. La teoría nos dice que la alteración afecta a un punto energético específico que, a su vez, activa las reacciones hormonales, fisiológicas, neurológicas, químicas y cognitivas que producen la experiencia de la emoción negativa. Las alteraciones causan desequilibrios energéticos que pueden experimentarse como depresión, miedo o conducta adictiva.

Cuando se produce una alteración en el campo de pensamiento, siempre se corresponde con un punto de energía específico del cuerpo. Ésta es la razón por la que los psicólogos han asociado los puntos a problemas específicos y han desarrollado diversos tratamientos.

P: *¿Qué es un trastorno (una inversión) psicológico?*

R: No está claro qué es lo que le ocurre a tu sistema energético cuando experimentas un trastorno psicológico. Una de las teorías dice que cuando un suceso traumático consume tu energía reduciéndola a un nivel menor, ésta puede volverse negativa. Esto, a su vez, provoca pensamientos o conductas de autosabotaje, y acabas creando una situación opuesta —o inversa— a la que desearías.

Frecuentemente, los trastornos se limitan a situaciones específicas, lo cual significa que sólo afectan a ciertas áreas de tu vida, como tu capacidad de alcanzar un objetivo concreto, de superar una fobia, o de llevarte mejor con otra persona. Si se ha producido un suceso que te ha causado intensos sentimientos de vergüenza o de culpabilidad, por ejemplo, es posible que haya generado un trastorno (una inversión), lo que explica parcialmente por qué no eres capaz de afrontar con éxito situaciones parecidas de tu vida actual. Otro rasgo del trastorno psicológico es la falta de autoaceptación. Por ejemplo, cuando no aceptas una parte de ti mismo o algo que has hecho, puede producirse una inversión en tu sistema energético. El resultado será un acto inconsciente de sabotaje contra los objetivos que expresas conscientemente.

Veamos otro ejemplo: tu capacidad de triunfar en la vida puede estar alterada. Es decir, podrías pensar inconscientemente: «No merezco tener éxito en la vida», o «no he hecho méritos para triunfar en la vida.» El impacto del trastorno o inversión queda claro cuando tu potencial te permitiría tener éxito en esa área concreta de tu vida, pero no lo consigues. El trastorno psicológico genera esos sentimientos y pensamientos que sabotean la parte de tu vida que no aceptas o sientes que no mereces.

Los trastornos psicológicos crean situaciones que todos hemos experimentado. En ciertas circunstancias, sabes lo que quieres hacer —o lo que no quieres hacer— y, sin embargo, eres incapaz de actuar como sabes que deberías hacerlo. Por ejemplo, considera una situación en la que sabes que lo mejor es no decir nada. Si sufres una inversión, dirás cosas que empeorarán la situación. Además, si no te aceptas a ti mismo y crees que no mereces una situación específica en tu vida, o que no eres suficientemente bueno para tenerla, la sabotearás.

Por ejemplo, una mujer que crea que no merece estar felizmente casada siempre elegirá como compañero potencial al hombre inadecuado. Aunque es probable que haya otros problemas implicados, este tipo de conducta es el perfecto ejemplo de autosabotaje. La mujer parece buscar el matrimonio activamente, pero en realidad sólo está reforzando su creencia de que no merece estar casada. Aunque éste es un ejemplo específico, el autosabotaje puede producirse o afectar a cualquier aspecto de la vida que sientas que no mereces.

La conducta de autosabotaje puede arruinar años de duro trabajo. Los psicólogos energéticos creen que las creencias saboteadoras son una de las principales razones por las que mucha gente experimenta dificultades en su vida, aunque tengan la capacidad y la habilidad necesaria para lograr sus objetivos. Cuando hayas acabado de leer este libro, sabrás corregir los trastornos que sabotean tus acciones. También es posible que puedas ofrecer consejos útiles a tus amigos y familiares sobre cómo superar el autosabotaje.

P: *¿Cómo se corrige un desequilibrio energético?*

R: La corrección de un desequilibrio energético generalmente requiere trabajar con un terapeuta energético formado en este campo. Las técnicas que presentamos en este libro te enseñarán cómo hacerlo sin la ayuda de un terapeuta cualificado.

Habitualmente, una vez que el paciente ha descrito su problema al terapeuta, se le pide que piense en ese problema y tome conciencia de los sentimientos asociados con él. Por ejemplo, si el paciente se queja de tener miedo a las alturas, se le pedirá que recuerde cuál fue la última vez que estuvo en un balcón u otro lugar similar donde sufrió esa reacción.

Cuando enfocas tu atención en un problema, lo único que estás haciendo es pensar en ese problema o situación que te altera. No tienes que hacer nada particularmente mágico ni difícil, aparte de pensar en la situación. Ni siquiera tienes que visualizarla (aunque ese podría ser un buen modo de entrar en contacto con el asunto). Cuando centras tu atención en el problema que quieres resolver, tu cuerpo-mente responderá, al menos en parte, como si estuvieras realmente en esa situación.

Si hay puntos que deben ser tratados, vuelve a llevar la energía a ese problema o campo de pensamiento enfocando tu atención en él. Hecho esto, ya estás en situación de que las técnicas de tratamiento de la psicología energética te ayuden a superar los obstáculos. Recuerda que lo que percibes como problemas emocionales son meras alteraciones de tu sistema energético.

Para tratar un problema, hay que estimular puntos específicos, que son diferentes en cada caso. Usamos la palabra «algoritmo» para referirnos a secuencias de tratamiento o series de puntos en los que te tienes que dar golpecitos, que pueden estar en la cara, en las manos o en la parte superior del torso. La eficacia de dichos patrones ha quedado demostrada a lo largo de años de pruebas y experimentación. Cuando aprendas la localización específica de los puntos, te resultará fácil usar las secuencias de tratamiento que se proporcionan.

P: *¿Qué es la quinesiología aplicada y cómo se relaciona con la psicología energética?*

R: Uno de los procedimientos empleados en psicología energética se denomina quinesiología aplicada, y permite evaluar las funciones corporales examinando manualmente los músculos. A menudo, las pruebas se hacen en un solo músculo, el deltoides, un músculo fuerte y alargado situado en la zona de los hombros. En este procedimiento, a los pacientes se les pide que piensen en un problema mientras extienden un brazo y lo ponen paralelo al suelo, tensando el músculo deltoides. Los quinesiólogos descubrieron que cuando los pacientes se sintonizan mentalmente con su problema, el músculo se debilita momentáneamente a causa del desequilibrio energético. La aplicación de este procedimiento altamente especializado depende de este fenómeno esencial del debilitamiento muscular, que permite diagnosticar los aspectos energéticos del problema psicológico.

Aunque el proceso de la psicología energética fue desarrollado utilizando la quinesiología aplicada, no es necesaria la evaluación muscular para hacer los ejercicios de este libro. Hemos analizado diversos tipos de problemas, y nuestra amplia experimentación clínica nos permite ofrecerte secuencias de tratamiento adecuadas para cada dolencia examinada en este libro. Como podrás comprobar, dando ligeros golpecitos con los dedos en los distintos puntos conseguirás, en la mayoría de los casos, tratar con éxito cada dolencia o problema.

P: ¿Funciona verdaderamente la psicología energética?

R: Algunos de los testimonios más rotundos de la eficacia de la psicología energética proceden del creciente número de terapeutas que usan estos tratamientos en sus consultas privadas. El presidente de la Sociedad Canadiense para la Hipnosis Clínica, Lee Pulos, dice: «Pienso que la psicología energética está entre las herramientas más poderosas y eficaces para el tratamiento de todo tipo de problemas psicológicos.»

Las investigaciones en el campo de la psicología energética suelen hacer uso de una escala de medida, las Unidades Subjetivas de Aflicción (SUD, por sus iniciales en inglés), para evaluar la eficacia terapéutica. Este término, Unidades Subjetivas de Aflicción, se utilizó originalmente para evaluar una técnica terapéutica llamada desensibilización sistemática, desarrollada por Joseph Wolpe en 1958. Como el propio término indica, la escala SUD evalúa el impacto subjetivo que un problema dado tiene en el individuo. Cuando vayas a practicar las secuencias de tratamiento de este libro se te pedirá que pienses en un problema y que evalúes en qué medida te afecta. Por ejemplo, si tienes miedo a los ascensores, te imaginas dentro de un ascensor y a continuación evalúas el SUD de 0 a 10, donde 0 indica que no hay impacto ni sensación de aflicción y 10 indica el nivel de aflicción más elevado posible. Como verás en la segunda parte de este libro, la psicología energética usa una escala de evaluación similar al SUD para averiguar la magnitud del problema emocional que te estás tratando.

En 1995, dos investigadores de la Universidad de Florida, Figley y Carbonell, llevaron a cabo estudios clínicos con diversas *terapias rápidas*, siendo una de ellas la terapia energética. Las terapias rápidas son aquellas que pueden eliminar el trauma rápidamente. Los tratamientos se aplicaron a pacientes que habían sufrido desórdenes de estrés post-traumático. Los resultados demostraron que estos toques mágicos son un método muy eficaz, además de ser el más rápido.

Otros dos terapeutas llevaron a cabo investigaciones en las que trataban a pacientes que llamaban a un programa de radio. En 1986, Roger Callahan trató a ochenta y seis personas que llamaban a su programa de radio obteniendo un porcentaje de curaciones del 97 por 100. Los problemas presentados por los oyentes tenían una puntuación media de 8,3 en la escala SUD; después de que los oyentes hubieran aplicado el tratamiento prescrito por el doctor Callahan, su puntuación media en la escala SUD se redujo a 2,1. Diez años después, Glenn Leonoff repitió el experimento llevado a cabo por Callahan en otro programa radiofónico. Trató a sesenta y ocho oyentes y también obtuvo un porcentaje de éxito en la curación del 97 por 100. La puntuación media en la escala SUD fue de 8,1 antes del tratamiento y de 1,5 después.

Nuestra experiencia nos dice que un problema que tenga una puntuación SUD de 8 o mayor tiene un fuerte impacto en la vida de la persona. En cambio, un problema que tenga una puntuación SUD de uno a dos, a menudo es resuelto por el propio individuo y tiene un impacto mínimo en su vida.

P: ¿Puedes dar ejemplos de algún caso que haya sido tratado con la psicología energética?

R: Nuestras experiencias clínicas con la psicología energética han tenido mucho éxito. Por ejemplo, este método fue una gran ayuda para una brillante, aunque deprimida, adolescente que estaba a punto de repetir su último año en el instituto. Se sentía desmotivada y no completaba la cantidad mínima de trabajo que le exigían para graduarse. En cuanto accedió a tratarse, en menos de treinta minutos tenía una sonrisa en su cara, recuperando la confianza en su propia capacidad. Además de completar el trabajo necesario para graduarse, se sintió motivada para solicitar el ingreso en varias universidades.

Otro ejemplo es el de una mujer de treinta y dos años que había sufrido una violación a los trece, y los recuerdos de lo ocurrido seguían atormentándola. La imagen de sí misma era tan pobre que se saboteaba continuamente. Después de un tratamiento energético, el trauma dejó de molestarla. Cambió rápidamente la visión que tenía de sí misma en un sentido tan positivo que volvió a la universidad para completar sus estudios de licenciatura y posgrado, llegando a obtener su título de psicoterapeuta.

La pérdida de peso es otra de las áreas en las que la psicología energética demuestra su eficacia. Por ejemplo, un hombre de mediana edad era incapaz de perder peso, a pesar de haber probado todo tipo de dietas. Usamos la psicología energética para tratar sus sentimientos de soledad y de rechazo: después de una sesión, se sintió lo bastante motivado como para emprender una dieta. Aprendió a resolver sus problemas y siguió tratándose asiduamente para continuar con su dieta y perder kilos.

P: *¿Con qué rapidez funcionan los tratamientos de psicología energética?*

R: La respuesta a esta importante cuestión depende del tipo de problema que se esté abordando, así como de la persona que reciba el tratamiento. Algunas personas resolverán su tratamiento en una sola sesión, y la mayoría experimentarán un alivio significativo después del primer tratamiento. En general, recomendamos dos semanas de tratamientos diarios para cualquier problema, aunque es posible que también haga falta aplicar periódicamente tratamientos de seguimiento. Una vez aprendidos estos tratamientos, sólo se requiere un minuto para completarlos, y pueden hacerse prácticamente en cualquier parte.

En esencia, existen dos tipos de problemas: los que se basan en un único suceso, como cuando te roban la casa, y los interactivos, como por ejemplo un problema de relación. Si te han robado la casa, sabes de primera mano que es un suceso traumático. La buena nueva es que se trata de un único suceso: no te roban la casa cada poco tiempo. Si abordas este suceso usando el tratamiento para los recuerdos dolorosos (véase capítulo 10), es muy probable que puedas experimentar un alivio significativo con un único tratamiento. Después puedes recurrir a tratamientos de seguimiento para reforzar el éxito conseguido.

Los problemas interactivos complejos son más difíciles de tratar, y los analizamos en los últimos capítulos del libro. Cuando se trata este tipo de asuntos tienes que ser paciente, pues su eliminación requiere más tiempo. Consideramos que la pérdida de peso, las relaciones y las adicciones son problemas complejos e interactivos. Son complejos porque pueden estar causados por distintas situaciones, y son interactivos porque dichas situaciones se repiten con frecuencia, a diferencia de los traumas causados por un único suceso. Por ejemplo, puede haber varias razones para que una persona tenga exceso de peso, y esa misma persona puede encontrarse con diversas situaciones que tiendan a sabotearle cada día.

El otro factor del que depende la rapidez del tratamiento eres tú. Cada persona es diferente. Las personas con problemas múltiples, graves y a largo plazo deben tener paciencia. Aunque algunas sentirán un alivio rápido, la mayoría necesitarán más tiempo y muchos tratamientos para aliviar o eliminar sus dificultades. Si crees que tienes unos niveles de energía extremadamente bajos, el proceso de curación requeriría aún más tiempo.

Psicología energética:

1

la pieza que te falta para conseguir el éxito

Dejar atrás las emociones que te tienen atrapado, los recuerdos dolorosos, los miedos, la depresión o la ira es el camino hacia una vida más larga y saludable.

DEEPAK CHOPRA

En la última década la medicina alternativa ha dado pasos de gigante, convirtiéndose en una herramienta eficaz que ayuda a la gente a prevenir o resolver mejor diversos problemas de salud. Aunque el número de personajes destacados en esta disciplina en expansión es muy amplio, los trabajos de Deepak Chopra, Caroline Myss y Andrew Weil están entre los más notables. Cada uno de estos individuos ha ayudado a la gente a entenderse mejor a sí misma y a reconocer que tienen más control sobre su propia vida del que hubieran creído posible. Gracias a su trabajo, ahora muchos entienden mejor el impacto de las toxinas procedentes del aire, del alimento, del agua y de los productos químicos. Dichas toxinas pueden incrementar nuestra vulnerabilidad a la enfermedad y acelerar el proceso de envejecimiento.

Aunque los tres autores expresan y resaltan la importancia de la fuerza vital o del sistema de energía interno, el trabajo de Caroline Myss ha ayudado a la gente de manera especial a comprender que pueden modificar su sistema energético y, al hacerlo, cambiar su vida. Ella dice que si continuamente dedicas energía a ocuparte de los aspectos negativos de tu vida y te aferras a ellos, no te quedará suficiente como para protegerte de la enfermedad, curarte de tus dolencias, y afrontar adecuadamente otros problemas potenciales. Myss, Chopra y Weil han desarrollado distintos métodos de curación, pero los tres hacen hincapié en la importancia de dejar atrás las emociones negativas. En los capítulos siguientes te enseñaremos técnicas específicas que te ayudarán a conseguirlo de una manera eficaz y eficiente.

La esencia de la energía

Todo lo que ves: el sol, la luna, el planeta Tierra, el sistema solar y las estrellas, son formas de energía. Seas hombre o mujer, fuerte o débil, feliz o desgraciado, cuando se te reduce a tu estructura más simple, eres energía. En nuestro mundo hay energías positivas y negativas que nos afectan continuamente de un millón de maneras. Nuestros pensamientos son energía, nuestras emociones son energía, e incluso las acciones necesarias para leer este libro son formas de energía. Para leer esta página, por ejemplo, tu mente ha dicho a tu mano que abra el libro y pase las páginas; a continuación, tus ojos envían las imágenes de las letras a tu cerebro para que éste las interprete y puedas entender lo que estás leyendo. Ahora piensa en la velocidad a la que debe repetirse continuamente este proceso para que tú leas. Ocurre a la velocidad de la energía. De hecho, el poder de la energía en nuestras vidas es el que nos permite llevar a cabo la mayoría de nuestras actividades, aunque, en muchas áreas, la energía sigue siendo un recurso aún no explotado.

El físico David Bohm dice que la energía satura cada centímetro del espacio a lo largo y ancho del universo, y que nos conecta entre nosotros y con todas las cosas de nuestro mundo. La psicología energética tiene por objetivo desarrollar técnicas que te ayuden a manipular y usar tu energía vital para resolver mejor tus problemas físicos y emocionales.

De hecho, la psicología energética te permite entrar en contacto con tu propio sistema energético y, al equilibrarlo, eliminar las causas de cualquier problema o impedimento psicológico. El resultado es que te sentirás mejor contigo mismo, tendrás más confianza en tus posibilidades, serás capaz de afrontar mejor un montón de problemas emocionales y dejarás de sentirte «atascado» en la vida.

> *La psicología energética ha desarrollado técnicas que pueden ayudarte a usar tu energía vital para resolver mejor los problemas emocionales.*

Tu sistema energético te ofrece las soluciones

Como todos nos esforzamos por resolver nuestros problemas personales, aprender a gestionar mejor nuestra vida se ha convertido en uno de los temas dominantes en nuestra sociedad. La psicología energética te ayudará a entender que las soluciones a tus problemas están dentro de tu sistema energético corporal. Una de las cosas que nos dejan más perplejos es que, cuando tenemos un problema, muchas veces ni siquiera sabemos por qué se ha producido. A las personas se les dice que si tuvieran más conocimiento, o si desarrollaran ciertas habilidades, sus problemas desaparecerían. Por desgracia, esto no siempre es cierto.

Cuando el individuo no comprende por qué le afecta un problema, tiende a culparse a sí mismo. Esto reduce su autoestima, haciendo que se sienta «atrapado», y contribuye a su confusión respecto al tipo de ayuda que necesita. Uno de los aspectos más atractivos de la psicología energética es que, para tratar un problema, no necesitas entender por qué lo tienes. Las técnicas que se presentan en este libro te enseñan a resolver tus problemas mediante ligeros toques manuales. La psicología energética te facilita un proceso paulatino que te permitirá tratarte los problemas sin tener que analizar y discutir cada aspecto de tu vida.

Miedos y fobias: estudio de un caso

Los miedos y las fobias que pueden ser tratados energéticamente van desde lo más simple a lo más complejo. Por ejemplo, Bill es un profesor que tiene miedo a las alturas. Es un hombre competente en casi todos los aspectos de su vida, pero tiene un miedo que no puede controlar. Parece que siempre lo haya tenido. Siendo niño, tomó conciencia de su miedo cuando no podía trepar a los árboles sin sentir ansiedad. Más adelante, de adolescente, sintió vergüenza por no poder subirse a una escalera. Bill no tenía ni idea de por qué sentía ese miedo y simplemente aprendió a adaptarse a él, alejándose de las situaciones que le producían ansiedad. De adulto, volvió a pasar vergüenza cuando asistió a una fiesta celebrada en un piso dieciocho y descubrió que las personas con las que quería charlar habían salido al balcón. Después de tomarse una copa salió al balcón, pero, en cuanto miró por encima de la barandilla, se sintió abrumado por el miedo. Experimentó una sensación incómoda y un pensamiento pasajero de saltar, por lo que pronto se sintió obligado a volver dentro.

Aunque Bill siente que no puede remediar su miedo a las alturas, la psicología energética le ha ayudado a hacerle frente. Imagina que, antes de la fiesta, Bill piensa en su miedo a las alturas y se da golpecitos con dos dedos sobre la ceja, debajo del ojo y debajo del brazo. Cuando Bill llega a la fiesta, sale al balcón y descubre que, aunque no se siente completamente cómodo, puede permanecer allí, mantener conversaciones con otros invitados y disfrutar de la fiesta. Posteriormente, en otro momento de la velada, Bill siente que sus miedos regresan. Haciendo uso de otra técnica de la psicología energética, se toca discretamente un lado de la mano, debajo del ojo, debajo del brazo y debajo de la clavícula. Cuando vuelve a salir al balcón, descubre que puede acercarse a la barandilla, asomarse y contemplar a la gente caminando por la calle dieciocho pisos más abajo. La situación que le paralizaba y le obligaba a recluirse dentro ya no le afecta. Bill no sabe por qué tiene miedo a las alturas, y tampoco necesita saberlo. Ha aprendido lo más importante: cómo gestionar su miedo. Con el tiempo, acabará eliminando por completo su miedo a las alturas. Éste es el mundo de la psicología energética. Aunque darte golpecitos en la cara o en las manos puede parecer un poco extraño, te permitirá introducir cambios en tu vida que jamás hubieras creído posibles.

Un caso de relaciones

Tu nivel de energía afecta a todos los aspectos de tu vida, incluyendo las relaciones. A pesar del gran número de libros que se han publicado sobre cómo resolver los problemas de relación y de lo populares que son, la tasa de divorcios sigue siendo extremadamente elevada en el mundo occidental. ¿Qué está ocurriendo? ¿Resulta difícil elegir a la persona adecuada o es que la gente sabotea buenas relaciones cuando las tiene? Existen muchos modos de crearse problemas de relación, tales como ignorar a la persona adecuada o buscar a la persona equivocada.

Por ejemplo, Ann siempre quiere tener el control de la situación porque no confía en los hombres. Elige citarse con hombres necesitados, parecidos a niños, que dependan de ella. En sus relaciones, ella es la cuidadora, la que toma la mayoría de las decisiones. Y, lo que es más importante, ella tiene el control. El problema es que sus relaciones no son duraderas. Aunque conserva el control, Ann también hace todo el trabajo en la relación, por lo que pronto surgen sentimientos de enfado y frustración. A veces tiene ganas de renunciar a las relaciones porque parece que los únicos hombres a los que atrae, y los únicos hombres que se sienten atraídos por ella, son individuos como los que ha conocido anteriormente. Ann tiene muchas ganas de cambiar. Quiere encontrar un hombre en el que pueda confiar, que comparta el trabajo con ella y que también pueda cuidar de ella. Por desgracia, ella tiene un desequilibrio energético que sabotea su verdadero objetivo y le impide encontrar al hombre adecuado. En futuros capítulos aprenderás más sobre este problema y cómo corregirlo.

> *Si reflexionas un minuto, probablemente podrás pensar en una ocasión en la que saboteaste una situación de tu vida.*

¿Cómo se crean los desequilibrios energéticos?

Es cierto que los problemas pueden presentarse en tu vida sin que tengas ninguna culpa, pero cada persona sigue siendo responsable de encontrar soluciones eficaces a las complicaciones que aparecen en su vida. Si tienes un problema crónico, ¿dispones del conocimiento o los recursos necesarios para solucionarlo, o se trata más bien de un desequilibrio energético? Si no posees el conocimiento, la destreza o la habilidad para resolver el problema, lo más probable es que esté causado por un desequilibrio energético y un trastorno psicológico que te impidan identificar o poner en práctica las soluciones apropiadas.

Por ejemplo, millones de personas afrontan problemas como la pérdida de peso, relaciones precarias, depresión y conductas adictivas. Nuestra sociedad en general, y demasiados de sus integrantes, parecen estar crónicamente enfadados por los pequeños problemas y preocupaciones de la vida. Frecuentemente, muchas personas luchan año tras año con los mismos problemas. Muchos parecen haber aceptado que no pueden entender sus dificultades o desarrollar estrategias de cambio eficaces. Algunos expertos y autores de libros de autoayuda indican que la falta de conocimiento o habilidad es la que crea esta situación. Pero cuando las personas intentan sinceramente desarrollar y poner en práctica aptitudes para afrontar la situación, a menudo descubren que no les funcionan. Esto indica la existencia de un problema energético: sabes resolver los problemas que se te presentan, pero, por alguna razón, no consigues hacer lo que tienes que hacer.

Cuando examinamos las creencias que los pacientes comparten con nosotros, las palabras *no puedo* son importantes porque, según creemos, no es la falta de conocimiento ni de habilidad la que causa los problemas. Más bien creemos que son los desequilibrios del sistema energético los que sabotean tu capacidad de alcanzar tus objetivos en la vida, o de seguir adelante con tu vida después de un hecho traumático. Por otra parte, cuando tu sistema energético esté equilibrado, podrás desarrollar la motivación y la concentración necesarias para conseguir tus objetivos, y podrás hacerlo con muchas menos dificultades.

Si te esfuerzas por aceptar las ideas que explican la eficacia de la psicología energética, recuerda que los nuevos planteamientos suelen ser acogidos con escepticismo. Por ejemplo, no hace mucho tiempo la terapia quiropráctica era considerada una forma extraña de medicina alternativa. Actualmente en los Estados Unidos se dan más de quince millones de tratamientos de quiropraxia al año; es una de las profesiones que más rápidamente crecen; y sus servicios están cubiertos por la mayoría de las empresas aseguradoras.

Los chinos creen que todas las cosas tienen chi,
son chi. Si la vida es movimiento, el chi es lo
que hace que las cosas se muevan. La capacidad
de aumentar o disminuir esa energía es la base
de la sanación.

El efecto que los niveles de energía tienen en tu vida

Tu personalidad es compleja y cambiante, y determina tu manera de afrontar los problemas. Respondes a cada situación con un conjunto de emociones diferente, de las que algunas son constructivas y otras destructivas. Por ejemplo, ¿has pensado alguna vez en esas personas que gritan a otros conductores cuando van conduciendo por la autopista? Esos mismos individuos son capaces de ir a trabajar y resolver situaciones complejas con confianza, entendimiento y una comunicación clara. Es sorprendente lo diferente que es el comportamiento de las personas dependiendo del problema particular. Buena parte de la conducta depende del equilibrio —o desequilibrio— del sistema energético.

Cuando te ves implicado en una situación que conlleva un desequilibrio energético, tu nivel de energía no es suficiente para hacerle frente, y recurres a conductas asociadas con bajos niveles de energía. Por ejemplo, en el momento en que la persona experimenta la «ira de la conducción», siente impaciencia, ansiedad y odio. De hecho, su conducta al volante puede ser autodestructiva y vengativa. A veces puede intentar castigar a otros conductores. Esa ira parece estar alimentada por la creencia de que uno debería ser capaz de conducir exactamente como desea, lo que a menudo significa ir a toda velocidad sin hallar obstáculos. Cuando otro conductor ralentiza a ese individuo, provoca su cólera. Lo que es igualmente curioso es que esa conducta puede no ser típica de su visión de la vida. Es decir, en cuanto el individuo sale del coche, puede dejar atrás el sentimiento de ira y comportarse casi inmediatamente de manera calmada y reflexiva. El punto importante es que puedes comportarte de manera diferente en diferentes situaciones dependiendo de tu nivel de energía.

El mapa de la conciencia

Para entender mejor este concepto, usaremos el mapa de la conciencia de David Hawkins. El mapa es teórico, y no debe confundirse con los escritos de Callahan y Callahan ni con los de Gallo, basados en una amplia experimentación clínica. No obstante, el mapa es una guía útil para entender la psicología energética, pues asocia emociones y conductas con niveles de energía específicos.

Por ejemplo, si tienes una experiencia que reduce drásticamente tu nivel de energía, es probable que tengas que soportar emociones o conductas de un nivel más bajo, como vergüenza o culpabilidad. Esto puede producir confusión, porque podrías argumentar que cualquier experiencia negativa hará que la persona se sienta mal y, dependiendo de la experiencia, podría sentir vergüenza. Queda claro, no obstante, que los desequilibrios energéticos se producen cuando no puedes cambiar, cuando ciertas áreas de tu vida están estancadas, o cuando emociones como la vergüenza o la rabia hacen acto de presencia con frecuencia en tu vida.

Las personas también pueden operar a diferentes niveles de energía por diversos problemas, pudiendo estar enfadadas en una situación y mostrar aceptación y fuerza interna en otra. Hawkins cree que pocas personas alcanzan los niveles de conciencia y emoción más elevados. En cambio, la mayoría de la gente opera al nivel del orgullo y la ira. El mapa, no obstante, no debe usarse para juzgar a otros, sino como una guía que nos permita identificar nuestro nivel de energía respecto a un problema particular. También ayuda a identificar los problemas que podríamos tener que abordar para pasar a un nivel superior.

A continuación ofrecemos una breve explicación de cada nivel de energía, tal como han sido definidos por Hawkins. Tu objetivo es averiguar el nivel (o niveles) de energía más bajo en el que operas cuando tratas de solventar un problema. Recuerda que aunque comiences en un nivel de energía superior, es importante identificar el nivel de energía más bajo en el que operas en una determinada circunstancia. Por ejemplo, puedes empezar a operar en una situación sintiéndote calmado y confiado (nivel de neutralidad), y tratando de animar a otras personas para que resuelvan un problema. Sin embargo, si acabas sintiéndote frustrado y culpando a otros de la dificultad, en esa situación particular estás operando al nivel de la culpa. Usarás esta información en los siguientes capítulos para decidir qué emociones has de tratar a fin de eliminar un problema. Mientras repasas los niveles de energía que se describen a continuación, recuerda las dos preguntas siguientes:

1. ¿Puedes identificar un problema que quieras resolver?
2. ¿Cuál es tu nivel de energía cuando te enfrentas a ese problema?

Niveles más bajos de energía emocional

La vergüenza, la culpa, la apatía y la pena representan los cuatro niveles más bajos de energía emocional. Recuerda que cuando tu energía opera a estos niveles, el desequilibrio energético suele estar causado por asuntos y problemas muy diversos. En estas circunstancias generalmente hará falta tiempo y múltiples tratamientos para reequilibrar el sistema.

La vergüenza: las primeras experiencias traumáticas, como el abuso sexual y el abandono, pueden producir vergüenza. En nuestra sociedad crítica, las imperfecciones físicas, la orientación sexual y otras conductas poco comunes también pueden producir sentimientos de vergüenza. Las situaciones relacionadas con la vergüenza crean muchos problemas de autoaceptación, por lo que es probable que la vergüenza origine un trastorno psicológico. El nivel energético de la vergüenza es el más destructivo, y suele conducir a muchas conductas de autosabotaje.

La culpa: Las personas cuya energía ha caído hasta el nivel de la culpa tienden a desarrollar personalidades manipuladoras o castigadoras. Siempre se comportan como si fueran víctimas de la vida, y una de sus principales armas es echar la culpa a otros. Quienes sienten culpabilidad inconscientemente o se creen responsables de una situación traumática tienden a sufrir enfermedades psicosomáticas.

La apatía: Es un estado en el que la persona se siente desvalida y busca recibir energía de cuidadores externos. Las personas que operan a este nivel de energía suelen sentir que son una carga para quienes les rodean, se sienten necesitados y pueden hablar indefinidamente de sus problemas.

La pena: Frecuentemente sentida en momentos de tristeza y pérdida, la pena es un sentimiento que todo el mundo experimenta durante breves periodos de tiempo. No obstante, las personas ancladas en la pena durante largos periodos (y años) que operan continuamente desde este nivel, viven una vida de lamentos y depresión. La pena también representa el nivel energético habitual de los perdedores y los jugadores crónicos, que aceptan el fracaso como parte de su estilo de vida.

Niveles medios de energía emocional

Los cuatro niveles siguientes son miedo, deseo, ira y orgullo. La gente puede tener éxito en la vida operando desde estos niveles; el nivel energético es mucho más elevado y las conductas más saludables. No obstante, estos niveles conllevan sus propias dificultades.

El miedo: Como probablemente sabrás, el miedo puede ser una emoción saludable cuando nos protege del peligro. Pero cuando se convierte en una forma de ver la vida o en un estado de ser continuado, puede producir celos, un alto nivel de tensión crónica o temor al éxito. El miedo también limita el crecimiento de la personalidad, porque se pierde mucha energía en mantenerlo a raya.

El deseo: El deseo de dinero o de poder dicta las vidas de muchas personas y ayuda a impulsar la economía. El deseo se halla en el mismo nivel energético que las adicciones, en las que el anhelo ciego llega a ser más importante que las consecuencias de nuestros actos. Por desgracia, cuando un deseo se hace realidad, rápidamente surge otro para reemplazarlo.

La ira: La energía a este nivel puede ser constructiva o destructiva. La ira puede hacer que las personas afronten o eviten situaciones problemáticas. Como estilo de vida, la ira se expresa como resentimiento o revancha. Las personas iracundas son irritables y explosivas, pueden caer fácilmente en la furia y tienden a mantener a los demás a distancia.

El orgullo: Las personas que alcanzan el nivel del orgullo sienten que están en positivo, pues han alcanzado alguna realización en su vida. No obstante, si el orgullo tiene su origen exclusivamente en causas externas, su ego inflado será vulnerable a los ataques. Además, si se produce una pérdida de estatus, este nivel energético puede desembocar rápidamente en vergüenza. Este orgullo es diferente de lo que denominamos el «orgullo sano», más cercano a la descripción de neutralidad que viene a continuación.

Niveles elevados de energía emocional

El último grupo de emociones que vamos a comentar es el principio de un punto de inflexión a partir del cual el poder —más que la fuerza— se usa para tomar decisiones e introducir cambios en la vida. En este nivel te das cuenta de que la verdadera clave del éxito radica en tu fortaleza y en la de los demás. Las emociones analizadas son el coraje, la neutralidad, la buena voluntad y la aceptación.

El coraje: Aquí es donde el mundo empieza a parecer emocionante, interesante y estimulante. En los niveles inferiores, el mundo parece sin esperanza, triste, atemorizante o frustrante. El coraje inicia el proceso de fortalecimiento, haciéndonos capaces de aprovechar las oportunidades que la vida nos ofrece. El coraje nos hace afrontar el miedo o nuestros defectos de carácter, permitiéndonos crecer a pesar de ellos.

La neutralidad: En este estado, el mundo se ve como un lugar complejo y cambiante, en el que no caben las respuestas simples ni las posiciones rígidas. Ya no contemplamos el mundo en blanco y negro. Ser neutral significa que el hecho de no conseguir lo que queremos deja de ser experimentado como una experiencia frustrante o una derrota. Más bien, la visión neutral es: «Si no he conseguido esto, conseguiré otra cosa. La vida tiene cumbres y valles, y estaré bien si aprendo a adaptarme a las cambiantes circunstancias». Es fácil llevarse bien con la gente que está a este nivel porque no les interesa el conflicto.

45

La buena voluntad: Las personas que han alcanzado el nivel de la buena voluntad son genuinamente amistosas, y el éxito social y económico forma parte de sus vidas. Son capaces de superar la resistencia interna y no tienen problemas de aprendizaje. Al haber renunciado al orgullo, están dispuestas a reconocer sus propios defectos y a aprender de los demás.

La aceptación: Según Hawkins, aunque hay niveles superiores, la aceptación es el nivel donde se toma conciencia de que la fuente de felicidad está dentro de uno mismo. El amor no es algo que otro nos da o toma de nosotros, sino algo que se crea dentro. Los objetivos a largo plazo adquieren prioridad sobre los objetivos a corto plazo. La autodisciplina y la maestría son notables.

Resumen

El objetivo de este capítulo era presentarte el trabajo energético y proporcionarte algunos ejemplos de cómo la energía afecta a tu conducta. Como ves, creemos que los desequilibrios energéticos mantienen la mayoría de los problemas psicológicos. La clave para eliminar este tipo de problemas reside en equilibrar tu energía. Los desequilibrios energéticos son la razón por la que has tenido tantas dificultades para enfrentarte a los problemas de tu vida. Después de aprender y utilizar los tratamientos energéticos de este libro, podrás menejar eficazmente la mayoría de los problemas. Por último, recuerda que superar las emociones negativas es una de las principales claves de una buena salud física.

Los meridianos 2 energéticos

> *El hecho de que no podamos detectar, percibir o medir las fuerzas que según los médicos chinos son determinantes en el tratamiento de las enfermedades no implica automáticamente que no existan.*
>
> ANDREW WEIL

Existen una serie de modos diferentes de conseguir el equilibrio energético corporal, aliviando así las tensiones emocionales. En este libro describimos un método sencillo que puede ser usado por cualquiera, en cualquier lugar, y casi en cualquier momento. En la mayoría de los casos, repetir los tratamientos energéticos de una a tres veces eliminará completamente el problema.

Puntos energéticos

Existen doce grandes meridianos de energía en el cuerpo, que lo recorren desde lo alto de la cabeza, pasando por los dedos de las manos, hasta los dedos de los pies. Los meridianos son los «vasos» o canales que transportan la energía sutil a lo largo del cuerpo. Los *puntos de acupuntura* son puntos concretos en la superficie de la piel, muchos de los cuales muestran una menor resistencia eléctrica que la piel que los rodea. Estos son los puntos en que te darás golpecitos o te presionarás suavemente cuando hagas los tratamientos descritos en este libro. Se piensa que la energía sutil del entorno entra en el cuerpo a través de estos portales. Los puntos de acupuntura se conectan entre sí a lo largo de los meridianos.

Para proporcionar un fácil acceso a los puntos de tratamiento, nos centraremos en los puntos de la cara, la parte superior del torso y las manos. Empezando por los puntos de la cabeza, describiremos la localización de cada meridiano y las emociones o problemas que se abordan cuando se estimula el punto sobre ese meridiano. También se indican los puntos usados para tratar los trastornos psicológicos que abordaremos más adelante en este mismo capítulo y en el capítulo 6. Y exploraremos dos tratamientos adicionales que suelen usarse en combinación con los tratamientos primarios.

En las secuencias de tratamiento de este libro se usan los diecisiete puntos siguientes:

El punto del entrecejo

El punto energético del entrecejo (CC) está situado al principio de ambas cejas, cerca del puente de la nariz. El punto del entrecejo suele ser importante en el tratamiento del trauma, la frustración y la inquietud.

Lado del ojo

El punto del lado del ojo (LO) está situado en la órbita ósea del ojo, al lado de cada ojo, justo debajo del extremo de la ceja. El punto LO ayuda a aliviar los accesos de furia.

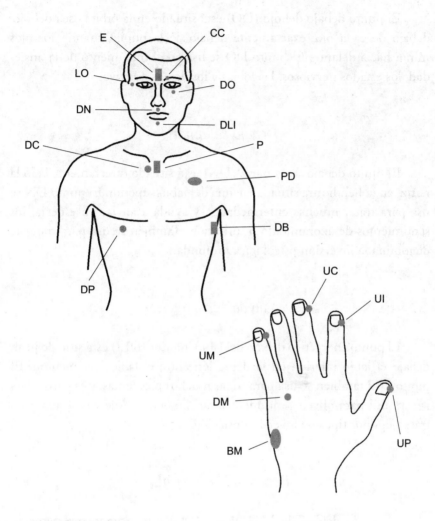

Diagrama uno: Puntos usados en psicología energética

Debajo del ojo

El punto debajo del ojo (DO) está situado en la órbita ósea del ojo, debajo de cada ojo, exactamente debajo de la pupila cuando los ojos miran hacia delante. El punto DO se usa en el tratamiento de la ansiedad, los estados nerviosos, las fobias y los deseos adictivos.

Debajo de la nariz

El punto debajo de la nariz (DN) está situado directamente bajo la nariz, en la hendidura situada encima del labio superior. El punto DN se usa para tratar muchas enfermedades, y ayuda a aliviar en especial los sentimientos de azoramiento o turbación. También se usa para tratar la denominada inversión psicológica profunda.

Debajo del labio inferior

El punto energético debajo del labio inferior (DLI) está situado justo debajo el labio inferior, en la depresión entre el labio y el mentón. El punto DLI también se usa para tratar muchos problemas, y es particularmente útil para aliviar sentimientos de vergüenza. Además se usa para tratar algunos tipos de inversión psicológica.

Debajo de la clavícula

El punto debajo de la clavícula (DC) está situado directamente debajo las clavículas, cerca del esternón. Podemos localizar fácilmente el punto DC poniendo un dedo en la hendidura que está justo debajo de la nuez (encima del esternón), deslizando el dedo hacia abajo dos centímetros y medio y después hacia la izquierda o la derecha aproximadamente otros dos centímetros y medio. La pequeña entrada es el DC, que se usa en el tratamiento de muchas enfermedades, y particularmente de la ansiedad y la inseguridad.

Debajo del brazo

El punto debajo del brazo (DB) está situado en los costados del cuerpo, unos quince centímetros por debajo de la axila. Los hombres pueden localizar este punto levantando un brazo, poniendo la mano libre a la altura del pezón y deslizando la mano directamente debajo del brazo levantado. Para las mujeres, el punto DB está situado donde la tira inferior del sujetador se encuentra con el costado del cuerpo, debajo de ambas axilas. El punto DB se usa frecuentemente para tratar la ansiedad, los estados nerviosos y los deseos adictivos. A veces también se usa para tratar problemas de autoestima.

Debajo del pecho

El punto debajo del pecho (DP) está situado directamente bajo ambos pechos, aproximadamente donde acaba la caja torácica. El punto DP suele ser útil para tratar los sentimientos de infelicidad.

La uña del dedo meñique

El punto de la uña del dedo meñique (UM) está situado en la punta interna de ambos dedos meñiques, donde la uña se une con la cutícula. El punto UM es fácil de localizar extendiendo el dedo meñique y tocando el lado de la uña que toca el dedo anular; es importante para aliviar los sentimientos de ira.

La uña del dedo corazón

El punto de la uña del dedo corazón (UC) está situado en ambas uñas de los dedos corazón, en el lado que toca al dedo índice. El punto UC suele ser útil en el tratamiento de la envidia y de los deseos adictivos.

La uña del dedo índice

El punto de la uña del dedo índice (UI) está situado en ambos dedos índices, en el lado de la uña cercano al pulgar. Es útil para aliviar los sentimientos de culpa.

Dedo pulgar

El punto del dedo pulgar (UP) está situado en ambos pulgares, en el lado de la uña más cercano al cuerpo y alejado de los otros dedos. El punto UP es útil para tratar sentimientos de intolerancia y arrogancia.

Parte posterior de la mano

El punto de la parte posterior de la mano (DM) está situado en el dorso de ambas manos, entre los nudillos de los dedos meñique y anular, en dirección hacia la muñeca. El punto DM ayuda en el tratamiento del dolor físico, la depresión y la soledad. El punto DM también se emplea en dos tratamientos adicionales: el equilibrador del cerebro (BB) y el giro de ojos (ER), ambos descritos más adelante en este mismo capítulo.

El lado de la mano

El punto del lado de la mano (BM) está situado en el lado del dedo meñique de ambas manos. El punto BM se localiza fácilmente mirando a la palma de la mano, encontrando la línea de la palma que está más cerca de los dedos y notando dónde cruza con el borde de la mano, debajo del dedo meñique. Este punto es importante en el tratamiento de la tristeza y en la corrección de diversos trastornos psicológicos.

La frente

El punto de la frente (E) está situado entre las cejas y por encima de ellas, en la frente. Se puede localizar fácilmente situando un dedo entre las cejas y deslizándolo hacia arriba dos centímetros y medio aproximadamente. El punto E es útil en el tratamiento de una amplia variedad de problemas, incluyendo traumas, ansiedad, adicciones y depresión.

El pecho

El punto del pecho (P) está situado en el pecho, entre los puntos debajo de las clavículas, un poco por debajo de éstos. El punto P es útil para mejorar el funcionamiento del sistema inmunológico y una gran variedad de otros problemas.

El punto dolorido

En el lado izquierdo del pecho, en el punto medio de la clavícula, bajando hacia el pecho, hay un punto blando. A veces está bastante dolorido. Éste es un punto de presión o punto reflejo del sistema linfático, y nos referimos a él como reflejo neurolinfático. No obstante, para simplificar, lo llamamos el punto dolorido (PD). No es un punto, aunque parece afectar al sistema energético. El punto PD se usa para tratar cierto tipo de trastornos psicológicos. En lugar de presionar sobre el punto, debe ser frotado vigorosamente con las puntas de los dedos. Después de localizar el punto PD, presiona sobre él con las puntas de los dedos y frota rápidamente en la dirección de las agujas del reloj durante varios segundos. Aunque identificamos la ubicación del PD en cada diagrama de tratamiento, ésta puede variar ligeramente para cada persona. El punto PD resulta útil para tratar trastornos psicológicos masivos.

Resumen de los puntos de tratamiento

Punto	Trata estas emociones o síntomas
Entrecejo (CC)	Trauma, frustración, inquietud
Lado del ojo (LO)	Cólera
Debajo del ojo (DO)	Ansiedad, nervios, fobias, deseos adictivos
Debajo de la nariz (DN)	Turbación, trastornos psicológicos profundos
Debajo del labio inferior (DLI)	Vergüenza
Debajo de la clavícula (DC)	Ansiedad, inseguridad
Debajo del brazo (DB)	Ansiedad, nervios, deseos adictivos, autoestima
Debajo del pecho (DP)	Infelicidad
Uña del dedo meñique (UM)	Ira
Uña del dedo corazón (UC)	Celos, deseos adictivos
Uña del dedo índice (UI)	Culpa
Uña del pulgar (UP)	Intolerancia, arrogancia
Parte posterior de la mano (DM)	Depresión, soledad, dolor físico
Lado de la mano (BM)	Tristeza, trastornos psicológicos
Frente (E)	Trauma, ansiedad, adicción, depresión
Pecho (P)	Mejora el funcionamiento del sistema inmunológico
Punto dolorido (PD)	Inversiones psicológicas

Localizar y presionar los puntos

Haciendo el ejercicio siguiente te familiarizarás con la ubicación de los puntos y aprenderás a equilibrar tu energía:

Primer paso

Piensa en algo que te cause un nivel mínimo de incomodidad emocional. Esta vez no te centres en algo complejo. Tal vez podrías pensar en una discusión que hayas tenido y que aún hace que te sientas un poco enfadado.

Segundo paso

Ahora clasifica el nivel de incomodidad que sientes cuando piensas en esa situación. Debe ser el nivel de incomodidad que experimentas ahora mismo, cuando piensas en el problema. Posiblemente no será el mismo nivel de incomodidad que sentiste cuando experimentaste realmente la situación por última vez. Puntúa tu nivel de incomodidad en una escala de cero a diez, en la que:

- Cero significa que el asunto no te molesta en absoluto; estás completamente relajado.
- Dos significa que el asunto aún te incomoda ligeramente, pero conservas el control.
- Cuatro significa que, aunque puedes tolerar la incomodidad, te sientes incómodo.
- Seis significa que estás muy incómodo.
- Ocho significa que la incomodidad es muy intensa.
- Diez significa que estás sufriendo la incomodidad más extrema que se puede imaginar.

Tercer paso

Usa el diagrama 2 y sigue la secuencia numerada que se facilita a continuación. Empezando por el punto número uno, encuentra cada punto de energía y golpéalo ligeramente cinco veces con las puntas de dos dedos.

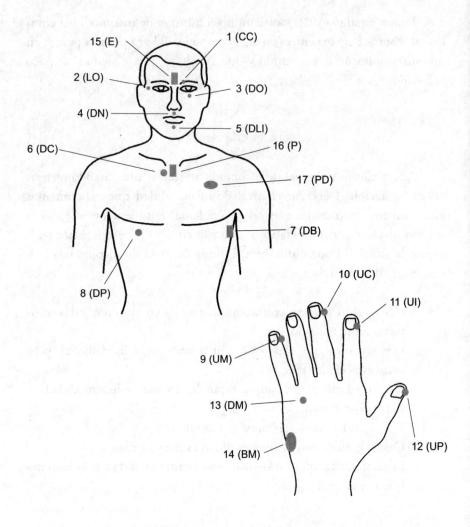

Diagrama dos: Una secuencia numérica de puntos de tratamiento

1. Entrecejo (CC)
2. Lado del ojo (LO)
3. Debajo del ojo (DO)
4. Debajo de la nariz (DN)
5. Debajo del labio inferior (DLI)
6. Debajo de la clavícula (DC)
7. Debajo del brazo (DB)
8. Debajo del pecho (DP)
9. Uña del dedo meñique (UM)
10. Uña del dedo corazón (UC)
11. Uña del dedo índice (UI)
12. Uña del pulgar (UP)
13. Parte posterior de la mano (DM)
14. Lado de la mano (BM)
15. Frente (E)
16. Pecho (P)
17. Punto dolorido (PD); en lugar de golpear suavemente, frótate este punto.

Cuarto paso

A continuación, piensa en el problema o acontecimiento que produjo en un principio tu alteración emocional. Vuelve a evaluar tu nivel de incomodidad en una escala de 0 a 10. ¿Es más bajo de lo que era antes de realizar la secuencia de tratamiento anterior? Suele serlo. Si la incomodidad no se elimina por completo, es posible que tengas que repetir la secuencia de una a tres veces más. Si tus sensaciones no cambian o cambian muy poco, puede deberse a una serie de factores (por ejemplo, trastornos psicológicos), que se abordarán más adelante en este mismo capítulo.

Por lo general, después de realizar el tratamiento anterior, resulta difícil pensar detenidamente en el problema que te causó el malestar en un principio. Es decir, es habitual experimentar la sensación de que el hecho sólo es una vaga distracción en tu mente. Si te tomas el tiempo necesario para considerar el asunto con detenimiento, generalmente sentirás que ya no te incomoda. En la mayoría de los casos, esta ausencia de tensión persistirá en el futuro. Muchas personas llegan a darse cuenta de que antes de realizar esta simple secuencia de tratamiento, siempre o casi siempre se sentían molestas al recordar este asunto que ahora ya no les incomoda.

La mayoría de la gente comenta que se sienten calmados y relajados, o incluso energetizados y vibrantes, después de golpearse ligeramente en esos diecisiete puntos energéticos. De hecho, esta secuencia de tratamiento es uno de los métodos usados para relajarse cuando es necesario. Es decir, siempre que te sientas tenso, por la razón que sea, evalúa la tensión de cero a diez y a continuación golpéate ligeramente en todos estos puntos, en el orden numérico propuesto, hasta que la tensión haya desaparecido por completo. En general, el alivio dura un largo periodo de tiempo. Aunque tocarse los diecisiete punto energéticos meridianos suele ser eficaz para tratar muchos problemas diferentes, el proceso puede resultar un tanto engorroso. En la Segunda Parte de este libro (capítulos 6 al 14) aprenderás a aplicar recetas de tratamiento más concisas y específicamente diseñadas para tratar diversas dolencias.

Los trastornos psicológicos

Como se ha comentado anteriormente, una inversión psicológica es un trastorno de tu sistema energético corporal que sabotea tus esfuerzos encaminados a conseguir lo que *verdaderamente* quieres. Aunque todo el mundo siente trastornos en algún momento, no siempre sabemos por qué han ocurrido. Por desgracia, cuando hay una inversión psicológica, los tratamientos de la psicología energética no son eficaces. De hecho, en un estado de inversión psicológica es improbable que funcione cualquier terapia. Por lo tanto, es extremadamente importante eliminar estos bloqueos. En el capítulo 6 se exploran otros detalles sobre las inversiones psicológicas, así como las secuencias de tratamiento específicas que se emplean para eliminarlas.

Estrategias de tratamiento complementarias

Los tratamientos energéticos (golpearse suavemente en los puntos) suelen ser suficiente por sí mismos para tratar un determinado problema. No obstante, a continuación se ofrecen tres tratamientos complementarios y una alternativa a los golpecitos en los puntos. El equilibrador del cerebro (BB) y el giro de ojos (ER) se ha incluido en cada una de las secuencias de tratamiento de este libro.

El equilibrador del cerebro

El equilibrador del cerebro (BB) es un tratamiento generalmente usado en combinación con los golpecitos en los puntos. El propósito de este ejercicio es activar diversas áreas del cerebro, de modo que el tratamiento energético de cada problema específico sea más eficaz. Cada uno de los actos propuestos, como mover los ojos en distintas direcciones, tararear una melodía y contar, tiende a estimular distintas áreas y funciones cerebrales.

El equilibrador del cerebro requiere golpearse ligeramente en el punto de la parte posterior de la mano (DM), situado en la parte posterior de ambas manos, entre los nudillos del dedo meñique y el dedo anular, y a medio camino entre los nudillos y la muñeca) mientras se hace lo siguiente:

– Girar los ojos 360 grados en el sentido de las agujas del reloj.
– Girar los ojos 360 grados en el sentido contrario al de las agujas del reloj.
– Tararear una melodía.
– Contar hasta cinco.
– Volver a tararear la melodía.

El equilibrador del cerebro no siempre es necesario para producir el resultado terapéutico deseado, pero lo hemos incluido en la rutina de los tratamientos descritos en este libro. Puedes averiguar personalmente si lo consideras necesario o no, aunque sólo se precisan unos segundos para llevarlo a cabo y no puede hacer daño. Puedes probarlo ahora mismo.

El giro de ojos

Otro de los tratamientos usados es el giro de ojos (ER). Su propósito es fortalecer los resultados de las distintas secuencias de tratamiento y reducir cualquier sensación de tensión. Este ejercicio, como el equilibrador del cerebro, también requiere que te toques ligeramente el punto DM. Pero esta vez, cuando te golpees ligeramente el punto DM, mueve lenta y constantemente los ojos en sentido vertical, pasando de mirar al suelo a mirar al techo (sin mover la cabeza). Como el equilibrador del cerebro, el giro de ojos no siempre es necesario, aunque lo incluimos habitualmente en las secuencias de tratamiento porque, además de que sólo se tarda unos segundos en hacerlo, produce sensaciones agradables. Este ejercicio reduce rápidamente las tensiones. Pruébalo ahora mismo.

La desorganización neurológica

A veces, los tratamientos para aliviar los problemas psicológicos no funcionan debido a una alteración energética constante que recibe el nombre de *desorganización neurológica*.

Cuando se sufre este problema, el sistema energético está tan alterado que las secuencias de tratamiento funcionan mucho más despacio o no funcionan en absoluto.

Algunas personas experimentan esta alteración crónicamente, necesitando un tratamiento intensivo y continuado. No obstante, en la mayoría de los casos, esta condición suele estar asociada con algunos de los problemas específicos que se estén tratando. También puede presentarse temporalmente por otras razones, como un alto nivel de tensión; la exposición a sustancias a las que se es sensible, como alimentos y productos químicos; o hacer ejercicio físico de manera inadecuada. Por ejemplo, correr con un calzado inadecuado o sobre superficies muy irregulares, a veces puede producir desorganización neurológica.

Entre las indicaciones de que tu sistema energético sufre esta alteración se hallan la incomodidad física y problemas de coordinación y de relaciones espaciales. Además, puede haber tendencia a confundir palabras y conceptos, como decir «imposible» cuando quieres decir «posible» o decir «caliente» cuando quieres decir «frío». Como hemos dicho, otro indicador de que se sufre este estado es que al practicar una secuencia de tratamiento, el resultado tarda mucho en producirse o es inexistente.

Hay diversas maneras de tratar la desorganización neurológica, siendo algunas de ellas más complicadas que otras. Una de las más sencillas es realizar el ejercicio de *Corrección Energética*. Después de practicar este ejercicio durante aproximadamente dos minutos, puedes repetir las secuencias de tratamiento y averiguar si la desorganización neurológica había reducido su eficacia. También puedes repetir este ejercicio habitualmente antes de intentar cualquier secuencia de tratamiento, por si acaso estás desorganizado en ese momento.

Método de corrección energética:

1. Siéntate en una silla cómoda.
2. Cruza las piernas a la altura de los tobillos, la izquierda sobre la derecha.
3. Extiende los brazos hacia delante con las palmas de las manos una frente a otra. A continuación, gira las manos para que tus pulgares apunten hacia abajo.
4. Pon la mano derecha sobre la izquierda y entrecruza los dedos.
5. Dobla los brazos de modo que las manos entrelazadas descansen ahora sobre tu pecho.
6. Sitúa la lengua sobre el cielo del paladar, ligeramente por detrás del reborde central.
7. Mientras mantienes esta posición, respira profundamente con los ojos cerrados durante unos dos minutos.

Alternativa a los golpecitos

Aunque creemos que los golpes ligeros son el modo más eficaz de estimular un punto, existe una alternativa. Puede haber momentos en los que necesites tratarte un problema pero, por estar trabajando o en un lugar público, no te sientas cómodo golpeándote los puntos. Como alternativa, puedes tocarte cada punto mientras respiras profundamente. Es decir, puedes pensar en el problema o alteración psicológica que te estás tratando, y a continuación tocarte el punto ejerciendo cierta presión. Al mismo tiempo, inspira profundamente, contén el aliento durante unos segundos y a continuación espira. Este método también es eficaz para tratar inversiones energéticas. A medida que te toques los puntos de tratamiento de la inversión, piensa para ti mismo: «Me acepto a mí mismo aunque... (nombra el problema)». Una vez más, no recomendamos que uses este método para sustituir los golpecitos ligeros, sino como un método de tratamiento alternativo en los casos en que te sientas incómodo dándote golpecitos en público.

Resumen

En este capítulo hemos ofrecido una visión general de los puntos de tratamiento (puntos de acupuntura) usados en este libro. Además, se ha introducido un tratamiento completo que puede ayudarte a reducir tensiones y a familiarizarte con los puntos de acupuntura. También se han presentado los trastornos psicológicos y algunas de las rutinas de tratamiento que usaremos a lo largo del libro, entre las que se incluye el Equilibrador del Cerebro, el Giro de Ojos y el Método de Corrección Energética. Si te encuentras en un lugar público y te sientes incómodo dándote golpecitos, también puedes usar una técnica alternativa denominada Toque y Respiración para estimular los puntos de acupuntura. Antes de entrar en más detalles sobre el uso de los tratamientos de la psicología energética para una amplia variedad de problemas, en el capítulo siguiente presentaremos el importante fenómeno de las toxinas energéticas.

Las toxinas 3 energéticas

> *El proceso de envejecimiento se acelera cuando acumulas toxinas en el cuerpo... la eliminación de dichas toxinas influirá en tu reloj biológico, orientándolo en la dirección de la juventud.*
>
> DEEPAK CHOPRA

Deepak Chopra cree que nuestro sistema biológico está continuamente escuchando nuestros pensamientos. También cree que nuestro modo de sentirnos respecto a nosotros mismos puede alterar y altera nuestro sistema inmunológico, haciéndonos más vulnerables a las enfermedades. Los sentimientos de desesperanza, dice Chopra, pueden incrementar el riesgo de ataques cardíacos y cáncer, mientras que la alegría y la satisfacción ayudan a alargar nuestra vida. Andrew Weil suscribe esta teoría. En su manera de enfocar la salud y el bienestar, Weil anima a la gente a dejar atrás la ira y a perdonar a quienes le han enojado. Weil también cree que la curación depende de que el sistema sanador de nuestro cuerpo opere eficazmente, y que las toxinas del agua, del aire y del alimento pueden crear problemas físicos y emocionales.

Si tu sistema energético está equilibrado, te sentirás bien, conseguirás tus objetivos y mantendrás relaciones sanas. Por otra parte, si tu sistema energético corporal está alterado, muchas áreas de tu vida se verán afectadas negativamente. Es importante mantener un sistema energético equilibrado. Aunque las experiencias dolorosas físicas o emocionales están entre las causas más evidentes de alteración energética, otra fuente de alteración son los alimentos que tomamos.

Por raro que parezca, algunos de los alimentos que nos resultan más tentadores pueden alterar nuestro sistema energético tan profundamente que saboteen nuestra vida. Es decir, un alimento que te guste mucho puede afectar tu proceso de pensamiento interno y llevarte a tomar decisiones emocionales equivocadas. (Esto se ampliará en el capítulo 6). En resumen, ciertos alimentos y bebidas pueden llevar a cabo misiones de autosabotaje.

Uno de los objetivos de este capítulo es ayudarte a identificar y a protegerte de algunas de las toxinas del medio ambiente y de los alimentos que pueden alterar tus emociones y tus relaciones, interfiriendo en la consecución de tus objetivos. Este capítulo también presenta las herramientas necesarias para estabilizar tu sistema energético corporal cuando está desequilibrado.

Nuestros sistemas energéticos corporales pueden estar desequilibrados por diversas razones. Una de las principales causas de desequilibrio son las experiencias dolorosas o traumáticas. En tal caso, el tratamiento para recuperar el equilibrio sólo requiere focalizarse en los acontecimientos pasados mientras nos golpeamos ligeramente en los puntos apropiados. Gracias a este método, las emociones negativas asociadas a nuestros recuerdos quedan completamente eliminadas, de modo que la alteración ya no regresará en el futuro. En psicología energética, a esto se le llama *cura*.

Otra causa del desequilibrio energético es la herencia. Por ejemplo, algunas personas tienen tendencia a sentirse ansiosas o a deprimirse. Esta tendencia suele darse en distintos miembros de una familia, y no se debe exclusivamente a las experiencias infantiles negativas; se trata, más bien, de una tendencia hereditaria. En este sentido, parece que hay dos tipos de herencia: la herencia genética, relacionada con los genes y cromosomas; y la energética, relacionada con las alteraciones del sistema energético. Del mismo modo que hay genes dentro de los cromosomas de las células, el sistema energético puede contener materia energética heredada, como si fueran genes del sistema energético.

> **Nota:** Incluso cuando las causas de las alteraciones energéticas son heredadas, en la mayoría de los casos pueden ser tratadas eficazmente con los métodos facilitados en este libro.

El impacto de sustancias tóxicas

Otra causa de desequilibrios energéticos son las *toxinas energéticas.* Se trata de sustancias que alteran tu sistema energético cuando lo expones a ellas. Las toxinas pueden adoptar la forma de ciertos alimentos, bebidas y otras sustancias, como perfumes y productos de limpieza. La exposición a la polución electromagnética, como cables de alta tensión y los iones positivos hallados en los campos electromagnéticos, también parecen alterar el sistema energético corporal.

Como sabes, cada individuo es único. Lo que afecta a una persona podría no afectar a otra. O, como dice el viejo proverbio: «Lo que para un hombre es alimento, para otro es veneno». Por lo tanto, es importante que prestes atención al efecto que ejercen sobre ti los alimentos y las bebidas que tomas. En general, entre treinta y sesenta minutos después de consumir o de estar expuesto a una sustancia energética tóxica, surgen síntomas de ansiedad, nervios o fatiga. Las sustancias que son particularmente tóxicas, como la nicotina y el alcohol, normalmente alterarán tu sistema energético con más rapidez.

Hay tres motivos por los que las toxinas energéticas son preocupantes. Uno de ellos es que los problemas tratados por la psicología energética pueden volver a emerger después estar expuesto a la toxina, desbaratando así tratamientos exitosos. Una segunda preocupación es que las toxinas pueden bloquear inicialmente los tratamientos energéticos impidiendo que sean eficaces, con lo que el paciente podría concluir equivocadamente que este método no funciona para él. Por último, la toxina misma puede causar el problema, bien sea de ansiedad, depresión, o cualquier otra alteración emocional. Aunque los conceptos abstractos e intangibles a veces son difíciles de entender, el caso que se estudia a continuación demuestra el impacto que pueden tener las toxinas en tu sistema energético.

El caso de Sarah

Sarah sufría un miedo extremo a conducir en autopistas, el cual comenzó después de que sufriera un accidente automovilístico. Desde el accidente sufría ataques de pánico ocasionales cuando iba por la autopista, especialmente si había mucho tráfico. Durante sus ataques, se veía obligada a pararse en el arcén. Sarah vino a recibir tratamientos energéticos porque el miedo la estaba debilitando progresivamente, impidiéndole desplazarse, lo que a menudo interfería en sus responsabilidades laborales y familiares.

Después de recibir tratamiento con los métodos de la psicología energética, podía imaginarse fácilmente conduciendo por una autopista con mucho tráfico sin sentir ansiedad. Sin embargo, cuando intentó hacerlo, la ansiedad y los ataques de pánico volvieron. Cada vez que Sarah recibía un tratamiento, se sentía mucho mejor, pero después los síntomas regresaban. Fue quedando cada vez más claro que había algo que estaba interfiriendo en sus tratamientos, que suelen ser muy eficaces en el alivio de fobias, estados de ansiedad y pánico. Le preguntamos por sus comidas y bebidas preferidas. Uno de sus alimentos favoritos era el maíz, y también bebía grandes cantidades de un tipo de té particular.

Llegamos a averiguar que, de algún modo, el maíz y el té estaban interfiriendo en el sistema energético de Sarah. Su tarea consistió en eliminar esos productos de su dieta durante algún tiempo hasta que las toxinas acumuladas se redujeran de modo considerable. Después de aproximadamente tres semanas, los tratamientos energéticos proporcionaron los resultados deseados: no volvió a sufrir ataques de pánico mientras conducía. Después de eso, Sarah pudo comer maíz y beber té de vez en cuando sin que se produjeran alteraciones energéticas.

¿Tienes problemas de toxicidad?

Las toxinas producen síntomas muy diversos, pero sólo tienes que centrarte en aquellos que sean crónicos. Entre los síntomas crónicos se cuentan los siguientes: estornudos continuos, goteo nasal, dolores de cabeza, frecuentes cambios de humor, insomnio, mal aliento, costras en la piel, senos nasales taponados, fatiga, ansiedad y dolores crónicos. Si has venido experimentando cualquiera de estos síntomas durante un mes o más, quizá desees considerar la posibilidad de que un alimento o la inhalación de una toxina te esté afectando negativamente.

Identificación de toxinas energéticas y alérgenos

Aunque cada persona es única, existen una serie de sustancias que comúnmente alteran el sistema energético. La lista siguiente enumera algunas de ellas. Por favor, no te imagines que cada elemento de esta lista te afectará negativamente:

Azúcar refinado	Café
Edulcorantes artificiales	Té
Alcohol	Cafeína
Trigo	Arroz
Maíz	Guisantes
Nicotina	Pimienta
Legumbres	Huevos
Tomates	Mariscos
Berenjenas	Hierbas
Detergentes	Fibras artificiales
Pesticidas	Cosméticos
Moho	Polvo
Vapores de gasolina	Loción para después del afeitado
Formaldehídos	Productos de baño
Perfumes	

Si sospechas que una sustancia es energéticamente tóxica para ti, una de las cosas más simples que puedes hacer es evitarla completamente. Como hemos señalado, existen ciertos síntomas que aparecen poco después de consumir el alimento que te resulta tóxico. El mejor modo de identificar dichos alimentos es tomar nota mentalmente (o mejor aún, por escrito) después de comer. Por lo general podrás identificar estas sustancias observando los efectos físicos y emocionales que producen. Después de consumir un alimento o una bebida que sospeches que pudieran ser tóxicos, quizás desees plantearte las preguntas siguientes:

– ¿Cómo te ha hecho sentirte ese alimento?
– ¿Te ha energetizado o ha hecho que te sientas cansado?
– ¿Se ha presentado cualquier otro síntoma que te haya hecho creer que ese alimento no es óptimo para ti?
– ¿Ha aumentado tu pulso significativamente después de entre treinta y sesenta minutos de haber consumido ese producto? Si lo ha hecho, una o más de las sustancias consumidas pueden ser un alérgeno o una toxina energética.

Aunque puedes ser adicto a la propia sustancia tóxica, debe señalarse que los deseos adictivos suelen tener buenas razones fisiológicas, como falta de azúcar en la sangre; necesidad de minerales, como hierro y sodio; fluctuaciones hormonales, y otras. No obstante, los alimentos y bebidas que más ansías suelen ser los que alteran más fácilmente tu sistema energético. Es posible que descubras que esos son los alimentos que consumes cuando saboteas otros objetivos de tu vida. Dicho de manera simple, esos alimentos te debilitan y debilitan tu cuerpo.

Eliminación de las toxinas energéticas y alérgenos

El objetivo no es retirar todos los alimentos divertidos de tu vida de una vez, sino que vayas tomando conciencia de su impacto. Puedes decidir que lo mejor para ti es reducir el consumo de alimentos tóxicos en lugar de eliminarlos completamente. No obstante, para la mayoría de la gente el consumo de toxinas es un estilo de vida. La buena nueva es que nuestro cuerpo dispone de un sistema de desintoxicación natural altamente eficaz.

El hígado es uno de los órganos del cuerpo que trabaja más duramente, pero a veces le viene bien un poco de ayuda. Nuestra recomendación es que si no sufres problemas de salud adicionales, (en caso de duda, consulta con tu médico), deberías desintoxicar tu sistema. No estamos sugiriendo nada radical. La mayoría de las tiendas de salud natural pueden recomendar píldoras o polvos que contienen las fibras y hierbas necesarias para desintoxicar tu sistema sin tener que cambiar drásticamente la dieta. Si no deseas usar ningún suplemento, debes incrementar la cantidad de fruta y agua que consumes, y reducir la cantidad de proteínas animales, como la carne roja. En la biblioteca más cercana o en las librerías locales encontrarás una serie de libros que aborden este tema.

Los alimentos y otras sustancias que causan reacciones alérgicas son invariablemente tóxicos para el individuo alérgico. Sin embargo, una toxina energética, por sí misma, no causa necesariamente una reacción alérgica. Es decir, aunque alérgeno es equivalente a toxina energética, la toxina energética no siempre es equiparable a alérgeno. Un alérgeno altera el sistema inmunológico, haciendo que tu cuerpo reaccione como si la sustancia fuera un peligroso virus invasor. Una toxina energética, por otra parte, altera tu sistema energético. En la mayoría de los casos, sin embargo, tanto los alérgenos como las toxinas son ejemplos de un fenómeno incipiente: a medida que la cantidad de sustancia se acumula en tu sistema, alcanza un punto donde la alergia o la toxicidad energética salen a la superficie. Ésta es la razón por la que muchas personas padecen alergias en la segunda mitad de la vida. Este fenómeno ha sido denominado *efecto barril* por Doris Rapp, el famoso médico holístico que indicó la conexión entre las alergias y enfermedades como la depresión y el Síndrome de Hiperactividad y Falta de Atención. Puedes pensar en tu cuerpo como si fuera un barril. La alergia no se produce hasta que el barril (tu cuerpo) rebosa de sustancia alérgica. Si comes maíz de vez en cuando, por ejemplo, no suele haber problema. Sin embargo, si comes habitualmente mucho maíz, con el tiempo tu barril rebosará, y puedes que te hagas alérgico a él.

Andrew Weil nos ofrece un método simple de desintoxicar nuestro sistema. Él cree que un planteamiento eficaz es beber mucha agua cada día, tomar vitaminas C y E, y también tomar selenio con frecuencia.

Resumen

El principal propósito de este capítulo es que tomes conciencia de que las toxinas pueden afectar al trabajo energético, que incluye los métodos de tratamiento propuestos en este libro. Esto no significa que debas desintoxicar tu sistema. Pero, si tienes algún síntoma de toxicidad, podría ser conveniente buscar ayuda. Recuerda también que necesitas reconocer y evitar los alimentos o bebidas que te debilitan. Si consumes constantemente sustancias tóxicas, pueden afectar de modo negativo a tu sistema energético.

Creencias que no

te dejan avanzar

> *¡Cree en ti mismo! ¡Ten fe en tus habilidades! Sin una confianza humilde pero razonable en tus propios poderes no puedes tener éxito ni ser feliz.*
>
> NORMAN VINCENT PEALE

La cita anterior fue escrita hace más de treinta y cinco años en el libro *El Poder del Pensamiento Positivo,* uno de los libros más conocidos de Norman Vincent Peale. Peale fue uno de los primeros autores que nos animó a tomar conciencia de que las creencias pueden afectar a nuestras vidas. Su libro está lleno de afirmaciones como: «Para poder conseguirlo, debemos esperar tener éxito». Peale animó a sus lectores a examinar detenidamente sus vidas y a creer en su capacidad de crear una diferencia.

Las ideas de Peale iban un paso por delante de las creencias de su tiempo, que afirmaban que el trabajo duro —no cuentes con la suerte— era el modo de marcar la diferencia en la vida, y que la confianza surgía cuando tu trabajo era reconocido y recompensado por los demás. En cambio, él dijo que debes creer en ti mismo en primer lugar, y que esa creencia prepara el terreno para conseguir el éxito en tu trabajo. Aunque el adagio de Peale encierra cierta verdad, el problema es que mientras creer en ti mismo suena genial, resulta difícil mantener esa posición cuando partes importantes de tu vida no van bien o las cosas no salen como habías planeado.

¿Qué es una creencia?

Las creencias no tienen por qué ser ciertas ni estar basadas en hechos; son meras percepciones. Sorprendentemente, las creencias pueden ser extremadamente complejas, y sin embargo operan con la precisión del bisturí de un cirujano, definiendo tu conducta en cada situación. Por ejemplo, algunas de tus creencias se basan en las apariencias. Es decir, cuando conoces a alguien, puede que lo trates de manera diferente en función de su apariencia. La mayoría de nosotros hemos experimentado situaciones en las que dos personas se comportan exactamente del mismo modo, y sin embargo nuestra respuesta a cada una de ellas es muy diferente.

Cada actividad en la que participas va acompañada por una creencia consciente o inconsciente, positiva o negativa. Una creencia puede ser *global*: «Fracasaré en cualquier cosa que intente»; *enfocada*: «Puedo aparcar el coche en un lugar reducido»; o *subjetiva*: «Él siempre actúa de manera estúpida». Tus creencias afectan a cada aspecto de tu vida, y se analizarán en futuros capítulos.

Una de nuestras primeras fuentes de creencias fueron nuestros padres. Uno de sus objetivos era inculcarte creencias que te protegieran del peligro. Por ejemplo: «¡No hables con extraños!» Ésta es una recomendación que casi todos recordamos de cuando éramos niños. Alguien en quien confiabas te estaba diciendo que era peligroso hablar con desconocidos o aceptar que te llevaran en su vehículo. Escuchaste historias de las cosas que les pasaban a los niños que hablaban con extraños: eran secuestrados y no se les volvía a ver. Esas historias provocaron en ti la creencia de que los extraños que te ofrecían regalos o te invitaban a montar en su coche eran peligrosos. Probablemente también te dijeron: «No tomes caramelos de desconocidos». Respondiste desconfiando de los extraños y adoptando el consejo de tus padres respecto a en quién confiar. A medida que creciste, aprendiste a modificar estas creencias y, basándote en tus experiencias y en la aprobación de los adultos, ampliaste el círculo de los extraños en los que se puede confiar. Éste es un ejemplo de una compleja creencia respecto a la conducta humana que te afecta durante toda tu vida. Por ejemplo, de adulto puedes seguir creyendo que si un extraño quiere darte un regalo, querrá algo a cambio, aunque deberías ser capaz de averiguar cuándo es seguro y razonable hablar o aceptar regalos de personas que no conoces.

Cambio social y creencias

Los cambios sociales radicales pueden afectar a tus creencias. Por ejemplo, los acontecimientos de la década de los sesenta alteraron las creencias de personas de muchas generaciones. El trauma asociado con los asesinatos de John F. Kennedy, Robert Kennedy y Martin Luther King, Jr. alteró las creencias de la sociedad americana respecto a la seguridad y produjo una sensación de duelo nacional que más de treinta años después aún puede percibirse. Muchos otros sucesos de los sesenta siguen reverberando en las creencias de nuestra sociedad moderna: el movimiento feminista buscó la igualdad de la mujer en el puesto de trabajo, pero durante el proceso produjo enfado y alienación entre los sexos. Por primera vez el consumo de una droga, la marihuana, rivalizó con el alcohol como sustancia para alterar la mente. El «amor libre» imperaba en los campus universitarios, cambiando conductas sexuales que se habían considerado inapropiadas y confundiendo a muchos respecto a lo que era moralmente aceptable. La guerra de Vietnam dividió a generaciones de jóvenes y mayores cuando cientos de miles de jóvenes y sus familias quedaron traumatizados por una guerra que no parecía responder a un propósito noble. Estos acontecimientos de los sesenta coincidieron con una enorme elevación de las tasas de divorcios y la ruptura de millones de familias, tendencia que se ha mantenido hasta nuestros días. Además, mientras ocurría todo esto, la televisión se iba convirtiendo en una fuerza dominante. Creaba interacciones más pasivas entre los miembros de la familia, y los padres tenían menos tiempo para entender las creencias que gobernaban las conductas de sus hijos.

Los traumas que afectan a nuestra sociedad en su totalidad pueden crear desequilibrios energéticos significativos. Esto es particularmente cierto cuando los sucesos dividen nuestro país y atacan las creencias individuales, haciendo de la autoaceptación un bien mucho más escaso. Tal vez ésta sea una de las razones por las que, en una época de gran prosperidad, muchas personas tienen que luchar más por ser felices, y colectivamente parecemos estar más enfadados y ser menos respetuosos hacia los demás.

Avanzando hacia un método energético

Se ha dicho que si lograras identificar y escribir todas tus creencias, verías tu vida desplegarse ante ti.

La psicología moderna mantiene la posición de que las creencias pueden retenerte e impedir que consigas tus objetivos en la vida. Muchos famosos libros de autoayuda te animan a creer en ti mismo. Cuando los autores dan en la diana, es posible que experimentes cierta purificación emocional al leer sobre un problema de tu vida y sobre cómo superarlo. Es emocionante creer que puedes resolver tu problema. En la medida que el libro sea creíble, puede ayudarte a avanzar en una dirección positiva, y su lectura puede ser agradable. Pero, ¿has cambiado realmente? Durante un breve espacio de tiempo es posible que sientas una energía nueva, pero, en muchos casos, tus viejos hábitos de pensamiento, sentimiento y conducta acabarán imponiéndose.

Un libro puede ser fascinante, pero no puede hacer el verdadero trabajo que se necesita para cambiar tu vida o para hacer interesante el proceso de cambio. Eso requiere tiempo y esfuerzo. Generalmente, los libros de autoayuda están diseñados para proporcionarte conocimiento y ayudarte a desarrollar las aptitudes necesarias para transformar algún aspecto de tu vida. Si puedes seguir sus sugerencias, lo más probable es que tengas éxito. En cualquier caso, hay demasiada gente que renuncia antes de poner en práctica las soluciones propuestas por estas biblias seculares de nuestra era moderna. La razón por la que la mayoría de los individuos no completan el trabajo es que sufren algún desequilibrio energético que deben corregir antes de que sus esfuerzos tengan éxito.

Planteamientos alternativos de cambiar creencias

Muchas estrategias terapéuticas están diseñadas para ayudar a los pacientes a enfrentarse a sus problemas más eficazmente. De hecho, creemos que otros tratamientos energéticos pueden cambiar tu energía en positivo; el trabajo energético es uno de los planteamientos más eficientes y eficaces disponibles. En la terapia hablada estás en presencia de una persona que se preocupa por ti y te guía a través de una situación difícil. Esa persona te está ayudando a cortar con los hábitos negativos que podrían recrear continuamente el problema original. Un buen terapeuta ofrece mucho apoyo y proporciona mucha energía positiva. Con el tiempo, el objetivo de la terapia hablada es cambiar la energía en torno a tu problema de negativa a positiva. Además, si hablas de tu problema, te centras en los asuntos que forman su núcleo. Aprender a reformular esos problemas o a pensar en ellos de manera diferente suele equilibrar la energía en una dirección positiva. El proceso, no obstante, requiere mucho más tiempo y exige mucho más esfuerzo que la psicología energética.

A continuación se ofrece una breve exploración de diversas estrategias que pueden ayudarte a afrontar mejor tus problemas. Estos planteamientos pueden ser muy eficaces, especialmente cuando se usan en combinación con la psicología energética. Una de las metas terapéuticas es liberarte de las creencias autosaboteadoras. La gente suele sentirse incapaz de detener el proceso de autosabotaje, causado habitualmente por un desequilibrio energético e identificable por la presencia de creencias y conductas derrotistas.

Los desequilibrios energéticos también impiden a mucha gente poner en práctica nuevas estrategias, o incluso dedicar tiempo a aprenderlas. Aquí es donde fracasan la mayoría de los métodos de autoayuda. Los trastornos psicológicos (con inversión) hacen que la gente sea incapaz de usar tales planteamientos. A medida que aprendas a tratar tus desequilibrios energéticos, podrás usar las estrategias terapéuticas tradicionales para ayudarte a eliminar tus hábitos menos deseables.

A medida que explores tus problemas o intentes cambiar los hábitos que pueden crear desequilibrios energéticos, te animamos a utilizar las estrategias estudiadas en los apartados siguientes, entre las que están la terapia cognitiva, la visualización, la evaluación de la conducta y las creencias y la realización de los mitos personales. Aunque los tratamientos energéticos pueden corregir un problema, los desequilibrios pueden reproducirse si no cambias tus viejos hábitos.

La terapia cognitiva

Actualmente, la terapia cognitiva es una de las estrategias más populares —especialmente en los libros de autoayuda— para ayudar a cambiar creencias. Dicho de manera simple, este método mantiene que lo que piensas afecta a cómo te sientes y actúas. Esta estrategia sigue la lógica de que la mente controla nuestros sentimientos y nuestras acciones. En la terapia cognitiva, además del estímulo (un acontecimiento) y la respuesta (tu reacción a él) se añade un tercer componente: el procesamiento interno o diálogo con uno mismo (tu interpretación del acontecimiento). Según la terapia cognitiva, tu diálogo interno crea la creencia derrotista y las conductas posteriores que te impiden encontrar una solución al problema. La estrategia terapéutica consiste en identificar y transformar el diálogo interno. Esta estrategia, como tantas otras, es mucho más difícil de llevar a cabo que el trabajo energético. Una vez que tengas la energía equilibrada, tal vez descubras que te resulta más fácil emplear estas estrategias para cambiar antiguos hábitos.

Por ejemplo, digamos que la reacción de tu jefe a la mayoría de los problemas que surgen es enfadarse y gritar, y que tu posición dentro de la empresa hace de ti una de las principales dianas de sus enfados. Cuando él se comporta de ese modo, tú respondes retirándote y sintiéndote deprimido. Un terapeuta cognitivo, como Albert Ellis, te preguntaría qué es lo que piensas de esa situación. Frecuentemente tu respuesta sería algo así: «Mi jefe no debería (o no debe) gritarme por cada problema». Ellis cree que no es la situación, sino tus creencias irracionales respecto a ella, lo que bloquea tu capacidad de cambio. Una creencia irracional es cuando te dices a ti mismo que una situación no debería ocurrir cuando, de hecho, ya está ocurriendo. Por ejemplo, mientras piensas que tu jefe no debería gritarte, él sigue haciéndolo. Ellis dice que cuando te quedas atrapado en un pensamiento que contiene los términos «debe» o «debería», ese pensamiento produce sentimientos negativos, como ansiedad y depresión, que, a su vez, te impiden explorar soluciones eficaces al problema.

Según el punto de vista de Ellis, el primer paso es identificar y refutar la creencia irracional. Es decir, en lugar de decir: «Mi jefe no debería gritarme», reformulas racionalmente la creencia diciendo: «Sería mejor para mí, o sería agradable, que mi jefe no me gritara. Pero, si lo hace, ése es su problema, que no se refleja en mí». Ellis cree que una vez eliminada la creencia irracional, te libera para poder orientarte hacia la solución.

El núcleo del trabajo de Ellis es eliminar el obstáculo, la creencia irracional que te impide cambiar. La terapia cognitiva en general se centra en la idea de que los problemas son creados o perpetuados por la interpretación que la persona hace de una situación. Cambiando de creencias te pueden parecer aceptables casi todos los aspectos de la vida y, por tanto, no ser terriblemente infeliz. Resulta útil tomar conciencia de las creencias que nos atrapan y darnos cuenta de que podemos negar algunos de sus efectos cambiando el modo de pensar sobre la situación y de reaccionar a ella.

Visualización

Otra manera de examinar y cambiar tus creencias es hacer uso de la visualización. Si no puedes imaginar una situación, por ejemplo que completas una tarea o que te ascienden, es muy poco probable que ocurra. Por el contrario, si visualizas *negativamente* una situación, eso dice muchísimo de tus creencias y sentimientos internos autosaboteadores.

Uno de los estudios más interesantes en el área de la visualización y los deportes fue presentado en la Conferencia sobre Métodos Ericksonianos de Hipnosis y Psicoterapia, en 1986. Después de entrevistar a jugadores de tenis profesionales, el psicólogo sueco Lars-Erik Unesthal estudió cintas de vídeo de su juego para averiguar qué estrategias usaban para servir la pelota. En la entrevista, pidió a los deportistas que cerraran los ojos y describieran qué hacían para servir bien. Cada uno de ellos describió la posición de su brazo y su cuerpo, y cómo lanzaban exactamente la pelota al aire para lanzar el servicio. Después de examinar las cintas de vídeo, el psicólogo volvió a encontrarse con los jugadores y les dijo que muchas veces servían tal como habían descrito. Sin embargo, otras veces, los cuerpos de los jugadores estaban en posiciones diferentes de las que habían visualizado y, sin embargo, la pelota seguía yendo a la esquina donde apuntaban. Es como si sus cuerpos compensaran de manera natural los cambios ocurridos en su estilo de servicio.

Tras una minuciosa investigación, el psicólogo descubrió que el jugador de tenis visualizaba adónde tenía que ir la pelota antes de golpearla. También descubrió que el jugador medio tenía menos confianza, y a menudo visualizaba que la pelota se estrellaba contra la red o botaba fuera el campo. Los jugadores profesionales creían que podían pegar a la pelota por encima de la red, y por tanto la visualizaban pasando sobre la red. Los jugadores que no jugaban bien no tenían tanta confianza en su destreza y lanzaban la pelota contra la red: sus mentes y cuerpos no funcionaban en armonía.

Esto no significa que si puedes visualizar que la pelota supera la red y va hacia la esquina llegarás a tener la habilidad de un jugador profesional. Estamos limitados por nuestra capacidad natural. Sin embargo, en este caso, estamos hablando del máximo rendimiento. Para estar en lo mejor de ti debes creer que puedes hacer lo que tratas de conseguir. Siempre que eliges objetivos realistas y eres capaz de visualizarlos, incrementas enormemente tus probabilidades de éxito.

La visualización es simple, pero requiere algo de trabajo: debes visualizarte consiguiendo tu objetivo. Esto no implica pensar simplemente y de manera general en la situación o en su resultado final, anotando el punto con el que ganas el partido. Más bien, has de dedicar tiempo a visualizar cada uno de los componentes necesarios para conseguir el éxito. Por ejemplo, los jugadores de golf profesionales pueden caminar por un campo de golf mientras visualizan cada balanceo. La visualización es una herramienta para ayudarte a identificar una dificultad o mejorar el resultado después de que hayas resuelto tus problemas con las creencias subyacentes. Si la ansiedad bloquea tu capacidad de éxito, la combinación de las estrategias de relajación con la visualización puede ayudarte a mejorar tus habilidades y superar más rápidamente tus problemas.

Creencia y evaluación de la conducta

En la década de los ochenta, Steve de Shazier escribió varios libros sobre el cambio terapéutico que examinaban un interesante modo de analizar los problemas. Él quería saber cómo las personas «fabrican» sus problemas. Es decir, quería averiguar qué creencias o conductas usan las personas para perpetuar un problema de su vida. Shazier pensaba que la gente suele ser inconsciente de las creencias o conductas específicas que crean un problema, porque se enfoca en el problema mismo.

Por ejemplo, si quieres perder peso, el problema es el exceso de peso. La solución es hacer dieta y practicar ejercicio. La cuestión que planteaba Shezier era: «¿Qué creencias o conductas te impiden tener éxito en tu objetivo de perder peso?» Cuanto mejor comprendas las creencias o conductas que integran tu manera de «fabricar» el problema, más fácil te resultará emplear la psicología energética para resolverlo.

El punto de vista de la enseñanza

Una estrategia para comprender cómo creas o mantienes los problemas es observarlos desde el punto de vista de la enseñanza. Aunque esto te pueda parecer extraño, imagina que alguien quiere tener tu problema y no sabe «fabricarlo». Poniéndole ejemplos de las experiencias de tu vida, tu objetivo es enseñarle a recrear tu problema. Normalmente, cuando compartes tu problema con otra persona, ella te escucha y te ofrece soluciones y formas de resolverlo. Pero, en esta situación, después de haber compartido tu problema con todo detalle, imagina que tu amigo te dice: «¡Vaya! Eso sí que es un problema. Ojalá que yo lo tuviera. ¿Cómo lo has hecho?» Por ejemplo, si tienes exceso de peso, imagina que hablas con una de esas personas delgadas que afirman que por más que lo intenten o por mucho que coman, no pueden ganar ni un kilo. Tú dirías: «Pero, ¿has probado mi método?» En ese punto le facilitas la estrategia que usas para ganar peso con todo lujo de detalles. No olvides incluir cualquier creencia negativa que sirva para reducir tu autoestima, o las conductas que te ponen en situaciones donde es probable que comas en exceso o tomes alimentos que engordan. Cuando hayas elaborado esta lista de estrategias, serás consciente del método que usas para fabricarte el problema.

Observar las excepciones

Otra estrategia de De Shazier es buscar las excepciones a tu problema. El objetivo es identificar una excepción, una ocasión en la que tu problema no se da. Si estás participando en la creación o en el mantenimiento de tu problema, debe haber algún momento en el que te comportes de un modo que no lo fomente. Por ejemplo, si estás consumiendo un exceso de alimentos que no deberías comer, averigua cuándo eres más capaz de seguir tu dieta. ¿Con quién estás y qué estás haciendo? A veces, las excepciones no son fáciles de reconocer, pero habitualmente existen. Cuando hayas identificado una excepción, procura repetir más ese comportamiento. Para que estas dos estrategias —el punto de vista de la enseñanza y observar las excepciones— tengan éxito, tienes que tomarte algún tiempo para registrar los detalles.

Liberar los mitos personales

Caroline Myss examina las creencias de la gente analizando los mitos personales a los que se aferran, como «Mi vida está definida por mi problema». Ella cree que cuando una persona experimenta un suceso traumático, tiende a mirar su vida a través de la lente creada por esa herida. Quedarse fijado en sucesos negativos o traumáticos mucho después de que hayan ocurrido reduce enormemente la energía vital de la persona. Por raro que parezca, Myss cree que aferrarse tanto a los buenos tiempos como a los malos puede resultar costoso. Un buen ejemplo es el del individuo que fue una estrella del fútbol en el instituto y sigue viviendo en el pasado sin aceptar que ha cumplido cincuenta años, tiene exceso de peso y dedica su tiempo libre a estar tumbado en el sofá.

Según la visión de Myss, una de las claves para mantener tu energía en estado saludable es aceptar quién eres. Sea cual sea la etapa de la vida en la que estés, debes aceptarla conscientemente y vivirla con plenitud. Esto no significa que quien era una estrella del fútbol en el instituto tenga que estar todo el día tumbado en el sofá; podría seguir practicando ejercicio y ser un deportista competitivo. En cualquier caso, esa persona tendrá que dejar atrás el esquema mental por el que se considera una estrella deportiva de dieciocho años. Cuando aceptas conscientemente tu vida tal como es ahora mismo, dejas de desperdiciar energía y encuentras muchas maneras de disfrutar de quién eres.

Resumen

En este capítulo hemos estudiado cómo las creencias contribuyen a crearnos problemas. Estas creencias se dividen en dos grupos: las que te sabotean y son resultado de trastornos (inversiones) energéticos y las que generan malos hábitos. Aunque hayas desarrollado malos hábitos por algún desequilibrio energético, puedes hacer uso de las sugerencias de este capítulo para resolver tus problemas.

En la psicología energética es posible tratar un problema sin comprender sus raíces. Cuanto más comprendas las creencias o conductas que generan ese problema, mejor equipado estarás para dirigir los tratamientos energéticos hacia sus causas específicas, y menos probable será que se reproduzca un desequilibrio energético. Esto es particularmente cierto en el caso de problemas complejos, como el alcoholismo, donde hay múltiples creencias y conductas que originan la disfunción.

Junto con la psicología energética, puede que desees utilizar las siguientes estrategias de autoayuda:

1. Examina tu diálogo interno y refuta tus creencias irracionales.
2. Usa la visualización para poner a prueba tus creencias internas respecto a una situación.
3. Averigua cómo «fabricas» un problema con tus conductas o tus creencias.
4. Acepta quién eres en este momento de tu vida.

Identifica los problemas 5 que quieres resolver

> La inseguridad es esperar que ocurra algo negativo. ¿Qué estás haciendo para solucionar lo que te molesta?
>
> MERLE SHAIN

Para que la psicología energética sea eficaz, tienes que definir de manera clara y específica cada problema existencial que quieras cambiar. Puedes sentir que toda tu vida es un lío, pero, aunque ésa sea una sensación real, es demasiado general y abstracta como para que las técnicas de la psicología energética resulten eficaces. No te preocupes por establecer un orden para resolver tus problemas. A menudo ocurre que, cuando estás tratando un problema, surge otro que también estaba involucrado en esa situación.

A medida que identifiques y resuelvas cada problema, verás que tu vida cambia, y que entiendes mejor ese tipo de situaciones. Algunos problemas, como el miedo a los insectos, son muy concretos, sin embargo otros, como las conductas adictivas, son mucho más complejos.

Cuando aprendas los métodos de la psicología energética podrás tratar cada problema de manera rápida y eficaz.

Desarrolla tu perfil personal

El objetivo de desarrollar un perfil personal es identificar cada situación, conducta o creencia que, en tu opinión, crea distorsiones en tu vida. Este ejercicio te ofrece la oportunidad de identificar cualquier asunto recurrente o problema crónico que pudieras tener. Tu perfil personal no es una lista completa que se hace de una vez para siempre y contiene todos los problemas de tu vida. Nuestra experiencia nos ha llevado a descubrir que lo que te venga en primer lugar es lo primero que debe ser tratado. Cuando te hayas tratado ese problema, puedes repetir el proceso. A medida que avances, problemas de los que no eras consciente pueden hacerse aparentes.

Revisa la lista de áreas conflictivas que se ofrece a continuación y anota las que sientas que te es conveniente tratar. No confíes en la memoria. A veces los problemas importantes son escurridizos: afloran a la conciencia pero se olvidan rápidamente. Sin embargo, su impacto en tu conducta puede seguir siendo intenso y significativo.

1. **Recuerdos infantiles.** ¿Puedes identificar recuerdos o sucesos infantiles que podrían estar creándote problemas en tu vida actual? Si tienes un recuerdo pero no sabes si te está afectando en tu vida actual ni cómo, inclúyelo en la lista y trátalo de todos modos. Como hemos dicho, no tienes que recordar todos los detalles simultáneamente. Los recuerdos surgirán cuando estés preparado para tratarlos.
2. **Creencias asociadas.** ¿Puedes identificar alguna creencia que tenga su origen en esos recuerdos infantiles?
3. **Miedos.** ¿Puedes asociar alguno de tus miedos con los problemas de tu vida? Recuerda que los miedos pueden ser evidentes, como el miedo a los insectos o a hablar en público, o pueden ser más complejos, como el miedo a sentirse intimidado, el miedo a las relaciones o el miedo a no conseguir un alto rendimiento deportivo. Debe

haber al menos un miedo en tu lista, ya que todo el mundo tiene miedo de algo.

4. **Controla tus emociones.** ¿Puedes identificar emociones incómodas que experimentas con asiduidad? Por ejemplo, ¿sueles encontrarte en situaciones en las que respondes con ira, o en las que te sientes solo? Otras emociones pueden ser la turbación, la vergüenza, el rechazo, la frustración y la culpa.

5. **Recuerdos dolorosos.** Aparte de tus recuerdos infantiles, ¿hay otros sucesos dolorosos que hayas experimentado en la vida adulta? Identifica cualquier recuerdo que creas relacionado con las conductas y creencias de tu vida adulta o que te afecte negativamente.

6. **Depresión.** Este sentimiento suele ser la culminación de muchos otros problemas no resueltos. Puedes tratar la depresión con la psicología energética, pero, para impedir que se reproduzca continuamente, es importante identificar y tratar los problemas subyacentes que la causan.

7. **Comida.** Tu incapacidad de controlar lo que comes suele estar relacionada con problemas emocionales irresueltos. ¿Qué creencias o conductas te impiden conseguir tus objetivos con relación a la comida o a los problemas de peso?

8. **Problemas de adicción.** Los problemas de adicción más comunes son el tabaco, el alcohol, las drogas y el juego. Puedes usar los tratamientos que se ofrecen en este libro para tratar éstas y otras adicciones, como la adicción al sexo. Para conseguir el éxito a largo plazo es importante identificar qué te falta en la vida, pues las adicciones suelen llenar un vacío de algún tipo.

9. **Relaciones.** Éste es el problema más complejo de los que se presentan en este libro, pues el origen de los problemas de relación puede hallarse en cualquiera de los anteriores. En este caso, el objetivo es identificar tu situación actual, cómo querrías que fueran las relaciones de tu vida y qué preocupaciones de relación tienes en estos momentos.

10. **Problemas y patrones comunes.** Busca cualquier patrón o situación recurrente que pueda llevarte a identificar los problemas que requieren tratamiento.

Usa la psicología energética para tus problemas específicos

Después de revisar estos puntos deberías disponer de una lista de todos los problemas que esperas abordar, y también deberías tener alguna idea del efecto que tienen en tu vida.

Visión general de la secuencia de tratamiento

En los capítulos siguientes aprenderás secuencias de tratamiento específicas para abordar diversos tipos de problemas. Generalmente, el proceso es muy simple: cada secuencia incluye los pasos siguientes:

1. Identifica un problema, como el miedo a los insectos, o una emoción, como el enfado. Ahora evalúa la cantidad de aflicción que te causa el problema en una escala de 0 a 10, donde 0 indica que no sientes ninguna aflicción y 10 indica el máximo nivel posible de aflicción.

2. Identifica y trata cualquier creencia autosaboteadora (que genera inversión).

3. Identifica el tratamiento adecuado y golpéate ligeramente en esos puntos usando un diagrama con una secuencia numerada. Lo único que tienes que hacer es mirar al diagrama y darte golpecitos en los puntos en el orden indicado.

4. Una vez más, evalúa tu grado de aflicción en la escala de 0 a 10 (debería surgir un número en tu mente). Si no se ha producido una reducción del nivel de aflicción, repite los pasos 2 y 3.

5. A continuación, practica el Equilibrador Cerebral, que hemos incluido en cada secuencia de tratamiento.

6. Repite la secuencia de tratamiento.

7. Vuelve a evaluar tu nivel de aflicción en la escala de 0 a 10. Ahora debería ser aún menor. Cuando tu nivel de aflicción esté en la banda de entre 0 y 2, salta al paso 9. A veces tendrás que repetir varias veces el tratamiento antes de sentirte aliviado.

8. Mientras el nivel de aflicción siga descendiendo, continúa con la secuencia de tratamiento hasta terminar completamente con ella. Si el tratamiento se estanca en algún punto, esto indica una mini-inversión. Trátala dándote golpecitos en el punto del Lado de la Mano (BM) mientras repites tres veces: «Me acepto profundamente aunque siga teniendo este problema.»

9. Cuando la aflicción esté en el rango entre de entre 0 y 2, practica el giro de ojos; esta técnica también se incluye en todas las secuencias de tratamiento.

Generalmente, estos pasos básicos son lo único que necesitarás para eliminar la mayoría de problemas. Hemos de insistir una vez más en que es normal repetir la secuencia de tratamiento dos o tres veces hasta eliminar el problema por completo. En cualquier caso, cuando sabes lo que estás haciendo, la totalidad del proceso rara vez requiere más de cinco minutos.

Resumen

En este punto deberías haber elaborado un perfil de tus problemas y deberías tener alguna idea de cómo contribuyen a crear ciertas situaciones en tu vida. A medida que practiques el trabajo energético, un mayor número de los problemas irresueltos que te han venido afectando entrarán a formar parte de tu memoria consciente. Finalmente, eliminarás los problemas del pasado y sólo tendrás que afrontar las situaciones actuales de tu vida. Debemos insistir: no evites el proceso de identificar tu perfil personal. Tus problemas te afectan de muchas maneras, y están conectados con todos los aspectos de tu vida. Aunque en muchos casos un tratamiento específico eliminará el problema asociado, sacarás el máximo provecho de este método desarrollando tu perfil personal y trabajando sistemáticamente todos tus problemas.

SEGUNDA PARTE

Tratamientos energéticos
para problemas específicos

Comprender los trastornos  psicológicos y el autosabotaje

> *No podemos cambiar nada hasta que lo aceptamos. La condena no libera, oprime.*
>
> CARL JUNG

En este capítulo comienza la sección del libro dedicada a los tratamientos, donde se examinan los problemas específicos y se ofrecen las secuencias de tratamiento correspondientes. El primer paso en la aplicación de la psicología energética es eliminar cualquier trastorno o inversión psicológica. La definición más simple de inversión psicológica es que tu energía provoca conductas y pensamientos opuestos a los que serían normales en esa situación de la vida. Por ejemplo, si te preguntaran si quieres ser feliz, la respuesta que cabe esperar es «sí». Pero la experiencia nos ha demostrado que cuando las personas sufren inversiones psicológicas, en lo profundo de sí mismas (inconscientemente) están eligiendo ser desgraciadas. Existe un conflicto entre las creencias internas y lo que uno intenta conseguir externamente. Por ejemplo, tal vez no creas que mereces ser feliz, o quizás hayas hecho algo de lo que te sientes avergonzado y que no puedes aceptar de ti.

Cuando el individuo sufre una inversión psicológica, a menudo sabotea su vida. Por ejemplo, puede intentar resolver un problema con un ser querido, y en el proceso conducirse de un modo destructivo e innecesariamente dañino. O, si una persona psicológicamente trastornada se presenta a un puesto de trabajo para el que está perfectamente cualificada, es posible que se quede bloqueada y se muestre confusa en la entrevista.

La inversión energética no es aparente a nivel físico, pero está claro que, cuando saboteas tus creencias o conductas, actúas de manera opuesta a la que te permitiría conseguir los objetivos que declaras conscientemente. Por ejemplo, las creencias saboteadoras probablemente son la principal razón por la que los individuos aguantan relaciones ofensivas, y también por la que sus parejas se muestran ofensivas en un principio. Si las creencias subyacentes de un individuo maltratado (como «no soy lo suficientemente bueno») fueran tratadas con las técnicas ofrecidas en este libro, el sujeto se daría cuenta de que tiene que salir de la situación abusiva, y su pareja se daría cuenta de que sólo está enfadada consigo misma. (Véase en el capítulo 4 más sobre relaciones).

Una inversión energética te impide ver las soluciones aunque tengas el conocimiento necesario, o te impide poner en práctica la solución aunque seas capaz de aplicarla. Éste es un punto central de la psicología energética. La inversión energética es lo que te impide lograr tus objetivos, y el desequilibrio energético genera ideas erróneas o debilita tu fuerza de voluntad. Cuando se tratan estos trastornos, el individuo puede experimentar la diferencia. En teoría, cuando corriges un trastorno psicológico, estás reconectando la mente (creencias) con el cuerpo (energía) para poder volver a producir energía positiva en las áreas trastornadas de tu vida. Hecho esto, dejarás de tomar decisiones equivocadas y tendrás un estilo de vida exitoso.

> *La inversión energética te impide ver la solución aunque tengas el conocimiento necesario, y te impide ponerla en práctica aunque tengas la habilidad necesaria.*

Seis tipos de autosabotaje

A lo largo de este libro, resaltaremos la importancia de identificar y tratar las inversiones y los trastornos psicológicos. Existen seis tipos de inversión que forman el núcleo de todas las creencias y conductas soboteadoras. Cuando un tratamiento energético no funciona, la culpable suele ser una inversión psicológica, que deberá ser tratada. A continuación presentamos una breve descripción de los seis tipos de inversiones psicológicas. Cuando te familiarices con ellas, podrás evaluarte para averiguar si sufres una inversión asociada a un problema particular. Descubrirás que un problema puede hacerte sufrir una inversión psicológica y otro no. Los tratamientos energéticos no son eficaces hasta que se han corregido las inversiones psicológicas.

Inversión masiva

Las inversiones masivas afectan a los aspectos más importantes de tu vida, especialmente aquellas áreas en las que todo parece ir mal en todo momento. Parece que las personas que sufren este tipo de inversión quisieran tener una vida desgraciada. Aunque conscientemente creen que quieren ser felices, sus conductas causan la situación opuesta de la que dicen buscar. Las personas masivamente trastornadas suelen rechazar o dejar pasar buenas oportunidades. Por desgracia, no pueden reconocerlas, por estar centrados frecuentemente en sus aspectos negativos. Son incapaces de identificar las situaciones y personas que son buenas para ellas y, en los peores casos, buscan activamente las situaciones negativas. Las personas que tienen relaciones negativas de manera continuada, depresión crónica o constantes problemas de adicción suelen estar masivamente invertidas.

Inversión profunda

La inversión profunda afecta a la gente que quiere cambiar pero cree que su problema es insuperable o constituye una parte demasiado importante de su vida. En este tipo de inversión, la persona expresa un deseo sincero de afrontar su problema y de eliminarlo, y sin embargo, inconscientemente, se aferra a la creencia de que: «Me es imposible superar este problema». Generalmente, la falta de confianza y la incapacidad de visualizar la propia vida sin el problema ayudan a perpetuarlo.

Inversión específica

Las inversiones específicas son las más comunes, y suelen limitarse a situaciones particulares, como el miedo a las alturas o el miedo a hablar en público. En las inversiones específicas no hay grandes cuestiones que abordar excepto el problema concreto (el miedo a las alturas) que se desea eliminar. La cuestión central de la inversión específica es si estás preparado para eliminar el problema *ahora*. Aunque desees superarlo, quizá en este momento no seas capaz de dejarlo atrás, o tal vez sientas que no puedes acabar completamente con él.

Inversión vinculada a criterios

El cuarto tipo de inversión, la inversión vinculada a criterios, también está relacionada con creencias y problemas específicos. Este tipo de inversión se centra en problemas tales como si crees que *mereces* superar un problema o si te *permitirás* dejarlo atrás. Por ejemplo, es posible que las personas que sufren una culpabilidad extrema deseen superarla, pero quizá crean inconscientemente que merecen sentirse culpables. En tal caso, lo primero que hay que abordar es lo que uno cree *merecer* para que los demás tratamientos sean eficaces.

Mini-inversión

Una vez que el tratamiento está en marcha, se puede producir una mini-inversión. Experimentas un progreso considerable en la superación del problema, pero, en un momento dado, el progreso se detiene. Parte del problema queda sin resolver y la secuencia de tratamiento deja de ser eficaz.

En este caso, lo más probable es que no estés preparado para superar el problema completamente. Las mini-inversiones pueden presentarse en forma de inversiones específicas, profundas o vinculadas a criterios. En esta situación debes averiguar cuál de las inversiones te está impidiendo eliminar completamente el problema.

Inversión recurrente

Cuando experimentas un progreso significativo en la eliminación de un problema y luego resurge el nivel original de aflicción, esto suele indicar la existencia de una inversión recurrente. En este caso no se trata sólo de que el progreso se detiene, como ocurre en las mini-inversiones, sino que frecuentemente el problema se sitúa al mismo nivel que antes de comenzar el tratamiento. Es importante reconocer que ha surgido una inversión recurrente porque podrías cometer el error de pensar que el tratamiento es ineficaz. En las inversiones recurrentes hace falta paciencia, porque debes volver a empezar desde el principio y completar toda la secuencia de tratamiento. También debes reexaminar las posibilidades de que se esté dando cada tipo de inversión, y tratar cualquier alteración que creas que te impide triunfar.

Cuando comprendas los distintos tipos de inversión, podrás identificar de qué maneras específicas saboteas las situaciones en tu vida. La relación cuerpo/mente es algo muy concreto. Por lo tanto, cuanto más específico seas, mejores resultados obtendrás. En general, suele ser necesario repetir el tratamiento de la inversión psicológica en los casos de adicción, de personas muy competitivas, y cuando el problema te deja sin energía. Si tu problema está asociado con emociones como la vergüenza, la culpa, la apatía y la pesadumbre crónica, tu nivel de energía probablemente será muy bajo. Esto exigirá que tengas paciencia. Debes estar dispuesto a tratarte a diario durante varias semanas para eliminar el problema. En cualquier caso, el tratamiento siempre te reportará algún beneficio.

Tratamiento de las inversiones psicológicas

Como hemos venido comentando, antes de practicar las secuencias de tratamientos de los capítulos siguientes, tienes que averiguar si existe alguna inversión psicológica, porque impedirá la eliminación del problema. Cuando sufres una inversión, el primer paso es aceptarte y aceptar que tienes un problema. Esto no significa que no vayas a cambiar, sino que, antes de cambiar, debes aceptarte con tus fallos.

Las preguntas siguientes están diseñadas para ayudarte a averiguar qué tipo de inversión podría estar afectándote. Muchas de estas preguntas están dirigidas a tu mente inconsciente, de modo que no te permitas dudar cuando respondas. Lo más probable es que la primera respuesta sea la correcta. El objetivo de este análisis es ayudarte a entender las creencias subyacentes que te impiden conseguir tus objetivos. Si sufres una inversión energética en un área particular, impedirá que el tratamiento sea eficaz. Es esencial que esas creencias sean exploradas en cada problema que intentes eliminar. Tal vez descubras que tienes distintas creencias asociadas con distintos problemas.

Cuando hayas completado el análisis para un problema particular, usa los tratamientos que se facilitan para corregir cualquier trastorno que sabotee tu vida. A continuación, localiza y usa inmediatamente la secuencia de tratamiento para ese problema particular. Si esperas —aunque sólo sea cinco o diez minutos— antes de emplear la secuencia de tratamiento, puede reproducirse la inversión y bloquear el tratamiento. Una vez que has tratado tus desequilibrios energéticos, es más improbable que se reproduzca la inversión. Si se produce un retraso después de tratar una inversión, simplemente vuelve a tratarla antes de usar la secuencia de tratamiento adecuada.

Después de tratar una inversión, debes pasar inmediatamente a la secuencia y tratar el problema que te inquieta.

Averiguar la inversión masiva

a. Piensa en tu vida en general a lo largo del último año. Sientes que has sido

_____ desgraciado

_____ feliz

_____ no estás seguro

b. ¿Hay dos o más partes de tu vida que sean negativas, como tu trabajo y tus relaciones?

c. ¿Has estado crónicamente deprimido?

d. ¿Tienes una adicción a largo plazo o una «personalidad adictiva»?

e. ¿Son los sentimientos de vergüenza, culpa, apatía o pena duradera problemas importantes para ti?

Si has respondido «sí» a cualquiera de estas preguntas, esto puede indicar que tienes una inversión masiva (inversión de toda la vida), que hace que muchos aspectos de tu vida sean negativos. Su presencia queda confirmada por el hecho de que tus problemas son crónicos y multifacéticos.

Tratamiento

Encuentra el punto dolorido (PD) en la parte izquierda de tu pecho (véase diagrama 3). Frota ese punto mientras piensas o pronuncias en voz alta tres veces: «Me acepto a mí mismo profundamente, con todos mis problemas y limitaciones». Aunque ahora mismo no te lo creas, repítetelo igualmente. De hecho, cuanto menos te lo creas, más importante es que sigas este tratamiento. Tienes que repetir este tratamiento diariamente, y cada vez que vayas a usar uno de los tratamientos descritos en los capítulos siguientes.

Cuando se trata una inversión masiva, es habitual que salgan a la superficie otras inversiones que también tienen que ser tratadas. Harán falta muchos tratamientos para la inversión masiva antes de que la energía se vuelva progresivamente más positiva. En cualquier caso, irás sintiendo un cambio y un alivio paulatino cada vez que te trates. Lo preocupante es que las inversiones masivas tienden a reproducirse repetidamente, y requieren numerosos tratamientos. De hecho, las inversiones masivas requieren tratamientos diarios antes de poder estar seguro de que has eliminado el problema.

Averiguar la inversión profunda

¿Cuál de las afirmaciones siguientes define con precisión el problema que quieres tratar?

_____Superaré este problema.
_____Seguiré teniendo este problema.

Si tu respuesta ha sido «seguiré teniendo este problema», puede que estés sufriendo una inversión profunda. Esto significa que a nivel profundo te crees incapaz de superar tu problema. Para ayudarte a cambiar esa creencia, debes potenciar tu orgullo y tu confianza en ti mismo.

Tratamiento

Mientras piensas en la situación en la que se da tu problema, golpéate suavemente encima del labio superior, justo debajo de la nariz (DN), y repite tres veces: «Me acepto a mí mismo aunque nunca consiga superar este problema».

Averiguar una inversión específica

¿Cuál de las declaraciones siguientes define con más precisión el problema que deseas tratar?:

_____Estoy preparado para eliminar este problema.
_____No estoy preparado para eliminar este problema.

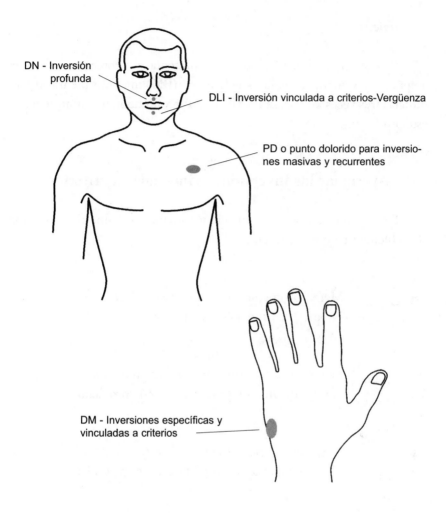

DN - Inversión
profunda

DLI - Inversión vinculada a criterios-Vergüenza

PD o punto dolorido para inversiones masivas y recurrentes

DM - Inversiones específicas y
vinculadas a criterios

Diagrama tres: Puntos de tratamiento para inversiones específicas.

En algunos casos se dan varios problemas a la vez, y es posible que no estés preparado para eliminar uno de ellos. Si has respondido que no estás preparado, puede que desees hacer una lista de tus problemas, clasificándolos en el orden que, en tu opinión, sería mejor resolverlos. No es necesario que empieces por tratarte el problema que más te molesta. Es decir, podría ser más fácil empezar tratándote los asuntos menos frustrantes.

Tratamiento

Piensa en la situación donde se presenta el problema y después golpéate suavemente en el lado de la mano (BM) mientras piensas o pronuncias tres veces en voz alta: «Me acepto profundamente aunque tenga este problema».

Averiguar las inversiones vinculadas a criterios

Determina cuál de las afirmaciones siguientes define con precisión el problema que quieres tratar.

1.

_____ Merezco superar este problema.
_____ No merezco superar este problema.

2.

_____ Siento que es seguro superar este problema.
_____ Siento que no es seguro superar este problema.

3.

_____ Tengo miedo de enfrentarme a este problema.
_____ No tengo miedo de enfrentarme a este problema.

4.

_____ Me sentiré mal si supero este problema.
_____ No me sentiré mal si supero este problema.

5.

_____ Me permito superar este problema.
_____ No me permito superar este problema.

6.

_____ Haré lo que sea necesario para superar este problema.
_____ No haré lo que sea necesario para superar este problema.

Tratamientos

De las preguntas anteriores, selecciona las que consideres que identifican mejor tu problema y asocia su número con el de una de las afirmaciones siguientes. Mientras piensas en tu problema o en la situación a él asociada, golpéate suavemente el punto del lado de la mano (BM) y piensa tres veces para ti mismo:

«Me acepto profundamente aunque»:
1. Merezco tener este problema.
2. No resulta seguro que supere este problema.
3. Me da miedo superar este problema.
4. Me sentiré mal si supero este problema.
5. No me permito superar este problema.
6. No haré lo que sea necesario para superar este problema.

Ejemplo de un tratamiento de la inversión psicológica

Imagina que has experimentado mucho rechazo en tu vida personal y que te sientes frustrado o enfadado con un acontecimiento de tu vida social actual. Después de revisar las preguntas sobre las inversiones, decides que no sólo te sientes rechazado, sino que crees que seguirás teniendo este problema (inversión profunda). Tu razonamiento es que, aunque experimentas rechazo, estás confuso porque no sabes por qué ocurre ni cómo atajarlo. Cuando sufres una inversión es muy habitual no entender lo que estás haciendo mal ni cómo solucionar el problema.

Para tratar una inversión profunda, golpéate suavemente en el labio superior, justo debajo de la nariz (DN) y repítete tres veces: «Me acepto aunque nunca supere este problema». Puedes personalizar la afirmación y decir: «Me acepto aunque nunca deje de sentirme rechazado».

Este puede parecer un tratamiento extraño, pero debes aceptar tu situación, es decir, que te sientes rechazado, antes de poder cambiar tu vida. Cuando te hayas tratado la inversión, estarás preparado para usar las secuencias de tratamiento específicas para el rechazo y eliminar el desequilibrio energético que está causando tu problema. Si sigues sintiéndote enfadado por antiguas situaciones, también tendrás que usar la secuencia de tratamiento para el enfado.

Es posible que tengas que repetir esta secuencia de tratamiento para asegurarte un éxito permanente a largo plazo, aunque sentirás más confianza inmediatamente y es menos probable que busques personas que te rechacen. Además, podrás enfrentarte mejor al rechazo, y buscar gente y situaciones que te den apoyo en el futuro.

Cuando hayas identificado cualquiera de las inversiones anteriores y las hayas tratado, puede que identifiques otras creencias que te impidan cambiar. Una vez más, identifica el tipo de inversión y trátala.

Resumen

No puedes cambiar un problema de tu vida a menos que estés dispuesto a aceptar que, en cierta medida, participas en su creación. Puedes tener problemas que no sean culpa tuya, sin embargo, la respuesta que les des es clave para poder afrontarlos. El núcleo de la inversión psicológica es que si tus niveles de energía son muy bajos debido a problemas del pasado, la energía con la que abordes cualquier situación específica puede volverse negativa. Cuando esto ocurre, tu visión de la situación y tus ideas para resolver el problema pueden quedar distorsionadas. Si sufres una inversión, sabotearás el objetivo que intentas conseguir conscientemente. Y sin embargo tus creencias y conductas del momento te parecerán apropiadas. Por eso es esencial tratar cualquier posible inversión antes de emplear los tratamientos energéticos específicos.

Si un tratamiento energético resulta ineficaz, la culpable suele ser la inversión psicológica. En este capítulo hemos examinado los principales tipos de inversiones y los tratamientos idóneos. Una vez que has aprendido a tratar las inversiones, ya estás preparado para leer los capítulos sobre problemas específicos y utilizar las secuencias de tratamiento correspondientes para eliminarlos. Recuerda, si sufres una inversión psicológica, los tratamientos energéticos para problemas específicos no serán eficaces. Por tanto, trátate siempre las inversiones antes de usar otros tratamientos para eliminar problemas concretos.

Todo el mundo 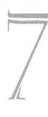 tiene miedo de algo

En realidad hay dos miedos: la herida original, surgida muy atrás, y el miedo a renunciar a nuestras defensas y tener que afrontar el dolor, de modo que nuestro miedo se convierte en un obstáculo que nos ocupamos de mantener.

MERLE SHAIN

«¡Sin miedo!» y «Simplemente hazlo» son dos lemas populares que ejemplifican la idea culturalmente aceptada de que no has de pensar en ti mismo como individuo fóbico o temeroso. El mensaje es que deberías ser capaz de dominar la situación, detener el miedo, salir ahí fuera y hacer que las cosas ocurran. Sin embargo, hemos aprendido que ser intrépido en un área de la vida no significa ser inmune al miedo en otras. Por ejemplo, un bombero es capaz de entrar voluntariamente en un edificio en llamas para salvar la vida de otras personas, lo cual es una actitud valiente y admirable. Pero el mismo bombero puede quedarse paralizado de miedo ante la idea de montar en avión.

Muchas situaciones, como volar, que pueden ser sobrellevadas fácilmente por la mayoría de los niños, pueden intimidar seriamente a individuos intrépidos en muchas áreas de su vida. Ésta es la naturaleza de los miedos y de las fobias: lo que produce pánico a una persona no tiene efecto en otra. Los miedos y las fobias tienen poco que ver con si una persona es débil o falta de coraje. Más bien, están relacionados con los desequilibrios energéticos. Cuando te trates los desequilibrios energéticos podrás afrontar mejor la presencia del miedo en tu vida.

Una estrategia común para afrontar miedos es evitar las situaciones que los producen y aceptar esa parte de ti. Por desgracia, los miedos y fobias no son fáciles de superar, y su existencia tiene muy poco que ver con la lógica. La gente tiende a sentirse avergonzada por no poder superar sus miedos, en particular si son socialmente inaceptables. En realidad, la mayoría de las personas no están dispuestas a afrontar sus miedos sin contar con algún tipo de ayuda terapéutica.

En este capítulo, te ayudaremos a vencer tus miedos por medio de la psicología energética. Abordaremos las fobias comunes, como el miedo a los insectos o a volar, así como otros miedos que te impiden triunfar en el terreno deportivo, en el trabajo y otras situaciones intimidantes.

¿Cómo empiezan los miedos?

Algunos miedos tienen su origen en un único suceso traumático, otros parecen aprendidos, y también los hay que forman parte de nuestros mecanismos de defensa naturales. Podríamos buscar el origen de algunos miedos, como el de imaginar que hay monstruos en el armario. Cuando estás en la oscuridad, tu menor capacidad de interpretar los ruidos y los contornos creados por las sombras o ciertos objetos puede provocar una respuesta de miedo porque tu principal sentido —la vista— es incapaz de proporcionarte seguridad. ¿No es misterioso que niños que nunca han visto un monstruo (y no importa cuántas veces hayas mirado dentro del armario) crean que hay algo peligroso? La mayoría de la gente tiene un miedo natural a lo desconocido, pues éste es un dispositivo de seguridad diseñado para protegernos.

Los miedos también pueden generarse a partir de un incidente traumático. Si una persona sufre un accidente automovilístico, por ejemplo, puede que empiece a tener miedo a conducir, o incluso a montar en coche. Este tipo de miedo es fácil de comprender. Es decir, si alguien ha sufrido un grave accidente de coche, al ponerse en la misma situación recrea las condiciones existentes cuando se produjo el trauma inicial.

Otros miedos son aprendidos, y generalmente reflejan creencias sociales. Por ejemplo, algunas personas tienen miedo a ser abducidas por extraterrestres. En estos casos, una información precisa y la experiencia pueden ayudar a borrar el miedo. Sin embargo, muchas veces, las personas se sienten avergonzadas, y no buscan la ayuda externa que les ayudaría a eliminar sus miedos.

Una teoría relacionada con la energía dice que el miedo puede heredarse a través de la energía sutil. Un modo de pensar en esto es imaginar que tu tatarabuelo sufrió un suceso traumático que te ha sido transmitido en forma de fobia o miedo. Por ejemplo, si se cayó desde lo alto de un árbol y a partir de ese momento evitó los lugares elevados, ese incidente puede haber sido el comienzo del problema. Generaciones después, ahora tú tienes miedo a las alturas sin ser consciente de su causa.

William McDougall (1938) llevó a cabo uno de los experimentos más largos de la historia de la psicología. Su experimento duró más de quince años y sugirió claramente que los animales pueden tener miedos heredados. Si es así, ¿por qué no los tendría el ser humano? Creas o no en la transferencia de energías sutiles, recuerda que muchas veces es imposible averiguar la causa de un miedo o fobia. Cualquiera que sea tu teoría preferida, estará llena de lagunas. Lo que es cierto para una persona no siempre es aplicable a otra.

¿Has pensado alguna vez en por qué existe el miedo? En algunos casos, los miedos impiden a las personas conseguir objetivos importantes. Por ejemplo, el miedo al éxito puede ser un reflejo del miedo a contraer nuevas cargas. Es decir, la persona siente que, cuando alcance cierto nivel de ingresos o cierta posición, se verá obligada a asumir más responsabilidades. Evitando tanto el éxito como las responsabilidades, el miedo se convierte en una herramienta de autosabotaje.

El origen de los miedos y fobias es complejo, pero la buena nueva es que con la psicología energética no necesitas entender tus problemas para eliminarlos. Si te tratas tus miedos de uno en uno, al final llegarás a la raíz de tu problema, que también acabarás eliminando. La psicología energética no exige que reexamines tu vida; es un proceso simple y rutinario que será eficaz cuando identifiques tus miedos.

Identifica tus miedos

Identificar y afrontar el miedo generalmente es un proceso que dura toda la vida. Cuando trates un miedo, tu crecimiento y tu desarrollo personal te llevarán inevitablemente a abordar y resolver otros.

Existen diversas formas de identificar los miedos que te impiden crecer. Jeffers (1987) divide los miedos en tres niveles:

1. El primer nivel incluye los miedos que te ocurren a ti, como el miedo a envejecer o el miedo a morir, y los miedos causados por una acción que debes llevar a cabo, como hacer un examen.
2. El segundo nivel de miedos implica tu sentido del yo, e incluye el miedo al rechazo o a tratar con personas intimidantes.
3. El último nivel es lo que subyace a todos los demás miedos: la creencia de que no puedes manejar las situaciones de tu vida.

Según Jeffers, el nivel tres es el núcleo de todos los miedos. Ella usa la frase: «*Puedo afrontar...*» para examinar los miedos. Por ejemplo, si alguien va a realizar una entrevista de trabajo y tiene miedo de no conseguir el empleo, eso se traduciría en: «*Puedo afrontar no conseguir este trabajo*». Según Jeffers, el miedo a no poder manejar una situación es el que crea las sensaciones de miedo. Aunque en cierta medida estamos de acuerdo con esta posición, nosotros creemos que, en último término, lo que causa el miedo y los pensamientos temerosos es una alteración energética subyacente. El objetivo de este capítulo es ayudarte a eliminar la ansiedad y las sensaciones asociadas a tus miedos.

Desde el punto de vista de la psicología energética, las personas situadas en los niveles uno y dos pueden sufrir inversiones específicas o vinculadas a criterios, mientras que es más probable que el nivel tres refleje una inversión masiva. Las inversiones que dan origen a estos niveles de miedo deben ser tratadas antes de aplicar los tratamientos energéticos. De otro modo, como se ha indicado anteriormente, las secuencias de tratamiento no serán eficaces.

Deberías identificar y anotar los miedos que influyen en tu vida, así como un breve ejemplo de la situación que te da miedo. Podría ser algo tan simple como: «Me siento avergonzado de no poder hacer (algo)». O podría tratarse de un miedo que te impide conseguir un objetivo importante. Si tu miedo es complejo, deberías identificar y anotar todos los temores que contribuyen a ese miedo complejo. Por ejemplo, si tienes miedo a envejecer, también es posible que tengas miedo a morir, a las oportunidades perdidas, o al hecho de que ciertos acontecimientos deseados no van a ocurrir en tu vida. En el caso de los miedos complejos, es posible que tengas que tratar cada problema individualmente para sentirte aliviado.

Cuatro fobias y miedos

En las páginas siguientes, dividimos el miedo en cuatro grupos y abordamos cada uno de ellos individualmente. No es que estos grupos sean radicalmente diferentes unos de otros, pero, para conseguir resultados con los tratamientos de la psicología energética es importante ser todo lo específicos que podamos. Los cuatro grupos de miedos son:

1. Fobias básicas, por ejemplo el miedo a los insectos, a los animales, a los ascensores, a las alturas, a volar.
2. Miedos relacionados con otras personas: hacer un examen, miedo al éxito, a hablar en público, a conocer gente nueva.
3. Miedo a las situaciones intimidantes.
4. Ataques de pánico.

El apartado de tratamientos también se divide en cuatro áreas. El objetivo es proporcionar tratamientos que aborden la mayoría de los miedos que sufre la gente; algunos de ellos tienen elementos comunes. Si tu miedo concreto no aparece en la lista, localiza el grupo más parecido y usa la secuencia correspondiente para tratarlo. Es importante indicar que la psicología energética sólo te librará de miedos que *no sean realistas*. El miedo es una reacción saludable cuando estás en una posición peligrosa y verdaderamente amenazante.

Miedos y fobias básicos

El primer grupo de miedos incluye el miedo a los insectos, a los animales, a las alturas, a los ascensores o a volar. El tratamiento para cada uno de ellos es idéntico. Comentamos brevemente cada situación y a continuación facilitamos los tratamientos correspondientes.

Miedo a los insectos

Llegado el calor, es inevitable que encuentres un insecto en tu hogar o, peor aún, él te encuentre a ti. Si eres alérgico a las picaduras de los insectos —por ejemplo de las abejas— tu miedo es natural y en cierta medida comprensible. Imaginaremos que tu objetivo es no tener un ataque de pánico, pues el pánico aumenta las probabilidades de que el insecto te pique. Ahora bien, si tu miedo se extiende a todos los insectos, incluso a los que no pueden hacerte daño, se trata de un miedo irracional. La mayoría de los miedos relacionados con los insectos son irracionales.

Miedo a los animales

Éste es un miedo muy similar al de los insectos, especialmente en el sentido de que es un miedo irreal o irracional. Es natural ponerse nervioso en la proximidad de grandes perros rabiosos que puedan atacarte físicamente, aunque el pánico no te ayudará, y lo más probable es que empeore las cosas. De modo que tienes que evaluar la situación. ¿Puede hacerte daño ese animal que temes? ¿Es probable que te lo haga? Recuerda, la psicología energética te librará de los miedos *que no sean realistas*. Por ejemplo, los grandes perros rabiosos seguirán siendo causa de preocupación. La buena nueva es que puedes eliminar los miedos poco realistas asociados con animales como ratones, gatos y perros que no sean peligrosos.

Miedo a las alturas

El miedo a las alturas es un miedo muy común, que mucha gente soluciona evitándolas. De hecho, a veces, a la gente le cuesta entrar en contacto con sus sentimientos de miedo porque han aprendido muy bien a evitarlos. En ese caso, es posible que tengas que encontrar una situación segura en la que reactivar el miedo para poder tratarlo. Lo que suele ocurrir en el miedo a las alturas es que cuando sales al balcón y te asomas a la barandilla, empiezas a experimentar la sensación de que estás perdiendo el control. Una de las posibles razones de que tengas esa sensación es que, cuando te asomas, las líneas del edificio desde el que estás mirando convergen al acercarse al suelo. Esta perspectiva de líneas convergentes puede crear sensaciones molestas. También es posible que te asalten pensamientos de caer o saltar. Estas sensaciones incómodas crean los pensamientos negativos que te atemorizan.

Cuando tratas el miedo a las alturas, el objetivo es eliminar el sentimiento negativo asociado con esa sensación. Hecho esto, es menos probable que surjan pensamientos negativos. Puedes usar la secuencia que se facilita para todas las demás fobias y miedos. Sin embargo, no debes tratarte únicamente el miedo a las alturas en general, sino también las sensaciones molestas que experimentes, como el miedo a saltar o a caer, y el miedo a perder el control. Si piensas en cada uno de ellos y evalúas lo que sientes, podrás discriminar cuáles deben ser tratados.

El resultado será distinto para cada persona. Algunos necesitan tratamientos prolongados, porque el miedo a las alturas crea unos estímulos visuales muy fuertes. En cualquier caso, el tratamiento sólo requiere unos minutos y siempre te ofrecerá algún alivio. Si sabes que vas a estar en algún lugar alto, asegúrate de tratarte con anterioridad. Y, como siempre, trátate antes las inversiones.

El miedo a los ascensores

Debes identificar claramente en qué consiste tu miedo a los ascensores. ¿Es algo que te pone fuera de control? ¿Tienes miedo de estar en un espacio cerrado (claustrofobia)? ¿Se basa tu miedo en la sensación física que experimentas cuando vas montado en el ascensor? ¿Imaginas que ocurrirá algo malo, como que el ascensor se detendrá entre dos pisos y te quedarás atrapado? Cuanto más identifiques los pensamientos y creencias asociados con tu miedo, más rápida y completamente podrás resolverlos con los tratamientos de la psicología energética.

El miedo a volar

Esta situación es similar al miedo a los ascensores, aunque aquí intervienen algunos elementos adicionales. Debes tratar cada una de las posibles razones de tu miedo, como el miedo a despegar y a aterrizar, el miedo a perder el control, el miedo a las turbulencias durante el vuelo, el miedo a sentirte atrapado en un espacio cerrado y los pensamientos catastróficos de todo tipo. Algunos piensan que el miedo a volar y el miedo a las alturas son lo mismo, pero en realidad son muy diferentes. La mayoría de las personas que tienen miedo a las alturas se sorprenden de no experimentar ese miedo cuando miran por la ventanilla del avión. Eso se debe a que no detectan líneas convergentes (que son la principal causa del miedo a las alturas).

Secuencia de tratamiento para los miedos básicos

1. Piensa en una situación que te dé miedo. Debe ser un hecho único y específico, como tener una abeja en la habitación, estar en un espacio cerrado o montar en coche. Procura ser lo más concreto posible. Por ejemplo, es más eficaz tratarte de un miedo a los pastores alemanes que de un miedo a los perros en general. Evalúa tu nivel de miedo en una escala de 0 a 10, donde 10 representa el máximo nivel de incomodidad y 0 indica que no hay ninguna incomodidad en absoluto.
2. Trátate la posible inversión golpeándote repetidamente en el lado de la mano (BM) o frotándote el punto dolorido (PD) mientras piensas o pronuncias tres veces la afirmación: «Me acepto profundamente aunque tenga miedo de (nombra tu miedo).» También

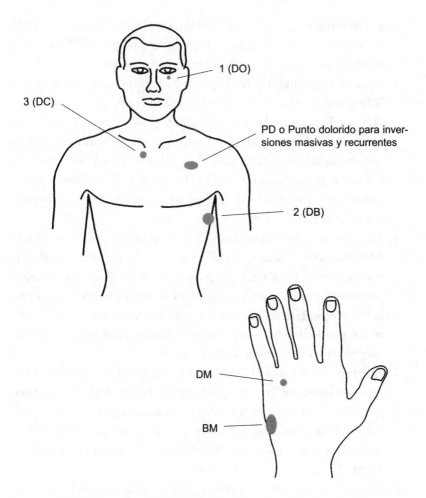

Diagrama cuatro: Miedo a los insectos, a los animales,
a las alturas, a los ascensores y a volar.

Secuencia de tratamiento para las fobias y miedos básicos

Meridiano		Localización
Bajo el ojo (DO)	1	Debajo del centro del ojo, en la punta del hueso.
Bajo el brazo (DB)	2	Quince centímetros por debajo de la axila.
Bajo la clavícula (DC)	3	Dos centímetros y medio por debajo de la clavícula, cerca de la garganta.

111

es conveniente que te des golpecitos en el lado de la mano (BM), o frotarte el punto dolorido (PD), mientras dices: «Me acepto a mí mismo con todos mis problemas y limitaciones.»

3. Mira el diagrama 4 y la figura que contiene para identificar la localización de los puntos Debajo del ojo (DO), Debajo del brazo (DB), y Debajo de la clavícula (DC). Cuando pienses en el elemento temido (no ahondes tanto que experimentes una gran incomodidad durante el proceso), golpéate cinco veces en cada uno de esos puntos, en el orden siguiente: 1, 2, 3. Golpea únicamente con la fuerza suficiente para sentir el punto. Los golpecitos no deberían causarte ningún dolor.

4. Una vez más, evalúa el nivel de tensión en una escala de 0 a 10 (debería surgir un número en tu mente). Si no se ha producido ninguna reducción, vuelve al paso 2 y repite la secuencia. Si no se produce ninguna reducción después de tres intentos, lo más probable es que ésta no sea la secuencia adecuada para este problema, o puede que haya otra creencia saboteadora (una inversión) que requiera corrección. (Véase paso 8).

5. A continuación, haz el Equilibrador del Cerebro (BB) tocándote repetidamente en la parte posterior de la mano (DM) mientras giras los ojos primero en la dirección de las agujas del reloj, después en la dirección contraria y seguidamente entonas una melodía, cuentas hasta cinco, y vuelves a entonar la melodía.

6. Repite la secuencia de golpecitos: 1, 2, 3.

7. Una vez más, evalúa tu nivel de incomodidad de 0 a 10. Debería ser aún menor. Cuando la incomodidad esté en la banda de entre 0 y 2, salta al paso 9. A veces tendrás que repetir el tratamiento varias veces mientras imaginas tu miedo —o incluso estando en la situación real— antes de sentir un completo alivio de la tensión.

8. Mientras siga reduciéndose el nivel de miedo, continúa con la secuencia hasta que quede muy poco o ninguno. Si el tratamiento se bloquea en algún punto, esto indica una mini-inversión. Trátala tocándote el canto de la mano (BM), junto al dedo meñique, mientras repites tres veces: «Me acepto profundamente aunque siga teniendo este problema».

9. Cuando el nivel de tensión está entre 0 y 2, plantéate la posibilidad de practicar el Giro de Ojos (ER) para reducir aún más la tensión o completar los efectos del tratamiento. Para ello, golpéate suavemente en el dorso de la mano (DM), mantén la cabeza erguida y, moviendo sólo los ojos, mira al suelo y después levanta lentamente los ojos hacia el techo.

Según nuestra experiencia, un único tratamiento puede bastar para eliminar todos los problemas asociados con el miedo, aunque también hemos encontrado miedos que tienen que ser tratados varias veces durante dos o tres semanas antes de quedar completamente eliminados. Además, es conveniente que te trates en cuanto sepas que vas a encontrarte con el elemento o en la situación que podría darte miedo. Una vez memorizada la secuencia de tratamiento, podrás tratarte cuando sientas que el miedo empieza a volver.

El primer paso siempre es intentar tratar el miedo (o la fobia) mismo. Si después de varios intentos la secuencia de tratamiento no produce los resultados deseados, te animamos a examinar tus creencias: ¿Qué te estás diciendo a ti mismo respecto a tus miedos? ¿Crees que podrías sufrir algún daño? ¿Imaginas que podría pasarte lo peor en esa situación de temor? Ser consciente de tus creencias te ayudará a romper cualquier hábito que ayude a perpetuar el problema. Por otra parte, te resultará mucho más fácil cambiar tus creencias cuando completes el tratamiento energético de los aspectos más obvios de tu miedo.

Evaluar la eficacia de los tratamientos

Es importante evaluar la eficacia de un tratamiento. En la mayoría de situaciones podrás hacerlo fácilmente con la ayuda de un amigo. Por ejemplo, cuando te hayas tratado un miedo, ponte en una situación en la que te resulte cómodo comprobar la eficacia del tratamiento. Si tienes miedo a los ascensores, por ejemplo, puedes montarte en un ascensor con un amigo y subir o bajar un solo piso. Este método de evaluación tiene una excepción: montarse en un avión. En este caso, puedes comprobar si la técnica empleada ha tenido éxito usándola para otro miedo y viendo el resultado. O puedes ir a un aeropuerto y pensar en volar mientras miras los aviones despegar y aterrizar. Cuando veas los resultados positivos de los tratamientos energéticos, tu confianza aumentará, y te darás cuenta de que posees una técnica que puede ayudarte incluso en las situaciones más estresantes, como volar. Por favor, toma nota de que lo habitual es que los miedos estén asociados con inversiones, especialmente los miedos que no tienes oportunidad de experimentar con frecuencia. Por lo tanto, trátate siempre la inversión antes de cada tratamiento específico.

Tratamientos para casos especiales

Existen fobias específicas que pueden requerir un método de tratamiento más vigoroso. Entre ellas se encuentran la claustrofobia, el miedo a las arañas y la ansiedad relacionada con las turbulencias aéreas. Es posible que tengas que repetir esta secuencia tres veces antes de librarte completamente de la tensión. Seguirás usando los mismos puntos de tratamiento que vienen en el diagrama 4, pero tienes que tocarte los puntos en el orden siguiente:

Secuencia de tratamiento para los miedos y fobias que merecen consideración especial

Meridiano		Localización
Debajo del ojo (DO)	1	Bajo el centro del ojo, en la punta del hueso.
Debajo de la clavícula (DC)	2	Dos centímetros y medio por debajo de la clavícula, cerca de la garganta.
Debajo el brazo (DB)	3	Quince centímetros por debajo de la axila.
Debajo de la clavícula (DC)	4	Dos centímetros y medio por debajo de la clavícula, cerca de la garganta.
Debajo del ojo (DO)	5	Bajo el centro del ojo, en la punta del hueso.

Miedos y fobias relacionados (con otras personas)

El segundo grupo de miedos incluye examinarse, hablar en público y conocer gente nueva. Cada una de estas situaciones implica un miedo a cómo seremos evaluados o juzgados por otros.

Ansiedad asociada con los exámenes

Los exámenes son asuntos muy reales que pueden producir un intenso impacto en tu vida. También son un gran negocio. Por ejemplo, cada año millones de estudiantes hacen los exámenes de selectividad, y también hay universidades que exigen exámenes adicionales. Muchas personas tienen que realizar pruebas para conseguir licencias, certificados y, en algunos casos, trabajos. Por desgracia, quejarte simplemente de que los exámenes son «injustos» no te ayudará. En algún momento de tu vida tendrás que hacer algún examen. No dejes que la ansiedad te impida dar lo mejor de ti.

En primer lugar, determina cuál de estas afirmaciones respecto a la ansiedad asociada con los exámenes te es aplicable:

1. Te sabes el temario, pero, cuando haces el examen, te quedas bloqueado.
2. No te sabes el temario y te quedas bloqueado cuando haces la prueba.

La primera afirmación indica ansiedad en estado puro. En esta situación puede que incluso hayas realizado cursos de preparación y has estudiado por tu cuenta. Tienes pruebas de que sabes el temario, pero, al examinarte, se te queda la mente en blanco. Posiblemente puedes responder las preguntas más fáciles, pero no puedes concentrarte y resolver las preguntas de dificultad media y las más difíciles. Esto significa que la ansiedad te está impidiendo hacer el examen al máximo de tu capacidad, y deberías recibir el tratamiento para la ansiedad asociada a los exámenes.

Si estás ansioso porque no has estudiado y no dominas el temario, debes averiguar qué circunstancias de tu vida o creencias hacen que te comportes así. Puede haber diversas razones que expliquen tu conducta, y debes examinar cada una de ellas antes de decidir cuál es la que te está bloqueando. Es apropiado sentir cierta ansiedad cuando tienes que hacer un examen para el que no has estudiado.

Nuestra experiencia indica que puede haber una serie de razones que produzcan ansiedad en ambas categorías. En la primera situación, puede tratarse de pura ansiedad asociada a los exámenes, dado que lo llevas preparado, pero empiezas a sentir pánico cuando comienzas el examen. Sin embargo, en la segunda situación, puede que hayas saboteado tus posibilidades de éxito no estudiando para las pruebas, mostrándote impaciente, o teniendo miedo al éxito. Si te resulta difícil estudiar durante largos periodos de tiempo, podría serte útil practicar la secuencia siguiente antes de tratarte la ansiedad asociada a los exámenes.

Tratamiento para la impaciencia cuando se estudia para un examen

Imagina que vas a estudiar durante dos horas. Date ligeros golpecitos debajo de la nariz (DN en el diagrama 5) y repite tres veces: «Me acepto aunque soy incapaz de estudiar dos horas seguidas». A continuación, date golpecitos en el lado de la mano (BM) o frótate el punto dolorido (PD) repitiendo tres veces: «Me acepto a mí mismo aunque me impaciento cuando me pongo a estudiar y lo dejo». A continuación, date cinco golpecitos sobre la ceja (CC). Si esto no reduce considerablemente tu impaciencia, usa el tratamiento para la impaciencia y la frustración del capítulo 12. Por último, completa la secuencia de tratamiento para la ansiedad asociada a los exámenes.

Tratamiento para la ansiedad asociada a los exámenes

1. De entre las siguientes propuestas, identifica el ejemplo que mejor describe tu situación:
   a. Cuando vas a hacer el examen, te pones tan nervioso que no puedes dar lo mejor de ti.

b. Anticipas el fracaso a algún nivel, o no te aceptas cuando tu calificación baja de cierto número. Por ejemplo, crees que: «Si saco una nota por debajo de tanto, soy un fracaso».

Ahora piensa en la situación que genera ansiedad y evalúa tu nivel de ansiedad en una escala de 0 a 10, donde 10 representa la máxima tensión y 0 indica que no hay ninguna tensión en absoluto.

2. Trátate las posibles inversiones tocándote repetidamente en el lado de la mano (BM) o frótate el punto dolorido (PD) mientras piensas o dices tres veces: «Me acepto profundamente aunque me quedo bloqueado cuando me examino». O, «me acepto profundamente aunque no obtenga una puntuación alta en este examen». También podría ser útil tocarse el lado de la mano (BM) o frotarse el punto dolorido (PD) mientras se pronuncia: «Me acepto a mí mismo con todos mis problemas y limitaciones». Siempre es mejor hacer la declaración con tus propias palabras.

3. Mira el diagrama 5 y el esquema que le sigue para identificar dónde están situados los puntos Debajo del ojo (DO), Debajo del brazo (DB), y Debajo de la clavícula (DC). Mientras piensas en la ansiedad que te producen los exámenes (sin entrar tanto en ella que te produzca alguna incomodidad), date cinco golpecitos en cada uno de estos puntos. Golpéalos en el orden siguiente: 1, 2, 3. Golpéalos únicamente con la fuerza necesaria para sentirlos. Los golpecitos no deberían causarte ningún dolor.

4. Una vez más, evalúa la tensión que sientes en una escala de entre 0 y 10, (debería surgir un número en tu cabeza). Si no se produce una reducción, vuelve al paso 2 y repite la secuencia. Si no se produce ninguna reducción después de tres intentos, probablemente ésta no es una secuencia de tratamiento adecuada para ese problema, o bien existe otra creencia saboteadora (una inversión) que requiere corrección. (Véase paso 8).

5. A continuación, practica el Equilibrador del Cerebro (BB) dándote golpecitos repetidamente en la Parte posterior de la mano (DM), mientras giras primero los ojos en el sentido de las agujas del reloj, después en el sentido contrario, entonas una melodía, cuentas hasta cinco y vuelves a susurrar la melodía.

6. Repite otra vez la secuencia: 1, 2, 3.

7. Una vez más, evalúa tu nivel de tensión, dándole una puntuación de entre 0 y 10. Debería ser aún menor. Cuando el nivel de tensión esté en una banda de entre 0 y 2, pasa al punto 9. A veces tendrás que repetir varias veces la secuencia de tratamiento mientras imaginas —o incluso estando en la situación real— que tu miedo no afecta tu rendimiento.

8. Mientras se produzca alguna reducción del nivel de ansiedad, continúa con la secuencia de tratamiento hasta que quede muy poca o ninguna. Si el tratamiento se estanca en algún punto, esto indica una mini-inversión. Trátala tocándote en el dedo meñique de la mano (BM) mientras repites tres veces: «Me acepto profundamente, aunque aún no haya resuelto completamente este problema.»

9. Cuando el nivel de ansiedad esté entre 0 y 2, considera la posibilidad de practicar el Giro de ojos (ER), para seguir reduciendo la tensión o para completar los efectos del tratamiento. Para ello, date golpecitos en la parte posterior de la mano (DM), mantén la cabeza erguida y, moviendo únicamente los ojos, mira al suelo y eleva lentamente los ojos hacia el techo.

Hablar en público y conocer gente nueva

Aunque no hemos comentado directamente la cuestión de hablar en público o de conocer gente nueva, la fórmula y los tratamientos son idénticos a los usados para tratar la ansiedad. Mientras abordamos brevemente cada una de las situaciones siguientes, recuerda que el miedo al éxito es una inversión, y debe ser tratada como tal, porque te impide triunfar y podría ser tu manera personal de sabotearte.

Hablar en público

Cuando hablas en público, estás asumiendo un riesgo y permitiendo que el auditorio te evalúe. Es posible que hayas tenido experiencias

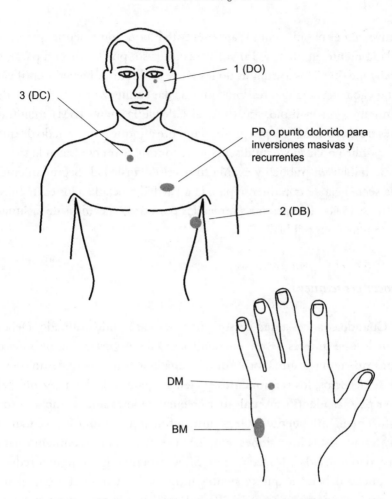

1 (DO)

3 (DC)

PD o punto dolorido para
inversiones masivas y
recurrentes

2 (DB)

DM

BM

Diagrama cinco: Miedo a los exámenes,
a hablar en público y a conocer gente nueva.

Secuencia de tratamiento para la ansiedad asociada a los exámenes

Meridiano		Localización
Debajo del ojo (DO)	1	Bajo el centro del ojo, en la punta del hueso.
Debajo del brazo (DB)	2	Quince centímetros por debajo de la axila.
Debajo de la clavícula (DC)	3	Dos centímetros y medio por debajo de la clavícula, cerca de la garganta.

negativas en el pasado, como la de sentirte bloqueado o sentir que se te queda la mente en blanco. Tal vez creas que esto puede volver a pasar, o te preocupe que a los asistentes no les guste tu discurso. Debes identificar y tratar cada creencia saboteadora antes de dar comienzo a la secuencia de tratamiento. Por ejemplo, tócate en el lado de la mano (BM) mientras repites tres veces: «Me acepto profundamente aunque tenga miedo de que a este público no le guste mi discurso». A continuación piensa en la situación de hablar en público y evalúa tu nivel de ansiedad. Seguidamente, usa la secuencia de tratamiento para la ansiedad asociada a los exámenes, sustituyendo las afirmaciones empleadas por otras específicas de la situación de hablar en público.

Conocer gente nueva

Cuando conoces a una persona nueva, estás siendo evaluado. Debes decidir lo que quieres de ese encuentro. ¿Quieres gustar a la persona o quieres que te haga un favor? Aunque una cita es diferente de una reunión de negocios, los sentimientos suelen ser parecidos. Una vez más, el primer paso es identificar cualquier creencia saboteadora, como «no soy lo suficientemente bueno», o «esto nunca funciona en mi caso». Cuando hayas tratado estas inversiones, emplea la secuencia de tratamiento para la ansiedad asociada a los exámenes. Si no experimentas ninguna reducción, puede deberse a que te sientes intimidado cuando conoces gente nueva en un entorno particular. En tal caso, usa la secuencia de tratamiento para la intimidación que se facilita en el apartado siguiente.

Situaciones amenazadoras

Una de las situaciones más difíciles de superar es no ser sincero contigo mismo cuando te hallas en una situación amenazadora. Esto abarca circunstancias de muchos tipos, pero todas están causadas esencialmente por la misma idea: crees que puedes resultar herido. Resulta fácil sentirse avergonzado o turbado cuando crees que no has sido sincero contigo mismo. En cualquier caso, lo más probable es que estos sentimientos estén causados por antiguas heridas emocionales no resueltas. Lo más típico es que las heridas emocionales se produzcan cuando estás, o crees estar, desvalido. Más adelante, aunque has adquirido recursos o aptitudes para afrontar situaciones similares, sigues reaccionando del mismo modo que cuando quedaste traumatizado por la experiencia original. Es importante recordar que las heridas emocionales crean desequilibrios energéticos que te impiden dar lo máximo de ti en estas situaciones. De hecho, es muy probable que puedas superar las situaciones amenazadoras mejor de lo que crees.

Otra consideración a tener en cuenta para afrontar con éxito las situaciones intimidantes es que algún miedo no identificado puede haber afectado tu sentido del yo, lo que podría haber provocado un bloqueo en tu vida. En tal caso debes averiguar qué miedo o situación intimidante te impide conseguir los resultados deseados. Deberías tratar todos los problemas asociados que puedas identificar.

Tratamiento de la intimidación

Como siempre, cuando uses los tratamientos de la psicología energética, debes intentar ser tan específico como puedas. Tal vez quieras analizar cómo «fabricas» las situaciones amenazadoras, es decir, ¿qué ingredientes generan intimidación para ti? He aquí algunos ejemplos:

– Alguien tiene poder emocional o físico sobre ti.
– Alguien puede darte algo que necesitas.
– Das a otra persona poder sobre ti y responden en consecuencia.
– Alguien se muestra agresivo y no te respeta.
– No te crees capaz de conseguir el éxito.

1. Piensa en una situación amenazadora. La primera pregunta que tienes que plantearte es: ¿Cómo respondo ante una situación así? ¿Respondo con ira, me siento en silencio, hago lo que me dicen, o me convierto en participante activo de algo que no quiero hacer? Hay muchas situaciones que podríamos examinar, pero los tratamientos siempre son los mismos. Esto tiene que ver contigo

y con cómo respondes a las situaciones. Siempre habrá situaciones intimidantes en tu vida, pero cuando identifiques tus miedos y las creencias a ellos asociadas, podrás eliminar esos obstáculos en tu camino hacia una vida mejor.

Selecciona un problema específico y evalúa tus sentimientos de intimidación en una escala de 0 a 10, donde 10 indica el nivel de máxima tensión y 0 indica que no hay ninguna.

2. A continuación se dan algunos ejemplos de situaciones y creencias intimidantes. Trátate una posible inversión dándote golpecitos en el lado de la mano (BM) o frotándote el punto dolorido (PD) mientras piensas o pronuncias una de las afirmaciones siguientes tres veces seguidas:

a. «Me acepto a mí mismo aunque piense que las personas con poder son mejores que yo».

b. «Me acepto a mí mismo aunque no sea yo mismo cuando trato de conseguir y obtener lo que quiero.»

c. «Me acepto a mí mismo aunque creo que me sentiré herido.»

d. «Me acepto a mí mismo aunque dé a otros poder sobre mí.»

e. «Me acepto a mí mismo aunque no sea lo suficientemente bueno como para tener éxito en... (nombre/descripción).»

Si puedes identificar cualquier otra situación o creencia amenazadora, inclúyela. Trátate las posibles inversiones dándote golpecitos en el lado de la mano (BM) o frotándote el punto dolorido (PD) y repitiendo tres veces: «Me acepto a mí mismo aunque... (describe la situación intimidante).» También puede ser conveniente darte golpecitos en el punto BM o en el PD mientras dices: «Me acepto a mí mismo con todos mis problemas y limitaciones.»

3. Mira el diagrama 6 y el esquema que le sigue para identificar la ubicación de los puntos de la ceja (CC), debajo del ojo (DO), debajo de la nariz (DN), debajo de la clavícula (DC), y dedo meñique (UM). Mientras piensas en una situación intimidante (no entres tanto en la experiencia como para sentir una gran incomodidad), date golpecitos cinco veces en cada uno de estos puntos. Date los golpecitos en el orden siguiente: 1, 2, 3, 4, 5. Tócate

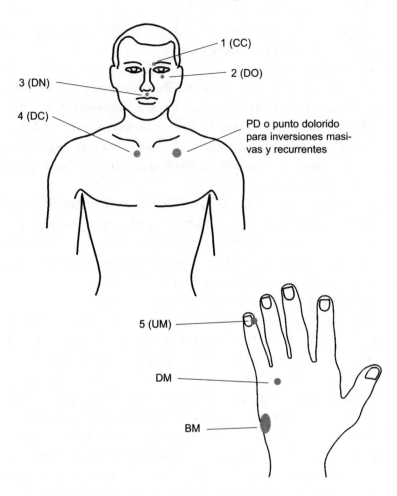

Diagrama seis: Situaciones intimidantes.

Secuencia de tratamiento para la intimidación

Meridiano		Localización
Ceja (CC)	1	Principio de la ceja, cerca del puente de la nariz.
Debajo del ojo (DO)	2	Debajo del centro del ojo, en la punta del hueso.
Debajo de la nariz (DN)	3	Encima del labio superior y debajo del centro de la nariz.
Debajo de la clavícula (DC)	4	Dos centímetros y medio por debajo de la clavícula, cerca de la garganta
Dedo meñique (UM)	5	Dentro de la punta del dedo meñique, en el lado interno.

sólo con la fuerza suficiente como para sentirlos. Los golpecitos no deberían causarte ningún dolor.

4. Una vez más, evalúa tu nivel de tensión en una escala de 0 a 10 (debería surgir un número en tu cabeza). Si no se ha producido una reducción, vuelve al paso 2 y repite la secuencia. Si no se ha producido ninguna reducción después de tres intentos, probablemente ésta no es una secuencia adecuada para este problema, o bien hay otra creencia saboteadora (una inversión) que requiere corrección. (Véase paso 8).

5. A continuación, practica el Equilibrador del Cerebro (BB) golpeándote repetidamente la parte posterior de la mano (DM) mientras giras los ojos en el sentido de las agujas del reloj, a continuación en el contrario, después entonas una melodía, cuentas hasta cinco y vuelves a entonar la melodía.

6. Repite la secuencia de los golpecitos: 1, 2, 3, 4, 5.

7. Una vez más, evalúa tu nivel de tensión, dándole una puntuación de entre 0 y 10. Debería ser aún menor. Cuando el nivel de tensión esté en una banda de entre 0 y 2, pasa al punto 9. A veces tendrás que repetir varias veces el tratamiento mientras imaginas la situación intimidante —o incluso estando en la propia situación— antes de que el problema se resuelva completamente.

8. Mientras se produzca una reducción en el nivel de intimidación, continúa con la secuencia de tratamiento hasta que quede muy poca o ninguna tensión. Si el tratamiento se estanca en algún punto, esto indica una mini-inversión. Trátala tocándote en el dedo meñique de la mano (BM) mientras repites tres veces: «Me acepto profundamente, aunque siga sintiéndome intimidado.» Otra de las inversiones que suele producirse en las situaciones intimidantes está relacionada con la vergüenza. Si te has sentido despreciado en una situación, debes tratarte la posible inversión. Date golpecitos debajo del labio inferior (DLI) mientras repites tres veces: «Me acepto profundamente aunque me sienta avergonzado.»

9. Cuando el nivel de ansiedad esté entre 0 y 2, considera la posibilidad de practicar el Giro de ojos (ER), para seguir reduciendo la tensión o completar los efectos del tratamiento. Para ello, date

golpecitos en la parte posterior de la mano (DM), mantén la cabeza erguida y, moviendo únicamente los ojos, mira al suelo y a continuación eleva lentamente los ojos hacia el techo.

Ataques de pánico

Uno de los sucesos más temibles en la vida de una persona es sufrir un ataque de pánico. Como en la mayoría de los miedos y fobias, a menudo no existe una razón racional que explique por qué una situación causa un ataque de pánico, o por qué el ataque de pánico ocurre «sin que pase nada». Sin embargo, los ataques de pánico son muy reales para las personas que los sufren, que suelen perder el control sobre muchas de sus funciones físicas. La respuesta de la persona durante el ataque de pánico es similar a la que se experimenta cuando se está en una situación terrorífica, e indica sentimientos de incapacidad. Los síntomas pueden ser numerosos y diversos, dependiendo de la situación y del tipo de ataque que se experimente. Entre los síntomas más comunes están los siguientes: respiración entrecortada, aceleración del ritmo cardíaco, desorientación, aceleración de los movimientos, tensión en el pecho, sentimiento de pérdida de control, incapacidad de respirar, intensos sentimientos de ansiedad y pensamientos de morir o de volverse loco.

Estos síntomas forman parte de un mecanismo natural de supervivencia destinado a afrontar un peligro inminente. Se les ha denominado el mecanismo de «lucha-o-huida». En momentos así, las glándulas adrenales secretan abundante adrenalina para acelerar el corazón, permitiendo que el oxígeno extra y los nutrientes estén disponibles en áreas concretas del cuerpo, como los brazos y las piernas. Las sensaciones de cosquilleo experimentadas durante el ataque de pánico indican que la sangre se está retirando de la superficie del cuerpo de modo que, si sufriéramos una herida, no nos desangraríamos hasta morir. La incomodidad estomacal que se siente en esos momentos indica una ralentización del proceso digestivo a fin de desviar la energía necesaria hacia las piernas para huir, o hacia los brazos para luchar, etc. También se presentan otros síntomas orientados hacia la supervivencia. No obstante, durante un ataque de pánico estos mecanismos de supervivencia se activan erróneamente, porque el supuesto peligro está muy exagerado.

Lo que parece causar los ataques de pánico es que las sensaciones que producen pensamientos de ansiedad se interpretan catastróficamente. Esas falsas interpretaciones permiten que tus pensamientos y sentimientos escapen a tu control. Por ejemplo, es normal que sientas vértigo y sensaciones extrañas cuando conduces por un puerto de montaña, especialmente en aquellas curvas que revelan lo elevada que está la carretera. Asimismo, no es extraño que en esos momentos acudan a nuestra mente pensamientos de miedo, como los de chocar o caerse por un puente. El problema surge cuando te tomas esas ideas en serio, no eres capaz de dejarlas pasar y empiezan a agobiarte. En cuanto pierdes el control, se abre la puerta para que se produzca el ataque de pánico.

Los pensamientos que causan el ataque pueden no emerger a nivel consciente. A veces tenemos un pensamiento atemorizante, como la posibilidad de perder a un ser querido, que reprimimos antes de tener la oportunidad de registrarlo conscientemente. No obstante, tus mecanismos de supervivencia lo han sentido e interpretado seriamente como un peligro, por lo que ha provocado sensaciones de ansiedad. Seguidamente, interpretas esas sensaciones de ansiedad como un signo de peligro y de que algo anda mal en ti. Esto se añade a los pensamientos temerosos, con lo que pierdes el control de tu proceso mental, produciéndose lo que se conoce como un ataque de pánico.

Aunque los pensamientos de miedo son un aspecto de los ataques de pánico, no producen pánico invariablemente. Muchas personas que tienen este tipo de pensamientos no sucumben al pánico. La clave reside en un desequilibrio energético que hace que esos pensamientos se vuelvan terroríficos.

Tratamiento para los ataques de pánico

1. Piensa en una situación en la que hayas tenido un ataque de pánico. Debe ser un recuerdo concreto y único, tal vez tu primer ataque de pánico o el peor que hayas sufrido. Por ejemplo, podría ser el recuerdo de sentirte bloqueado e incapaz de moverte. Procura

ser todo lo específico que puedas. El objetivo es centrarte en un hecho único y concreto, pero no te centres tanto en él que vuelva a producirte otro ataque de pánico. Puntúa tu nivel de ansiedad en una escala de 0 a 10, donde 10 representa el máximo nivel de tensión y 0 indica que no hay ninguna

2. Trátate las posibles inversiones tocándote repetidamente en el lado de la mano (BM) o frótate el punto dolorido (PD) mientras piensas o pronuncias tres veces: «Me acepto profundamente aunque esté teniendo este ataque de pánico». También podría ser útil darse golpecitos en el lado de la mano (BM) o frotarse el punto dolorido (PD) mientras se pronuncia: «Me acepto a mí mismo con todos mis problemas y limitaciones.»

3. Mira el diagrama 7 y el esquema anexo para identificar la ubicación de los puntos Debajo del ojo (DO), Debajo del brazo (DB), ceja (CC), Debajo de la clavícula (DC) y Dedo meñique (UM). Mientras piensas en el ataque de pánico (sin entrar tanto en él que te produzca incomodidad), date cinco golpecitos en cada uno de estos puntos. Golpéalos en el orden siguiente: 1, 2, 3, 4, 5. Golpéalos únicamente con la fuerza necesaria para sentirlos. Los golpecitos no deberían causarte ningún dolor.

4. Una vez más, evalúa la tensión que sientes en una escala de entre 0 y 10, (debería surgir un número en tu cabeza). Si no se produce una reducción, vuelve al paso 2 y repite la secuencia. Si no se produce ninguna reducción después de tres intentos, probablemente ésta no es una secuencia de tratamiento adecuada para ese suceso, o bien existe otra creencia saboteadora (una inversión) que requiere corrección. (Véase paso 8).

5. A continuación, practica el Equilibrado del Cerebro (BB) dándote golpecitos repetidamente en la Parte posterior de la mano (DM), mientras giras los ojos primero en el sentido de las agujas del reloj, después en sentido contrario, entonas una melodía, cuentas hasta cinco y vuelves a susurrar la melodía.

6. Repite otra vez la secuencia: 1, 2, 3, 4, 5.

7. Una vez más, evalúa tu nivel de tensión, dándole una puntuación de entre 0 y 10. Debería ser menor. Cuando el nivel de tensión esté en una banda de entre 0 y 2, pasa al punto 9. A veces tendrás

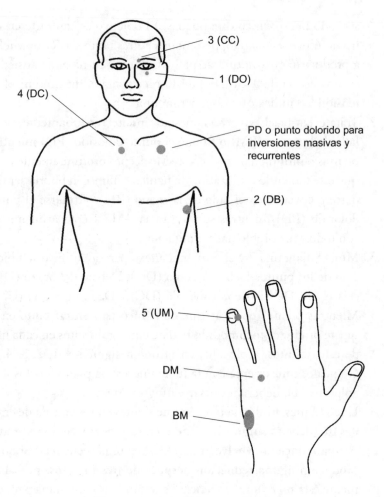

Diagrama siete: Ataques de pánico.

Secuencia de tratamiento para el pánico

Meridiano		Localización
Debajo del ojo (DO)	1	Debajo del centro del ojo, en la punta del hueso.
Debajo del brazo (DB)	2	Quince centímetros debajo de la axila.
Ceja (CC)	3	Principio de la ceja, cerca del puente de la nariz.
Debajo de la clavícula (DC)	4	Dos centímetros y medio por debajo de la clavícula, cerca de la garganta.
Dedo meñique (UM)	5	Dentro de la punta del dedo meñique, en el lado interno.

que repetir varias veces el tratamiento mientras imaginas tu problema —o incluso estando en la situación real— hasta que sientas un alivio completo de los ataques de pánico.

8. Mientras se produzca una reducción en el nivel de ansiedad, continúa con la secuencia de tratamiento hasta que quede muy poca o ninguna ansiedad. Si el tratamiento se estanca en algún punto, esto indica una mini-inversión. Trátala tocándote en el dedo meñique de la mano (BM) mientras repites tres veces: «Me acepto profundamente, aunque aún no haya resuelto completamente este problema del pánico.» Después repite la secuencia de tratamiento.

9. Cuando el nivel de ansiedad esté entre 0 y 2, considera la posibilidad de practicar el Giro de Ojos (ER) para seguir reduciendo la tensión o completar los efectos del tratamiento. Para ello, date golpecitos en la parte posterior de la mano (DM), mantén la cabeza erguida y, moviendo únicamente los ojos, mira al suelo y eleva lentamente los ojos hacia el techo.

Si después de tres intentos no se ha reducido tu nivel de ansiedad, tenemos dos recomendaciones. En primer lugar, tus ataques de pánico podrían estar basados en una experiencia traumática previa. En tal caso, debes usar los tratamientos para el trauma del capítulo 10 antes de que la secuencia de tratamiento para el pánico sea eficaz. En segundo lugar, puede ser necesario que uses la serie de puntos alternativos que se dan a continuación para tratar eficazmente tu problema de pánico.

Tratamiento alternativo para el pánico

Mira al diagrama 7 para identificar la ubicación de los puntos Debajo del brazo (DB), Debajo del ojo (DO), ceja (CC), Debajo de la clavícula (DC) y Dedo meñique (DM). Haz uso de los mismos pasos del 1 al 9 que se facilitan anteriormente, pero usa este orden alternativo en la secuencia: 2, 1, 3, 4, 5.

Tratarte en lugares públicos

En algunos casos, es posible que te sientas incómodo practicando una secuencia en un lugar público. Cuando te hayas tratado eficazmente usando las secuencias sugeridas, puedes usar la técnica del Toque y la Respiración (Diepold, 1999) comentada brevemente en el capítulo 2. En lugar de darte golpecitos, simplemente tócate los puntos para tratar las inversiones y eliminar los sentimientos de temor. Cuando uses esta técnica, ya estás en la situación que te causa inquietud, de modo que no hay necesidad de evaluarla. Inspira, tócate el lado de la mano (BM), espira y repite: «Me acepto profundamente aunque aún tenga... (nombra tu problema)». A continuación, inspira, tócate debajo del ojo (DO) y espira; seguidamente inspira, tócate debajo del brazo (DB) y espira; después inspira, tócate debajo de la clavícula (DC) y espira. Repite esta secuencia hasta que no sientas más tensión. Puedes usar esta técnica con cualquiera de las secuencias de tratamiento facilitadas en este libro; recuerda, no obstante, que tu problema debe ser tratado, en principio, usando el método de tratamiento de los golpecitos.

Lecturas recomendadas

Existen una serie de libros que explican detalladamente cómo se generan los miedos y las fobias. Aunque no necesitas entender de dónde vienen tus miedos para tratarlos eficazmente, es posible que te interese tener más información. Te recomendamos *Anxiety Disorders and Phobias*, de Beck y Emery (1985). Aunque éste es un libro pensado para terapeutas, ofrece explicaciones detalladas de las funciones y las relaciones entre la ansiedad y las fobias. Otro libro más general es *Aunque sientas miedo, hazlo,* de Jeffers (1987).

Resumen

Nuestras vidas están llenas de miedos que pueden refrenarnos. Si sigues sintiéndote avergonzado por alguna de tus antiguas conductas o creencias, ya es hora de que te las trates y sigas adelante con tu vida. Tus miedos nunca han significado que seas menos como persona. Más bien, indican que has sufrido un desequilibrio energético que te ha impedido dar el máximo de ti en algunas situaciones. Aunque algunas personas tienen más miedos que otras, lo importante es que identifiques tus miedos y te los trates. Cuanto más crezcas y madures, más miedos se interpondrán en tu camino. Sin embargo, aprendiendo las secuencias de tratamiento de este capítulo dispondrás de una nueva herramienta que te ayudará a despejar eficazmente estos obstáculos.

Supera la ira, la furia, la culpa, la vergüenza, 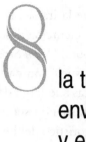 la turbación, la envidia, la soledad y el rechazo

> *La ira es una pasión que hace que las personas se sientan vivas, que importan y que están a cargo de sus vidas. De modo que suelen sentir la necesidad de renovar su ira mucho después de que la causa que la produjo haya desaparecido. Se trata de una protección contra el sentimiento de impotencia... y durante algún tiempo les hace sentirse menos vulnerables.*
>
> MERLE SHAIN

En este capítulo examinaremos las emociones siguientes: ira, furia, culpa, vergüenza, turbación, celos, soledad y rechazo, junto con tratamientos para cada una de ellas. Además, introducimos un tratamiento único que puedes usar para prácticamente cualquier problema. Estos tratamientos pueden aplicarse por separado o combinarse con otros.

Todos los tratamientos de este libro sólo son eficaces en la medida que tengas la voluntad y el compromiso de aplicarlos con asiduidad, a fin de conseguir los resultados deseados. Si lees sobre un tratamiento particular y después lo aplicas al azar, no conseguirás grandes resultados. Los tratamientos dependen por completo de tu *dedicación*. Si tienes tendencia a la indisciplina, debes sospechar que sufres una inversión psicológica (véase capítulo 6). Como siempre, es aconsejable que te analices y corrijas las inversiones psicológicas antes de probar cualquier secuencia de tratamiento.

Expresar ira

Es muy posible que la ira sea la emoción número uno en Estados Unidos. Una encuesta reciente ha descubierto que es un problema significativo en el entorno laboral (*Wall Street Journal*, 1999). Cuando la gente se junta con sus amigos, suele compartir relatos sobre las situaciones que les han resultado molestas a lo largo del día. Estas conversaciones son un modo de aliviarse compartiendo sentimientos, y dan la oportunidad de contemplar el lado humorístico del hecho. Sin embargo, para algunos, la ira es un problema crónico. Distintas situaciones hogareñas o del entorno laboral pueden provocar su ira instantáneamente. Por lo general estas personas se consideran víctimas de lo que les sucede, y su ira responde a sentimientos de desamparo. Esto no significa que todo brote de ira carezca de justificación; por desgracia, no escasean las situaciones desafortunadas que producen un enfado legítimo, ni las personas que se comportan de manera maleducada o cruel.

La mejor estrategia para abordar la ira es aceptarla y hacer frente a la situación que la ha causado. Algunos, cuando sienten ira, se comportan irracionalmente y empiezan a pelearse, lo que a menudo no hace más que empeorar la situación. Está claro que cuanto más tiempo dediques a sentirte enfadado por las situaciones que no puedes controlar o cambiar, más reforzarás tu tendencia a sentir ira (aunque esta solución nunca opere a tu favor).

Caso: Carol y Helen

Lo que sigue es una descripción de cómo los tratamientos energéticos ayudaron a resolver una situación familiar que estaba generando una gran cantidad de ira. Carol estaba enfadada con su suegra, Helen, que en su opinión era una persona egocéntrica y a menudo hacía comentarios crueles sobre su hijo Mark, marido de Carol. La cuestión de fondo era que Mark tenía una imagen de sí mismo pobre y bebía demasiado en lugar de afrontar sus problemas. Carol culpaba principalmente a Helen de dichas conductas. Por otra parte, durante muchos años Helen había excluido a Carol y a los niños de las reuniones familiares. El simple hecho de mencionar el nombre de Helen hacía que Carol se pusiera a la defensiva.

El resentimiento de Carol hacia Helen también estaba complicando su matrimonio, y posiblemente impedía que Mark resolviera su problema de alcoholismo. Como mínimo, le daba una excusa para salir a beber, porque mantenían frecuentes disputas respecto a su madre.

La solución no vino de una simple discusión de las razones por las que Carol debería superar sus sentimientos iracundos. Cualquier intento de diálogo siguiendo esta línea se topaba con resistencias enormes, como era de esperar. Por lo tanto, sugerimos a Carol que hiciera tratamientos energéticos para reducir la reacción emocional que sentía hacia Helen. Así, si Carol tuviera que estar cerca de Helen por algún motivo imprevisto, sería capaz de sobrellevar mejor la situación. Carol accedió.

Después de someter a Carol a un tratamiento energético bastante extenso —unos veinte minutos—, su respuesta al pensar en Helen cambió drásticamente. El cambio se produjo de forma paulatina: al principio sintió ira y resentimiento; después de varias rondas de tratamiento para liberar la ira, sintió que se reducía su grado de irritación; a continuación, la irritación se disolvió en sentimientos de pena, y finalmente se produjeron sensaciones de alivio. Cuando se completó el tratamiento energético, Carol dijo: «Supongo que Helen no puede evitar ser como es. Me pregunto si ella también se ha enfrentado a este problema.» A partir de entonces, a Carol le resultó mucho más fácil estar cerca de su suegra. Con el tiempo, la relación entre ellas dos mejoró, y Carol y Mark fueron invitados con frecuencia a las reuniones familiares. Carol también aprendió a aplicar los tratamientos energéticos a sus problemas con Mark, con lo que su matrimonio también mejoró.

Perdonar

Muchas personas que han experimentado traumas y situaciones negativas sienten ira al pensar en dichos incidentes y las personas que los causaron. Cuando una persona ha sido violada, cada revisión consciente o inconsciente del suceso le causará alteración emocional. La ira es una de las principales emociones, y está asociada con la culpa, así como con la incapacidad de perdonar las circunstancias, a las demás personas implicadas, e incluso a uno mismo.

En normal resistirse a la idea de perdonar a una persona que te ha hecho daño. De hecho, podría parecer que tu perdón equivale a pensar que lo que la persona hizo no estuvo mal. Pero el perdón no es eso. Cuando perdonas a alguien, sigues reconociendo que lo que hizo esa persona no estuvo bien, porque de otro modo no tendría sentido perdonarle. Cuando perdonas, no estás justificando la conducta de la otra persona, que obviamente fue errónea. Por ejemplo, no justificarías la conducta de un ladrón, de un violador, o de alguien que te haya maltratado severamente. Sin embargo, sería posible alcanzar otro nivel de comprensión de la situación y circunstancias y perdonar a esa persona. Cuando perdonamos, se establece una distinción clara entre la persona y su acto.

En cualquier caso, algunos os resistiréis seriamente a perdonar. Por ejemplo, es posible que os preguntéis: ¿Cómo puedes perdonar a alguien que te ha violado o que ha cometido una atrocidad? O, ¿cómo puedes soltar tu ira cuando parece tan justificada? La idea de perdonar bajo tales circunstancias puede hacerte temblar. En cualquier caso, hay otro modo de pensar en el perdón.

El comediante Buddy Hackett dijo que no podía comprender que alguien estuviera enfadado con otra persona porque: «Mientras tú estás enfadado con ella, ella está por ahí bailando.» ¿Quién es el que está sufriendo? Ciertamente no el que hizo mal. Más bien, eres tú quien se ha dejado atrapar en el torbellino del enfado. Y, como todos sabemos, estar enfadado no es agradable ni benéfico.

Las emociones como el enfado te privan de bienestar emocional, psicológico y físico. Incluso existen pruebas de que la ira crónica puede producir problemas cardiovasculares, como ataques al corazón y apoplejía (Johnson, 1990). Así, por muchos motivos, es mucho mejor que intentes aliviar tu ira. Un modo de hacerlo es soltarla, dejarla ir; el perdón puede ser parte de ello.

Tratamiento para la ira

Se ha descubierto que la siguiente secuencia de tratamiento es muy eficaz para reducir, e incluso eliminar, el sentimiento de ira. Este tratamiento está dirigido al principal meridiano implicado en la ira y el

136

perdón. Cuando te encuentras en estado de ira, este meridiano suele estar desequilibrado. Cuando perdonas, se resuelve el desequilibrio energético del meridiano. Además, el equilibramiento de este meridiano abre el camino hacia el perdón.

1. Piensa en la situación o en la persona que te enfada. Debe ser una persona concreta y única. Puntúa tu nivel de ira en una escala de 0 a 10, donde 10 representa el máximo nivel de tensión y 0 indica que no hay ninguna tensión.

2. Trátate las posibles inversiones tocándote repetidamente en el lado de la mano (BM) o frótate el punto dolorido (PD) mientras piensas o dices tres veces: «Me acepto aunque esté enfadado con... (nombre de la persona o suceso)». También podría ser de ayuda darse golpecitos en el lado de la mano (BM) o frotarse el punto dolorido (PD) mientras se pronuncia: «Me acepto a mí mismo con todos mis problemas y limitaciones.»

3. Mira el diagrama 8 y el esquema anexo para localizar los puntos Debajo de la clavícula (DC) y dedo meñique (UM). Mientras piensas en el elemento que te produce ira (sin entrar tanto en él que te produzca alguna incomodidad), date cinco golpecitos en el dedo meñique mientras repites tres veces: «Suelto mi ira». (Otras frases alternativas, dependiendo de tus preferencias, son las siguientes: «Perdono a... (nombre de la persona, lugar o circunstancias), porque sé que él/ella/ello no pudo evitarlo». O, «hay perdón en mi corazón». Si estás enfadado contigo mismo, considera la posibilidad de repetir: «Me perdono a mí mismo. Lo estoy haciendo lo mejor que puedo.» A continuación, date cinco golpecitos en el punto DC. Date golpecitos en los puntos en el orden siguiente: 1, 2. Golpéalos únicamente con la fuerza necesaria para sentirlos. Los golpecitos no deberían causarte ningún dolor.

4. Una vez más, evalúa la tensión que sientes en una escala de entre 0 y 10, (debería surgir un número en tu cabeza). Si no se reduce la tensión, vuelve al paso 2 y repite la secuencia. Si no se produce ninguna reducción después de tres intentos, probablemente ésta no es la secuencia de tratamiento adecuada para ese suceso, o bien existe otra creencia saboteadora (una inversión) que

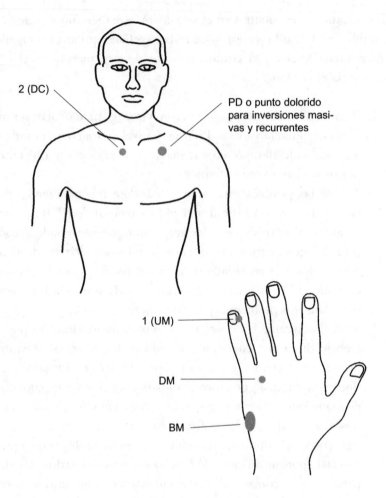

2 (DC)

PD o punto dolorido para inversiones masivas y recurrentes

1 (UM)

DM

BM

Diagrama ocho: Ira y perdón.

Secuencia de tratamiento para la ira

Meridiano		Localización
Dedo meñique (UM)	1	En la punta del dedo meñique, en el lado interno.
Debajo de la clavícula (DC)	2	Dos centímetros y medio bajo la clavícula, cerca de la garganta.

requiere corrección. (Véase paso 8). Considera también el tratamiento para la ira que facilitamos a continuación.

5. Seguidamente, practica el Equilibrado del Cerebro (BB) dándote golpecitos repetidamente en la parte posterior de la mano (DM), mientras giras los ojos primero en el sentido de las agujas del reloj, después en sentido contrario, entonas una melodía, cuentas hasta cinco y vuelves a susurrar la melodía.

6. Repite otra vez la secuencia: 1, 2.

7. Una vez más, evalúa tu nivel de tensión, dándole una puntuación de entre 0 y 10. Debería ser aún menor. Cuando el nivel de tensión esté en una banda de entre 0 y 2, pasa al punto 9. A veces tendrás que repetir el tratamiento varias veces mientras imaginas tu ira —o incluso estando en la situación real— hasta que te sientas completamente aliviado de la situación estresante.

8. Mientras se produzca una reducción en el nivel de ira, continúa con la secuencia de tratamiento hasta que quede muy poca o ninguna emoción. Si el tratamiento se queda estancado en algún punto, esto indica una mini-inversión. Trátala dándote golpecitos en el dedo meñique de la mano (BM) mientras repites tres veces: «Me acepto profundamente, aunque aún no haya resuelto completamente este problema.»

9. Cuando el nivel de ansiedad esté entre 0 y 2, considera la posibilidad de practicar el Giro de Ojos (ER), para seguir reduciendo la tensión o completar los efectos del tratamiento. Para ello, date golpecitos en la parte posterior de la mano (DM), mantén la cabeza erguida y, moviendo únicamente los ojos, mira al suelo y eleva lentamente los ojos hacia el techo.

Si la ira regresara posteriormente, repite estos tratamientos. Con el tiempo, la reacción de ira en torno a ese asunto será cada vez menos frecuente.

Libérate del fuego de la furia

La furia es una reacción emocional aún más intensa que la ira. Frecuentemente, en la furia interviene otro meridiano que en la ira, y para equilibrarlo debes darte golpecitos en el lado del ojo (LO) (véase diagrama 9). Algunas personas que han experimentado hechos traumáticos sienten furia crónica hacia los propios sucesos y hacia las personas que los provocaron o participaron en ellos. Si está involucrado un suceso, es importante hacer uso del tratamiento complejo para traumas (véase capítulo 10) y después enfocarse específicamente en el tratamiento de la furia con la siguiente secuencia.

La furia puede producirse en múltiples situaciones, pero la más habitual es la denominada furia de la carretera. Hay personas que, cuando conducen, actúan como si fueran los dueños de la carretera y como si los demás conductores estuvieran desobedeciendo sus reglas. Lo cierto es que la mayoría de los conductores apenas son conscientes de que hay otros conductores en la carretera. Muchos se cruzan por delante o conducen demasiado despacio sin darse cuenta de lo que hacen. Frecuentemente ocurre que la persona enfadada tiene una serie de expectativas respecto a la conducción, y cuando se incumplen, culpa de ello a los demás conductores. Es bien cierto que algunas personas conducen demasiado lento, o están confusas y no saben bien adónde van, ralentizando a los demás conductores. Sin embargo, también hay conductores que se impacientan fácilmente y hacen sonar el claxon si alguien duda una fracción de segundo en cuanto el semáforo se pone verde. La cosa va en ambos sentidos, pero el verdadero núcleo de la furia de la carretera es tomar las acciones de otros conductores como una afrenta personal. Por desgracia, hay conductores que a veces pierden el control y se vuelven peligrosos. Algunos han llegado a disparar a otros conductores. Un hombre fue condenado por asesinato después de enfurecerse por un incidente menor y atacar a otro conductor con una palanca de hierro.

Además de tratar la ira con la secuencia de tratamiento siguiente, las imágenes y la visualización también ayudan. Por ejemplo, la próxima vez que empieces a sentir una sensación de furia, imagina que la persona que te está causando el disgusto es alguien que te importa, como tu madre o un buen amigo. Esto puede ayudar a desactivar tu reacción furibunda.

Para muchos, la furia de la carretera y otros tipos de furia son un hábito. Cuando están en ciertas situaciones, se activa la respuesta de furia. Si usas el tratamiento para la furia de manera asidua y con dedicación, podrás liberarte y eliminar este problema. Como se ha mencionado antes, en este caso la palabra operativa es *dedicación*. El tratamiento para la ira, como muchos otros, puede ser usado tanto para prevenir las situaciones que activan esa reacción como para controlar ese estado una vez que se ha activado.

Tratamiento para la furia

1. Piensa en la situación o en la persona que te pone furioso. Debe ser una persona o situación concreta y única. Puntúa tu nivel de ira en una escala de 0 a 10, donde 10 representa el máximo nivel de tensión y 0 indica que no hay ninguna.
2. Trátate las posibles inversiones tocándote repetidamente en el lado de la mano (BM) o frótate el punto dolorido (PD) mientras piensas o pronuncias tres veces: «Me acepto a mí mismo aunque esté furioso con (nombre de la persona o suceso)». También puede servir darse golpecitos en el lado de la mano (BM) o frotarse el punto dolorido (PD) mientras se dice: «Me acepto a mí mismo con todos mis problemas y limitaciones».
3. Mira el diagrama 9 y el esquema anexo para identificar dónde se sitúan los puntos del Lado del ojo (LO) y Debajo de la clavícula (DC). Mientras piensas en el elemento que te produce ira (sin entrar tanto en él que te produzca alguna incomodidad), date cinco golpecitos repetidamente en el lado del ojo mientras repites tres veces: «Me libero de esta furia». A continuación, date cinco golpecitos en el punto DC (véase esquema). Tócate los puntos en el orden siguiente: 1, 2. Tócatelos únicamente con la fuerza necesaria para sentirlos. Los golpecitos no deberían causarte ningún dolor.
4. Una vez más, evalúa la tensión que sientes en una escala de entre 0 y 10, (debería surgir un número en tu cabeza). Si no se produce una reducción, vuelve al paso 2 y repite la secuencia. Si la tensión

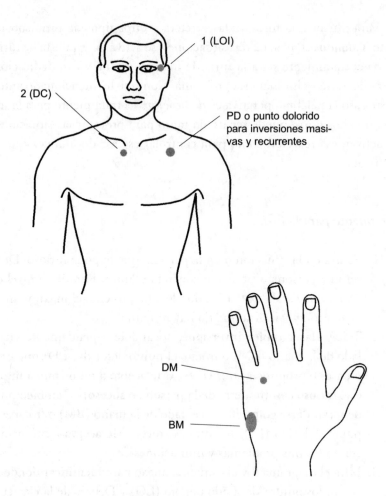

Diagrama nueve: Furia.

Secuencia de tratamiento para la ira

Meridiano		Localización
Lado del ojo (LO)	1	En el lado externo del ojo, sobre la órbita ósea, cerca de la sien.
Debajo la clavícula (DC)	2	Dos centímetros y medio bajo la clavícula, cerca de la garganta.

142

no se ha reducido después de tres intentos, probablemente ésta no es la secuencia de tratamiento adecuada para ese problema, o bien existe otra creencia saboteadora (una inversión) que requiere corrección. (Véase paso 8).

5. Seguidamente, practica el Equilibrado del Cerebro (BB) dándote golpecitos repetidamente en la Parte posterior de la mano (DM), mientras giras los ojos primero en el sentido de las agujas del reloj, después en el contrario, y a continuación entonas una melodía, cuentas hasta cinco y vuelves a susurrar la melodía.

6. Repite otra vez la secuencia: 1, 2.

7. Una vez más, evalúa tu nivel de tensión, dándole una puntuación de entre 0 y 10. Debería ser aún menor. Cuando el nivel de tensión esté en una banda de entre 0 y 2, pasa al punto 9. A veces tendrás que repetir varias veces el tratamiento imaginando la situación que provoca tu furia —o incluso estando en la situación real—, hasta que te sientas completamente aliviado del estrés.

8. Mientras se produzca una reducción en el nivel de ira, continúa con la secuencia de tratamiento hasta que quede muy poca o ninguna emoción. Si el tratamiento se estanca en algún punto, esto indica una mini-inversión. Trátala tocándote el dedo meñique de la mano (BM) mientras repites tres veces: «Me acepto profundamente aunque aún no haya resuelto completamente este problema.»

9. Cuando el nivel de ansiedad esté entre 0 y 2, considera la posibilidad de practicar el Giro de Ojos (ER), para seguir reduciendo la tensión o para completar los efectos del tratamiento. Para ello, date golpecitos en la parte posterior de la mano (DM), mantén la cabeza erguida y, moviendo únicamente los ojos, mira al suelo y eleva lentamente los ojos hacia el techo.

Si la furia regresara posteriormente, repite estos tratamientos. Con el tiempo, la furia en torno a ese asunto será cada vez menos frecuente.

Superación de la culpa

Cuando nuestro circuito de culpabilidad funciona adecuadamente, nos sentimos culpables por violar un valor o principio ético en el que creemos. Cuando hemos hecho algo mal, el sentimiento congruente es sentirnos culpables, y en este caso la culpa nos avisa de que hemos de prestar atención y cambiar nuestra conducta para mejor. Sin embargo, frecuentemente el sentimiento de culpa no funciona de una manera tan simple. Por ejemplo, a veces la culpabilidad no se activa cuando debería, y a veces se activa cuando ya no es necesaria, o por razones que no corresponden a nuestros verdaderos sentimientos de culpa. También hay pruebas de que ciertos medicamentos, como algunos de los que se toman para regular la presión sanguínea, pueden causar sentimiento de culpa o, incluso otros más profundos de vergüenza, cuando en realidad somos completamente inocentes. Por lo tanto, si los tratamientos recomendados no alivian tus sentimientos de culpa y estás tomando medicación, es posible que desees consultar con un profesional de la salud.

Aunque el tratamiento siguiente suele ser eficaz para aliviar los sentimientos de culpabilidad, no te hará inmune a los sentimientos de culpa en general. Algunas personas nunca se sienten culpables y, por tanto, se aprovechan de los demás. Muchas de las personas que sufren estas condiciones clínicas son denominadas personalidades antisociales, sociópatas o psicópatas. Algunos de ellos acaban en prisión porque no tienen mucha conciencia; violan las leyes y los derechos de los demás sin ninguna sensación de remordimiento. Nuestra intención no es producir tales tendencias en nuestros lectores. Los valores y los principios éticos son inmensamente importantes, y las sociedades tienen que reforzar los valores apropiados en sus ciudadanos. Sufrir culpabilidad crónica, no obstante, es una cuestión completamente diferente y no tiene la menor utilidad. Una vez aprendida la lección, la perpetuación de los sentimientos de culpa sólo obstaculizará el funcionamiento psicológico saludable.

Tratamiento para la culpa

1. Piensa en la situación o en la persona que te hace sentirte culpable. Debe ser una persona o situación concreta y única. Puntúa tu nivel de culpabilidad en una escala de 0 a 10, donde 10 representa el máximo nivel de tensión y 0 indica que no hay ninguna.

2. Trátate las posibles inversiones tocándote repetidamente en el lado de la mano (BM) o frótate el punto dolorido (PD) mientras piensas o dices tres veces: «Me acepto aunque me siento culpable de (nombre del suceso)». También podría ser de ayuda darse golpecitos en el lado de la mano (BM) o frotarse el punto dolorido (PD) mientras se pronuncia: «Me acepto con todos mis problemas y limitaciones».

3. Mira al diagrama 10 y el esquema anexo para identificar dónde están situados los puntos del Dedo índice (UI) y Debajo de la clavícula (DC). Mientras piensas en el elemento que te produce culpabilidad (sin entrar tanto en él que te haga sentirte incómodo), date cinco golpecitos repetidamente en el punto del dedo índice mientras repites tres veces: «Me libero de esta culpabilidad». (También puedes usar frases alternativas, dependiendo de tus preferencias, como: «Me perdono porque no hice nada malo», «Hay perdón en mi corazón», «Me perdono a mí mismo. Lo estoy haciendo lo mejor que puedo»). A continuación, date cinco golpecitos en el punto DC (véase esquema). Date golpecitos en los puntos en el orden siguiente: 1, 2. Golpéalos únicamente con la fuerza necesaria para sentirlos; los golpecitos no deben causarte ningún dolor.

4. Una vez más, evalúa la tensión que sientes en una escala de entre 0 y 10, (debería surgir un número en tu cabeza). Si no se produce una reducción, vuelve al paso 2 y repite la secuencia. Si no se reduce después de tres intentos, probablemente ésta no es una secuencia de tratamiento adecuada para ese problema, o bien existe otra creencia saboteadora (una inversión) que requiere corrección. (Véase paso 8).

5. Seguidamente, practica el Equilibrado del Cerebro (BB) dándote golpecitos repetidamente en la Parte posterior de la mano

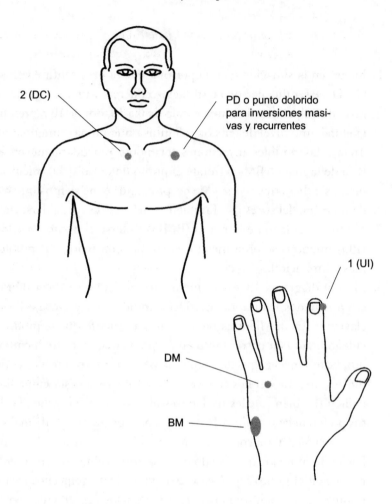

Diagrama diez: Culpa.

Secuencia de tratamiento para la culpa

Meridiano		Localización
Dedo índice (UI)	1	En el lado externo de la punta del dedo índice.
Debajo de la clavícula (DC)	2	Dos centímetros y medio bajo la clavícula, cerca de la garganta.

(DM), mientras giras los ojos primero en el sentido de las agujas del reloj, después en sentido contrario, y a continuación entonas una melodía, cuentas hasta cinco y vuelves a susurrar la melodía.

6. Repite otra vez la secuencia: 1, 2.

7. Vuelve a evaluar tu nivel de tensión, dándole una puntuación de entre 0 y 10. Debería ser aún menor. Cuando el nivel de tensión esté en una banda de entre 0 y 2, pasa al punto 9. A veces tendrás que repetir el tratamiento varias veces mientras piensas en tu furia —o estando en la situación real— hasta que te sientas completamente aliviado de la tensión.

8. Mientras se produzca una reducción del nivel de ira, continúa con la secuencia de tratamiento hasta que quede muy poca o ninguna emoción. Si el tratamiento se estanca en algún punto, esto indica una mini-inversión. Trátala tocándote en el dedo meñique de la mano (BM) mientras repites tres veces: «Me acepto profundamente aunque aún no he resuelto completamente este problema.»

9. Cuando el nivel de ansiedad esté entre 0 y 2, considera la posibilidad de practicar el Giro de ojos (ER), para seguir reduciendo la tensión o completar los efectos del tratamiento. Para ello, date golpecitos en la parte posterior de la mano (DM), mantén la cabeza erguida y, moviendo únicamente los ojos, mira al suelo y eleva lentamente los ojos hacia el techo.

Si la culpabilidad regresara posteriormente, repite estos tratamientos. Con el tiempo, cada vez sentirás menos culpabilidad respecto a ese asunto.

De la envidia a la seguridad

La envidia parece ser una combinación de miedo, dolor, inseguridad e ira, y a veces pueden elevarse hasta el nivel de la furia. Cuando estás celoso, sientes que alguien está tomando lo que te pertenece por derecho. La envidia continuada suele estar asociada con un trauma. En tales casos, el trauma debe ser tratado con el tratamiento para los traumas más complejos del capítulo 10. Después del tratamiento complejo, la envidia residual puede tratarse con la siguiente secuencia terapéutica.

Tratamiento para la envidia

1. Piensa en la situación o en la persona que te hace que sientas envidia. Debe ser una persona o situación concreta y única. Puntúa tu nivel de celos en una escala de 0 a 10, donde 10 representa el máximo nivel de tensión y 0 indica que no hay ninguna.
2. Trátate las posibles inversiones tocándote repetidamente en el lado de la mano (BM) o frótate el punto dolorido (PD) mientras piensas o pronuncias tres veces: «Me acepto a mí mismo aunque siento celos de... (nombre de la persona o suceso)». También podría ser de ayuda darse golpecitos en el lado de la mano (BM) o frotarse el punto dolorido (PD) mientras se pronuncia: «Me acepto con todos mis problemas y limitaciones».
3. Mira al diagrama 11 y el esquema anexo para identificar dónde están situados los puntos del Dedo corazón (UC), Debajo el brazo (DB) y Debajo de la clavícula (DC). Mientras piensas en el elemento que te produce envidia (sin entrar tanto en él que te produzca incomodidad), date cinco golpecitos en el punto del dedo corazón mientras repites tres veces: «Me libero de esta envidia». A continuación, date cinco golpecitos en los puntos DB y DC. Date los golpecitos en el orden siguiente: 1, 2, 3. Golpéalos únicamente con la fuerza necesaria para sentirlos. Los golpecitos no deberían causarte ningún dolor.
4. Vuelve a evaluar la tensión que sientes en una escala de entre 0 y 10, (debería surgir un número en tu cabeza). Si no se produce una reducción, vuelve al paso 2 y repite la secuencia. Si no se ha reducido después de tres intentos, probablemente ésta no es una secuencia de tratamiento adecuada para ese problema, o bien existe otra creencia saboteadora (una inversión) que requiere corrección. (Véase paso 8).
5. Seguidamente, practica el Equilibrado del Cerebro (BB) dándote golpecitos repetidamente en la Parte posterior de la mano

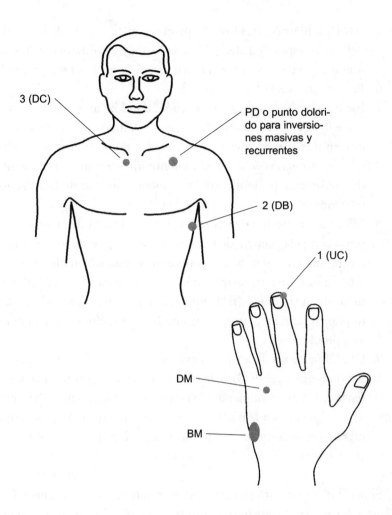

Diagrama once: Envidia.

Secuencia de tratamiento para la envidia

Meridiano		**Localización**
Dedo Medio (UC)	1	En la punta del dedo, a un lado.
Debajo del brazo (DB)	2	Quince centímetros por debajo de la axila.
Debajo de la clavícula (DC)	3	Dos centímetros y medio bajo la clavícula, cerca de la garganta.

149

(DM), mientras giras los ojos primero en el sentido de las agujas del reloj, después en el sentido contrario, y seguidamente entonas una melodía, cuentas hasta cinco y vuelves a susurrar la melodía.

6. Repite otra vez la secuencia 1, 2, 3.

7. Evalúa de nuevo tu nivel de tensión, dándole una puntuación de entre 0 y 10. Debería ser aún menor. Cuando el nivel de tensión esté en una banda de entre 0 y 2, pasa al punto 9. A veces tendrás que repetir varias veces el tratamiento mientras imaginas tu envidia, hasta que te sientas completamente aliviado de la situación estresante.

8. Mientras se produzca una reducción en el nivel de envidia, continúa con la secuencia de tratamiento hasta que quede muy poca o ninguna emoción. Si el tratamiento se estanca en algún punto, esto indica una mini-inversión. Trátala tocándote en el dedo meñique de la mano (BM) mientras repites tres veces: «Me acepto profundamente, aunque aún no haya resuelto completamente este problema.»

9. Cuando el nivel de ansiedad esté entre 0 y 2, considera la posibilidad de practicar el Giro de ojos (ER), para seguir reduciendo la tensión o para completar los efectos del tratamiento. Para ello, date golpecitos en la parte posterior de la mano (DM), mantén la cabeza erguida y, moviendo únicamente los ojos, mira al suelo y eleva lentamente los ojos hacia el techo.

Si la envidia regresara posteriormente, repite estos tratamientos. Con el tiempo, la envidia respecto a ese asunto será cada vez menos frecuente.

¿Por qué sentirse abochornado?

Mark Twain dijo: «El hombre es el único animal que se sonroja. O que necesita hacerlo.» Te sientes turbado cuando te pillan «in fraganti» haciendo algo que preferirías que otros no supieran. Es decir, cuando te sientes turbado, otros te han visto cometer un error o han visto algo de ti que preferirías mantener en secreto. Aunque Mark Twain demostró un gran ingenio, creemos que la mayoría de estos casos de azoramiento y turbación se deben a pensamientos «muy exagerados» sobre nuestras fragilidades humanas. Pero, si ya se ha dado la ocasión, ¿por qué seguir sintiendo turbación por algo que ya ocurrió? Ya ha pasado. Podrías limitarte a aprender la lección y a continuación desprenderte de esas emociones indeseadas. La siguiente secuencia de tratamiento elimina la turbación.

Tratamiento para la turbación

1. Piensa en la situación o en la persona que te hace sentirte abochornado. Debe ser una persona o situación concreta y única. Puntúa tu nivel de turbación en una escala de 0 a 10, donde 10 representa el máximo nivel de tensión y 0 indica que no hay ninguna.

2. Trátate las posibles inversiones tocándote repetidamente en el lado de la mano (BM) o frótate el punto dolorido (PD) mientras piensas o repites tres veces: «Me acepto aunque me siento turbado». También podría ser útil darse golpecitos en el lado de la mano (BM) o frotarse el punto dolorido (PD) mientras se pronuncia: «Me acepto con todos mis problemas y limitaciones».

3. Mira el diagrama 12 y el esquema anexo para identificar dónde están situados los puntos Debajo de la nariz (DN) y Debajo de la clavícula (DC). Mientras piensas en el elemento que te produce turbación (sin entrar tanto en él que te produzca incomodidad), date cinco golpecitos en cada uno de estos puntos. Golpéatelos en el orden siguiente: 1, 2. Golpéalos únicamente con la fuerza necesaria para sentirlos. Los golpecitos no deben causarte ningún dolor.

4. Una vez más, evalúa la tensión que sientes en una escala de entre 0 y 10, (debería surgir un número en tu cabeza). Si la tensión no se reduce, vuelve al paso 2 y repite la secuencia. Si sigue sin producirse ninguna reducción después de tres intentos, probablemente ésta no es la secuencia de tratamiento adecuada para ese problema, o bien existe otra creencia saboteadora (una inversión) que exige corrección. (Véase paso 8).

5. Seguidamente, practica el Equilibrador del Cerebro (BB) dándote golpecitos repetidamente en la parte posterior de la mano (DM), mientras giras los ojos primero en el sentido de las agujas

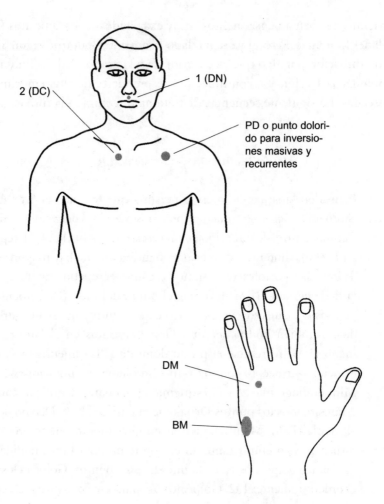

Diagrama doce: Turbación.

Secuencia de tratamiento para la turbación

Meridiano		Localización
Debajo de la nariz	2	Encima del labio superior y debajo del centro de la nariz.
Debajo de la clavícula (DC)	3	Dos centímetros y medio bajo la clavícula, cerca de la garganta.

del reloj, a continuación en el sentido contrario, y después entonas una melodía, cuentas hasta cinco y vuelves a susurrar la melodía.

6. Repite otra vez la secuencia: 1, 2.

7. Una vez más, evalúa tu nivel de tensión, dándole una puntuación de entre 0 y 10. Debería ser aún menor. Cuando el nivel de tensión esté en una banda de entre 0 y 2, pasa al punto 9. A veces tendrás que repetir el tratamiento varias veces mientras imaginas tu turbación —o incluso estando en la situación real— hasta que te sientas completamente aliviado de la tensión.

8. Mientras se produzca una reducción en el nivel de turbación, continúa con la secuencia de tratamiento hasta que quede muy poca o ninguna emoción. Si el tratamiento se estanca en algún punto, esto indica una mini-inversión. Trátala tocándote en el dedo meñique de la mano (BM) mientras repites tres veces: «Me acepto profundamente aunque no haya resuelto completamente este problema.»

9. Cuando el nivel de ansiedad esté entre 0 y 2, considera la posibilidad de practicar el Giro de ojos (ER), para seguir reduciendo la tensión o completar los efectos del tratamiento. Para ello, date golpecitos en la parte posterior de la mano (DM), mantén la cabeza erguida y, moviendo únicamente los ojos, mira al suelo y eleva lentamente los ojos hacia el techo.

Si la emoción regresara más adelante, repite estos tratamientos. Con el tiempo, la turbación se disipará progresivamente.

Superar la vergüenza

La vergüenza es diferente de la turbación y de la culpabilidad. En la culpabilidad, sientes que has hecho algo mal; cuando experimentas vergüenza, sientes que hay algo esencialmente equivocado en ti, es decir, algo que está mal en el núcleo de tu ser. Este estado emocional también es más profundo que la turbación. El agudo filo de la vergüenza está implicado en muchos problemas psicológicos profundos.

Cuando experimentas una vergüenza profunda, resulta difícil —si no imposible— mirar a los demás a los ojos. Uno tiende a esconderse, a evitar la socialización. La experimentación de sentimientos de vergüenza también puede ser consecuencia de ciertas medicaciones, como algunas de las usadas para regular la presión sanguínea. Si sospechas que éste podría ser tu caso, por favor consulta con tu médico. Sin embargo, la mayor parte de la vergüenza hunde sus raíces en experiencia infantiles. De algún modo aprendiste a avergonzarte de ti mismo. Tal vez sea necesario regresar a esas experiencias formativas y eliminar los traumas. Además, puedes usar las siguientes secuencias de tratamiento terapéutico para disipar los sentimientos de vergüenza.

Tratamiento para la vergüenza

1. Piensa en tus sentimientos de vergüenza. Puntúa tu nivel de vergüenza en una escala de 0 a 10, donde 10 representa el máximo nivel de incomodidad y 0 indica su ausencia total.

2. Trátate las posibles inversiones tocándote repetidamente en el lado de la mano (BM) o frótate el punto dolorido (PD) mientras piensas o repites tres veces: «Me acepto profundamente aunque sienta vergüenza». También podría ser útil darse golpecitos en el lado de la mano (BM) o frotarse el punto dolorido (PD) mientras se repite: «Me acepto con todos mis problemas y limitaciones».

3. Mira el diagrama 13 para identificar dónde están situados los puntos Debajo del labio inferior (DLI) y Debajo de la clavícula (DC). Mientras piensas en tu vergüenza (sin entrar tanto en ella que te produzca incomodidad), date cinco golpecitos en cada uno de estos puntos. Golpéatelos en el orden siguiente: 1, 2. Tócatelos únicamente con la fuerza necesaria para sentirlos. Los golpecitos no deberían causarte ningún dolor.

4. Una vez más, evalúa la tensión que sientes en una escala de entre 0 y 10, (debería surgir un número en tu cabeza). Si no se produce una reducción, vuelve al paso 2 y repite la secuencia. Si sigue sin producirse ninguna reducción después de tres intentos, probablemente ésta no es la secuencia de tratamiento adecuada para

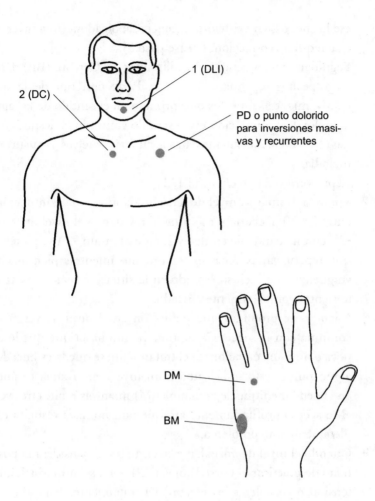

Diagrama trece: Vergüenza.

Secuencia de tratamiento para la vergüenza

Meridiano		Localización
Debajo del labio inferior (DLI)	1	Bajo el labio inferior, en la hendidura de la barbilla.
Debajo de la clavícula (DC)	2	Dos centímetros y medio bajo la clavícula, cerca de la garganta.

ese hecho, o bien existe otra creencia saboteadora (una inversión) que requiere corrección. (Véase paso 8).

5. Seguidamente, practica el Equilibrador del Cerebro (BB) dándote golpecitos repetidamente en la Parte posterior de la mano (DM), mientras giras los ojos primero en el sentido de las agujas del reloj, a continuación en el sentido contrario, y después entonas una melodía, cuentas hasta cinco y vuelves a susurrar la melodía.

6. Repite otra vez la secuencia: 1, 2.

7. Vuelve a evaluar tu nivel de tensión, dándole una puntuación de entre 0 y 10. Debería ser aún menor. Cuando el nivel de tensión esté en una banda de entre 0 y 2, pasa al punto 9. A veces tendrás que repetir varias veces el tratamiento mientras piensas en tu vergüenza —o incluso estando en la situación real—, hasta que te sientas completamente aliviado.

8. Mientras se produzca una reducción en el nivel de vergüenza, continúa con la secuencia de tratamiento hasta que quede muy poca o ninguna emoción. Si el tratamiento se queda estancado en algún punto, esto indica una mini-inversión. Trátala tocándote en el dedo meñique de la mano (BM) mientras repites tres veces: «Me acepto profundamente aunque aún no haya resuelto completamente este problema.»

9. Cuando el nivel de ansiedad esté entre 0 y 2, considera la posibilidad de practicar el Giro de ojos (ER), para seguir reduciendo la tensión o completar los efectos del tratamiento. Para ello, date golpecitos en la parte posterior de la mano (DM), mantén la cabeza erguida y, moviendo únicamente los ojos, mira al suelo y eleva lentamente los ojos hacia el techo.

Si la vergüenza regresara posteriormente, repite estos tratamientos. Con el tiempo, la vergüenza que te produce ese asunto se presentará con menos frecuencia.

La soledad

No caben muchas dudas de que el contacto humano es parte esencial de la felicidad. Un reciente estudio realizado en Estados Unidos ha revelado que el 36 por 100 de los norteamericanos ha tenido últimamente sentimientos de soledad (Olds, Schwartz y Webster, 1996). La soledad tiene dos formas: soledad emocional, por ausencia de contacto íntimo, y soledad social, que es cuando te faltan amigos para compartir las actividades de tu vida. Para poder remediar esta emoción, debes comprender cómo tus creencias o acciones hacen que esté presente en tu vida. No se trata de culparte ni de culpar a nadie; más bien se trata de comprender lo que tienes que hacer de otro modo para cambiar tu vida.

La movilidad social en la que vivimos frecuentemente obliga a las personas a separarse de sus familias, y en parte les obliga a recrear una sensación de comunidad para evitar los sentimientos de soledad. No obstante, quienes sufren un problema de soledad crónico probablemente también tienen sentimientos de depresión, vergüenza y rechazo. Y cada uno de ellos debe ser tratado antes de poder romper el patrón de soledad. También deberías examinar cómo escapas de tu soledad. Por ejemplo: ¿Tomas drogas? ¿Ves demasiada televisión? ¿Lees demasiado?

Si tomas conciencia de tus mecanismos de escape, que forman parte de tu manera de sabotearte a ti mismo, también podrás tratártelos. Los mecanismos de escape son otra forma de inversión psicológica. El sentimiento de soledad no tiene por qué ser la respuesta al hecho de estar solo. Algunas personas se sienten solas aún en compañía de otras, mientras que también hay personas que se sienten muy cómodas estando solas.

Secuencia de tratamiento para la soledad

1. Piensa en tus sentimientos de soledad. Puntúa tu nivel de soledad en una escala de 0 a 10, donde 10 representa el máximo nivel de incomodidad y 0 indica que no hay ninguna.
2. Trátate las posibles inversiones tocándote repetidamente en el lado de la mano (BM) o frótate el punto dolorido (PD) mientras piensas o pronuncias tres veces: «Me acepto profundamente aunque

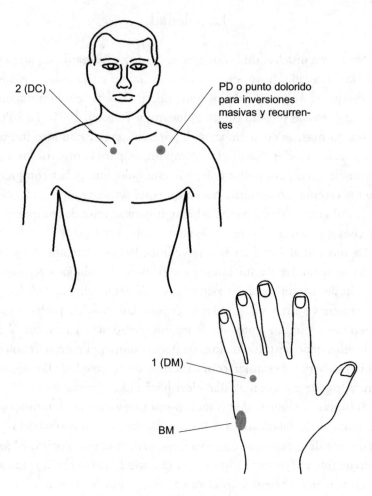

Diagrama catorce: Soledad.

Secuencia de tratamiento para la soledad

Meridiano		Localización
Parte posterior de la mano (DM)	1	Parte posterior de la mano, entre los dedos meñique y anular.
Debajo de la clavícula (DC)	2	Dos centímetros y medio bajo la clavícula, cerca de la garganta.

me siento solo». También podría ser útil darse golpecitos en el lado de la mano (BM) o frotarse el punto dolorido (PD) mientras se pronuncia: «Me acepto a mí mismo con todos mis problemas y limitaciones».

3. Mira el diagrama 14 para identificar la ubicación de los puntos Debajo del labio inferior (DLI) y Debajo de la clavícula (DC). Mientras piensas en tu soledad (sin entrar tanto en ella que te produzca incomodidad), golpéate en DM entre veinte y cincuenta veces, y después golpéate cinco veces en DC. Golpéatelos en el orden siguiente: 1, 2. Golpéalos únicamente con la fuerza necesaria para sentirlos; los golpecitos no deberían causarte ningún dolor.

4. Vuelve a evaluar la tensión que sientes en una escala de entre 0 y 10, (debería surgir un número en tu cabeza). Si no se produce una reducción, vuelve al paso 2 y repite la secuencia. Si sigue sin producirse ninguna reducción después de tres intentos, probablemente ésta no es una secuencia de tratamiento adecuada para ese hecho, o bien existe otra creencia saboteadora (una inversión) que requiere corrección. (Véase paso 8).

5. Seguidamente, practica el Equilibrador del Cerebro (BB) dándote golpecitos repetidamente en la Parte posterior de la mano (DM), mientras giras los ojos primero en el sentido de las agujas del reloj, a continuación en sentido contrario, y después entonas una melodía, cuentas hasta cinco y vuelves a susurrar la melodía.

6. Repite otra vez la secuencia: 1, 2.

7. Una vez más, evalúa tu nivel de tensión, dándole una puntuación de entre 0 y 10. Debería ser aún menor. Cuando el nivel de tensión esté en una banda de entre 0 y 2, pasa al punto 9. A veces tendrás que repetir varias veces el tratamiento mientras piensas en tu soledad—o en la situación real—, hasta que te sientas completamente aliviado.

8. Mientras se produzca una reducción en el nivel de soledad, continúa con la secuencia de tratamiento hasta que quede muy poca o ninguna emoción. Si el tratamiento se estanca en algún punto, esto indica una mini-inversión. Trátala tocándote en el dedo meñique de la mano (BM) mientras repites tres veces: «Me acepto

profundamente, aunque aún no haya resuelto completamente este problema.»

9. Cuando el nivel de tensión esté entre 0 y 2, considera la posibilidad de practicar el Giro de ojos (ER), para seguir reduciéndola o completar los efectos del tratamiento. Para ello, date golpecitos en la parte posterior de la mano (DM), mantén la cabeza erguida y, moviendo únicamente los ojos, mira al suelo y eleva lentamente los ojos hacia el techo.

Si los sentimientos de soledad regresaran posteriormente, repite estos tratamientos. Con el tiempo, la recurrencia de los sentimientos de soledad será cada vez menos frecuente.

Cuando hayas tratado las inversiones en torno a tu soledad y los sentimientos y conductas que la acompañan, es el momento de introducir algunos cambios en tu vida. Es decir, es el momento de reemplazar las conductas que usas para escapar de la soledad por otras más saludables y productivas. Si te gusta leer, por ejemplo, asiste a las presentaciones de libros que se organicen en tu librería local y pasa algunas horas allí. Con el tiempo, empezarás a reconocer a otros clientes. Como ya compartís el interés por la lectura, te será más fácil comenzar una conversación. Otra opción es tomar una clase sobre algún tema que te interese. Actualmente se ofrecen cursos sobre casi todos los temas. El objetivo es salir al mundo y conocer gente que tenga intereses similares a los tuyos. Cuando lo hayas hecho, ampliarás tu vida social y tus sentimientos de soledad se reducirán considerablemente.

El rechazo

No cabe duda de que el sentimiento de rechazo es uno de los más difíciles de aceptar, aunque todos lo hemos sufrido en algún momento. Puedes sentirte rechazado cuando estás intentando vender un producto para tu empresa o una idea a tu jefe. Los sentimientos de rechazo también pueden salir a la superficie cuando pides una cita a alguien o cuando nadie te pide una cita a ti. Independientemente de cuándo y cómo surja el sentimiento, a nadie le gusta sentirse rechazado; te sientes como si acabaran de golpearte, y eso hace daño. La secuencia de tratamiento siguiente te ayudará a aliviar los sentimientos de rechazo. Si el rechazo aparece en un patrón repetitivo en tu vida, hay otros asuntos implicados y tienes que analizar qué haces para ayudar a crearlos.

Tratamiento para el rechazo

1. Piensa en la situación por la que te sientes rechazado. Debería ser una persona o un hecho específicos. Puntúa tu nivel de rechazo en una escala de 0 a 10, donde 10 representa el máximo nivel de incomodidad y 0 indica que no sientes ninguna.

2. Trátate las posibles inversiones tocándote repetidamente en el lado de la mano (BM) o frótate el punto dolorido (PD) mientras piensas o pronuncias tres veces: «Me acepto profundamente aunque me sienta rechazado». También podría ser de ayuda darse golpecitos en el lado de la mano (BM) o frotarse el punto dolorido (PD) mientras se pronuncia: «Me acepto con todos mis problemas y limitaciones».

3. Mira el diagrama 15 para identificar dónde están situados los puntos de la ceja (CC), Debajo del ojo (DO), Debajo del brazo (DB), y Debajo de la clavícula (DC). Mientras piensas en el rechazo (sin entrar tanto en él que te produzca inquietud), date cinco golpecitos en cada uno de estos puntos. Golpéatelos en el orden siguiente: 1, 2, 3, 4. Golpéatelos únicamente con la fuerza necesaria para sentirlos. Los golpecitos no deberían causarte ningún dolor.

4. Una vez más, evalúa la tensión que sientes en una escala de entre 0 y 10, (debería surgir un número en tu cabeza). Si no se produce una reducción del rechazo, vuelve al paso 2 y repite la secuencia. Si sigue sin producirse ninguna reducción después de tres intentos, probablemente ésta no es una secuencia de tratamiento adecuada para ese suceso, o bien existe otra creencia saboteadora (una inversión) que requiere corrección. (Véase paso 8).

5. Seguidamente, practica el Equilibrador del Cerebro (BB) dándote golpecitos repetidamente en la Parte posterior de la mano

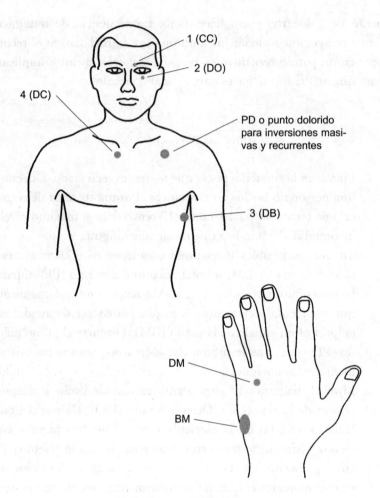

Diagrama quince: rechazo.

Secuencia de tratamiento para el rechazo

Meridiano		Localización
Ceja (CC)	1	Principio de la ceja, cerca del puente de la nariz.
Debajo del ojo (DO)	2	Bajo el centro del ojo, en la punta del hueso.
Debajo del brazo (DB)	3	Quince centímetros por debajo de la axila.
Debajo de la clavícula (DC)	4	Dos centímetros y medio por debajo de la clavícula, cerca de la garganta.

(DM), mientras giras los ojos primero en el sentido de las agujas del reloj, a continuación en sentido contrario, y después entonas una melodía, cuentas hasta cinco y vuelves a susurrar la melodía.

6. Repite otra vez la secuencia: 1, 2, 3, 4.

7. Una vez más, evalúa tu nivel de tensión, dándole una puntuación de entre 0 y 10. Debería ser aún menor. Cuando el nivel de tensión esté en una banda de entre 0 y 2, pasa al punto 9. A veces tendrás que repetir el tratamiento varias veces mientras piensas en tus sentimientos de rechazo —o incluso estando en la situación de rechazo— hasta que te sientas completamente aliviado.

8. Mientras se produzca una reducción en el nivel del rechazo, continúa con la secuencia de tratamiento hasta que queden muy pocos o ningún sentimiento de este tipo. Si el tratamiento se estanca en algún punto, esto indica una mini-inversión. Trátala tocándote en el dedo meñique de la mano (BM) mientras repites tres veces: «Me acepto profundamente, aunque no haya resuelto completamente este problema.»

9. Cuando el nivel de ansiedad esté entre 0 y 2, considera la posibilidad de practicar el Giro de ojos (ER), para seguir reduciendo la tensión o completar los efectos del tratamiento. Para ello, date golpecitos en la parte posterior de la mano (DM), mantén la cabeza erguida y, moviendo únicamente los ojos, mira al suelo y eleva lentamente los ojos hacia el techo.

Si los sentimientos de rechazo regresaran posteriormente, repite estos tratamientos. Con el tiempo, la recurrencia de los síntomas de rechazo será cada vez menos frecuente.

Cuando hayas tratado tus sentimientos de rechazo y cualquier otro problema asociado a ellos, estarás preparado para desarrollar nuevas estrategias. Esto puede implicar adquirir más conocimiento o nuevas tácticas. La pregunta que siempre estás intentando responderte es: «¿Estoy haciendo algo para sabotearme y crear este problema?». Cuando te hayas tratado cualquier inversión relacionada con los sentimientos de rechazo, deberías ser capaz de considerar nuevas alternativas a tus antiguos planteamientos.

Borrar esos sentimientos negativos

Las secuencias de tratamiento de este capítulo son eficaces, pero hay otra secuencia de tratamiento que, en muchos casos, borra rápidamente los sentimientos negativos. Este tratamiento recibe el nombre de Tratamiento Energético de la Línea Media (MET). El planteamiento básico es similar al de las secuencias anteriores con las que ya estás familiarizado.

Tratamiento energético de la línea media (MET)

1. Piensa en el problema que quieres tratar. Debería ser un problema específico (por ejemplo, una conducta, una emoción, una creencia restrictiva, etc.). Puntúa tu nivel de incomodidad en una escala de 0 a 10, donde 10 representa el máximo nivel de incomodidad y 0 indica que no hay ninguna.

2. Trátate las posibles inversiones tocándote repetidamente en el lado de la mano (BM) o frótate el punto dolorido (PD) mientras piensas o repites tres veces: «Me acepto profundamente aunque tenga este problema». (Especifícalo). También podría servir de ayuda darse golpecitos en el lado de la mano (BM) o frotarse el punto dolorido (PD) mientras dices: «Me acepto con todos mis problemas y limitaciones».

3. Mira al esquema y al diagrama 16 para identificar la ubicación de los puntos de la Frente (E), Debajo de la nariz (DN), Debajo del labio inferior (DLI) y pecho (P). Mientras piensas en el problema (sin entrar tanto en él que sientas alguna incomodidad), date diez golpecitos en cada uno de estos puntos. Golpéatelos en el orden siguiente: 1, 2, 3, 4. Golpéatelos únicamente con la fuerza necesaria para sentirlos. Los golpecitos no deberían causarte ningún dolor.

4. Una vez más, evalúa tu problema en una escala de entre 0 y 10, (debería surgir un número en tu cabeza). Si no se produce una reducción, vuelve al paso 2 y repite la secuencia. Si sigue sin producirse ninguna reducción después de tres intentos, probablemente ésta no es una secuencia de tratamiento adecuada para ese

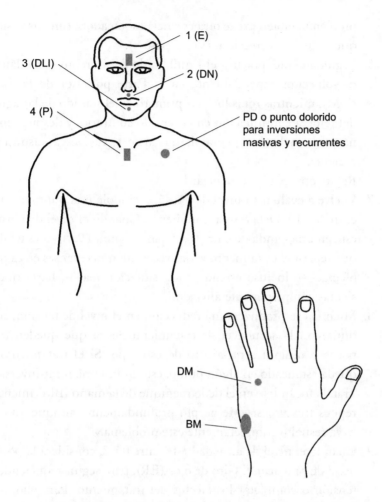

Diagrama dieciséis: Tratamiento Energético de la Línea Media

Secuencia del tratamiento energético de la línea media

Meridiano		Localización
Frente (E)	1	Dos centímetros por encima de las cejas y en medio de ellas.
Debajo de la nariz (DN)	2	Debajo la nariz y encima del labio superior.
Debajo del labio inferior (DLI)	3	La depresión entre el labio y el mentón.
Pecho (P)	4	Sección superior del pecho.

problema, o bien existe otra creencia saboteadora (una inversión) que requiere corrección. (Véase paso 8).

5. Seguidamente, practica el Equilibrado del Cerebro (BB) dándote golpecitos repetidamente en la Parte posterior de la mano (DM), mientras rotas los ojos primero en el sentido de las agujas del reloj, a continuación en el sentido contrario, y después entonas una melodía, cuentas hasta cinco y vuelves a susurrar la melodía.

6. Repite otra vez la secuencia: 1, 2, 3, 4.

7. Vuelve a evaluar tu nivel de tensión, dándole una puntuación de entre 0 y 10. Debería ser aún menor. Cuando el nivel de tensión esté en una banda de entre 0 y 2, pasa al punto 9. A veces tendrás que repetir el tratamiento varias veces mientras piensas en tu problema —o incluso estando en la situación real—, hasta que te sientas completamente aliviado.

8. Mientras se produzca una reducción en el nivel de tensión, continúa con la secuencia de tratamiento hasta que queden muy pocos o ningún sentimiento de este tipo. Si el tratamiento se queda estancado en algún punto, esto indica una mini-inversión. Trátala tocándote en el dedo meñique de la mano (BM) mientras repites tres veces: «Me acepto profundamente, aunque aún no haya resuelto completamente este problema.»

9. Cuando el nivel de ansiedad esté entre 0 y 2, considera la posibilidad de practicar el Giro de ojos (ER), para seguir reduciendo la tensión o completar los efectos del tratamiento. Para ello, date golpecitos en la parte posterior de la mano (DM), mantén la cabeza erguida y, moviendo únicamente los ojos, mira al suelo y después eleva lentamente los ojos hacia el techo.

Si la tensión asociada con el problema regresara posteriormente, repite la secuencia MET. Con el tiempo, será menos probable que vuelvas a tener el problema.

Resumen

Los tratamientos de este capítulo pueden usarse solos o con otros de los tratamientos facilitados en este libro. Por ejemplo, los hechos traumáticos suelen ir acompañados de sentimientos de ira, culpabilidad o vergüenza. Después de tratar el trauma con los tratamientos propuestos en el capítulo 10, si continuaras experimentando la emoción negativa, los tratamientos de este capítulo te ayudarán a aplicar los toques finales. Asimismo, después de tratarte cualquier problema, como un ataque de pánico, es posible que te sientas culpable o enfadado contigo mismo por haber tenido el problema en un principio. Esto suele ocurrir cuando el problema afecta a otras áreas de tu vida. Si éste fuera el caso, debes tratar esos sentimientos negativos con los tratamientos que se presentan en este capítulo. Recuerda, si no te tratas esas emociones negativas secundarias, con el tiempo podrían causar el retorno del problema original. Esto es particularmente cierto cuando tratas la ira. Después de tratar con éxito un problema, es posible que te parezca conveniente perdonarte por haberlo tenido. Para ello, sigue las secuencias de tratamiento para la ira y la culpabilidad.

Volver a sentirse bien

Aunque millones de ciudadanos occidentales parecen infelices y pueden creer que están deprimidos, hay una diferencia significativa entre la depresión clínica y lo que podríamos denominar un «estado de ánimo sombrío». En general, la diferencia viene determinada por la duración de los síntomas y su grado de intensidad. Por ejemplo, un estado de ánimo triste y sombrío que dure un día, independientemente de su profundidad, no puede considerarse una depresión clínica. La vida siempre tiene sus altibajos. Sin embargo, un estado de ánimo levemente sombrío que sea constante a lo largo del tiempo podría calificarse de depresión clínica. Por ejemplo, si un estado de ánimo sombrío persiste durante al menos dos semanas e incluye síntomas como los descritos a continuación, es posible que se haya producido una depresión clínica, por lo que es aconsejable un tratamiento profesional. En general, cuanto más tiempo estés deprimido, más tiempo se requiere para resolver la depresión.

Entre los síntomas de depresión clínica se encuentran los siguientes:

– Problemas para concentrarse.
– Fatiga.
– Falta de energía.
– Dificultades para tomar decisiones.
– Problemas para quedarse dormido.
– Despertarse frecuentemente.

– Despertar a primera hora de la mañana.

– Dormir en exceso.

– Falta de apetito.

– Exceso de apetito.

– Pérdida de placer en actividades antes consideradas agradables.

– Sentimientos de desesperanza.

– Sentimientos de no valer nada.

– Sentimientos constantes de culpabilidad.

– Pensar en exceso sobre la muerte.

– Pensamientos suicidas.

Tratamientos médicos

Existen una serie de opciones para tratar la depresión. Algunos médicos tienden a confiar mucho en la medicación antidepresiva, que incluye medicamentos como Tofranil, Sinequan, Prozac, Zoloft, Paxil, Serzone, Remeron y otros. De hecho, los medicamentos psiquiátricos se han vuelto tan populares y están tan solicitados que muchos médicos se sienten obligados a recetarlos aunque no sean completamente necesarios. Además de las medicaciones convencionales, los antidepresivos alternativos, como el *hypericum perforatum* o hierba de San Juan, se consideran eficaces para tratar la depresión clínica (Lockie y Geddes, 1995; Linde y Ramírez, 1996).

Usada apropiadamente, la medicación puede ser un complemento útil para tratar ciertos tipos de depresión. No obstante, en la mayoría de los casos, la depresión puede ser tratada sin antidepresivos, o con muy pocos, y usándolos sólo a corto plazo. Habitualmente, los antidepresivos no *curan* la depresión porque sólo remedian una de sus causas, el desequilibrio químico, por lo que los síntomas suelen retornar cuando se retira la medicación, aunque esta retirada sea gradual. En la mayoría de los casos en los que la medicación se considera necesaria, la mejor opción es recibir tratamiento psicológico junto con la medicación.

Ten cuidado: Se sabe que ciertas enfermedades físicas producen sentimientos y conductas similares a la depresión. Por ejemplo, la falta de actividad de la glándula tiroides, la anemia o las deficiencias nutricionales pueden producir pereza y nublar la atención. Antes de llegar a la conclusión de que estás clínicamente deprimido, asegúrate de examinar todas las causas posibles de tus síntomas.

¿Qué causa la depresión?

Existe una serie de factores que influyen en el estado depresivo. Por ejemplo, ciertas áreas del cerebro, como las que regulan las respuestas emocionales (por ejemplo, la *amígdala* y el *tálamo*) intervienen de manera compleja en la depresión. Además, también intervienen aspectos químicos, como la alteración de los neurotransmisores (por ejemplo, *serotonina* y *norepinefrina*), que conducen las corrientes eléctricas dentro de nuestro sistema nervioso. Cuando estos neurotransmisores escasean, te vuelves perezoso, pierdes interés, y tal vez sufras ansiedad; también es posible que tiendas a preocuparte en exceso. Ésta es la causa de la depresión que remedian los medicamentos antidepresivos. Pero también puedes aumentar los neurotransmisores con otro tipo de curas y actividades: ejercicios aeróbicos, una nutrición adecuada, vitaminas, exposición a una luz de espectro completo y ciertos remedios herbales. Sin embargo, la pregunta relevante sigue siendo: ¿Qué provoca originalmente la depresión? No cabe duda de que los cambios químicos y cerebrales asociados con la depresión no se producen por sí mismos. Algo debe poner en movimiento la bola de nieve, haciéndola rodar cuesta abajo hacia el valle de la depresión.

En la mayoría de los casos, la depresión es provocada por hechos del pasado o del presente que son al menos parcialmente traumáticos, y que a menudo causan una pérdida de algún tipo, anticipada o real. Por ejemplo, la muerte de un ser querido, la pérdida de un empleo, los problemas de salud y la posibilidad de ruina económica pueden provocar una depresión. Ahora bien, para que ésta se produzca, debes creer que los sucesos ocurridos son significativamente negativos. Por ejemplo, si has perdido un empleo que te disgustaba mucho, en lugar de sentirte mal o deprimido, podrías sentirte aliviado o alegre. Por el contrario, cuando te sientes deprimido, tienes pensamientos negativos, tal vez catastróficos, sobre la pérdida. Lo que pienses respecto a una situación, por tanto, afecta enormemente tus probabilidades de sentirte deprimido. (Éste es el núcleo de la terapia cognitiva, que asume que lo que *piensas* se plasma inmediatamente en cómo te sientes.)

Hasta el momento, la cadena de causas de la depresión es aproximadamente ésta:

1. Se produce una pérdida.
2. Tienes frecuentemente pensamientos inquietantes al respecto.
3. A continuación se activan ciertas áreas del cerebro que producen emociones negativas.
4. Además, a medida que surgen los pensamientos negativos, ciertos compuestos químicos corporales sufren un desequilibrio.
5. Se produce la depresión.

Sin embargo, esta fórmula es incompleta. En alguna parte interviene la *energía*, porque es ella la que hace funcionar tu sistema nervioso. Para que los pensamientos impacten en ciertas áreas de tu cerebro y afecten a tus neurotransmisores, tienen que poseer ciertos rasgos eléctricos o electromagnéticos. Dichos rasgos, a su vez, estimulan los centros cerebrales y producen la falta de neurotransmisores. La energía es real; interactúa con tu cuerpo de manera profunda.

Como ejemplo, imagina vívidamente que muerdes un limón o una lima. ¿Qué ocurre? La mayoría de la gente experimenta una sensación ácida en la lengua, aunque sólo estén pensando en morder el cítrico y no lo hagan realmente. ¿Cómo ocurre esto? El hecho de pensar en el cítrico envía un mensaje al cerebro —algo similar a enviar electricidad a través de un cable— que produce la sensación que te hace fruncir los labios. Lo mismo es cierto para las experiencias de ira, culpa, celos, ansiedad e incluso depresión.

Teniendo esto en cuenta, la depresión no depende exclusivamente de la situación, del cerebro, de la química, ni siquiera de los pensamientos, aunque estos cuatro aspectos son importantes y pueden afectar enormemente las probabilidades de sufrir una depresión. En cualquier caso, el pensamiento debe ser portador de cierta carga electromagnética para que se desencadenen todas las causas de la depresión. A continuación, ese pensamiento específicamente cargado lleva ciertos mensajes a tus sentidos y a través de todo el cuerpo. Por tanto, podríamos revisar la fórmula de la depresión y establecer que:

1. Se produce una pérdida.
2. Tienes frecuentes pensamientos inquietantes al respecto.
3. Los pensamientos son inquietantes porque contienen cierta *energía alterada*.
4. Los rasgos electromagnéticos de los pensamientos producen emociones negativas que activan ciertas áreas del cerebro relacionadas con la emoción.
5. Se produce el desequilibrio de los neurotransmisores corporales porque los pensamientos inquietantes los agotan.
6. Aparece la depresión.

Evidentemente, ésta no es la única fórmula que explica la depresión. En algunos casos también están implicados los factores hereditarios. De hecho, algunos estudios realizados sobre gemelos idénticos indican que el principal factor que predispone a la depresión es la herencia (Kendler, Walters, Truett, *et al.* 1994).

La psicología energética te ayuda a aliviar la depresión

Cuando te sientes deprimido, tu sistema energético está desequilibrado. Puedes recuperar el equilibrio mediante los tratamientos de la psicología energética, que sirven para eliminar la causa básica de la depresión, situada dentro del ámbito de la energía. Dándote golpecitos en puntos de energía concretos y de maneras específicas eliminas los rasgos negativos de los pensamientos, con lo que tu sistema energético se autoequilibra y se alivia la depresión. Piensa que la depresión está causada por un campo energético; es algo parecido a las impresiones magnéticas sobre una cinta de audio, que en cuanto la haces sonar reproduce la música. La estimulación del sistema energético hace que ese campo se borre, borrando también la depresión. A continuación, veamos ejemplos de cómo ha funcionado esto para algunos.

Caso: Amor, miedo y depresión.

David llevaba más de seis meses sintiéndose deprimido. Su médico le recetó medicación antidepresiva, pero él se dio cuenta de que no le servía de mucho, apenas tenía algún efecto. Hizo una prueba llamada *Beck Depression Inventory* (BDI) para averiguar su grado de depresión, que resultó ser intenso. Decidió probar la psicoterapia, algo que no había hecho antes.

Después de comentar los diversos factores implicados en su depresión, a David se le aconsejó que examinara la terapia energética. En su primera sesión, se le recordó que aunque la depresión tiene aspectos químicos, y por eso su médico había decidido recetarle meditación antidepresiva, está causada fundamentalmente por pensamientos perturbadores asociados con ciertos sucesos de nuestra vida. Además, le dijeron que sus pensamientos no están desencarnados, y que los pensamientos negativos tienen un aspecto eléctrico o electromagnético que puede aliviarse rápidamente con ciertas técnicas. También se le recalcó que no tenía que sentirse atrapado por los pensamientos depresivos. (Ésta es una importante consideración a tener en cuenta en cualquier problema psicológico.) En este sentido, pusimos de relieve que seguir centrándose en los aspectos negativos causa desequilibrios energéticos, afecta negativamente al sistema nervioso y produce un desequilibrio químico, entre otros efectos perjudiciales.

David siguió nuestro consejo y practicó la secuencia de tratamiento energético para la depresión (que se facilita en este capítulo). Su depresión desapareció en menos de cinco minutos. Después de la secuencia original de tratamiento, tuvimos que volver a hacer hincapié en la importancia de que no se dejara atrapar por pensamientos depresivos, y se le facilitó una secuencia de tratamiento revisada para que pudiera repetirla durante la semana si era necesario.

Cuando David volvió para recibir su sesión la semana siguiente, repitió el test BDI, evidenciando una notable mejoría. Ya no estaba profundamente deprimido, aunque era evidente que quedaba cierta depresión residual; se repitieron las secuencias de tratamiento de la semana anterior hasta que la depresión desapareció por completo.

En la tercera sesión se le volvió a administrar el test. En ese punto no mostró síntomas de depresión clínica. David estaba sorprendido de haber evolucionado tanto en tan poco tiempo y exclamó: «¡Es increíble!»

Bajo supervisión médica, dejó de tomar la medicación antidepresiva. El seguimiento del caso realizado por teléfono seis meses después reveló que la depresión no había recurrido. A David le iba muy bien.

Caso: La muerte de un novio

Jennifer estaba en su penúltimo año en el instituto. Llevaba más de dos años saliendo con Chris, un muchacho de diecinueve años, cuando él contrajo una grave enfermedad respiratoria, su estado empeoró rápidamente y poco después murió. Jennifer se sintió profundamente apenada y pronto entró en el estado de depresión clínica. Lo echaba de menos, se sentía perdida sin él y tenía constantes imágenes mentales de Chris debilitado y sufriente. Su médico le administró medicación antidepresiva. También visitó a un terapeuta que la animó a hablar de su pena, a revisar muchos de los hechos ocurridos durante la enfermedad de Chris, y a centrarse en los recuerdos positivos que tenía de él antes de la enfermedad. Por desgracia, nada de esto ayudó a Jennifer que, de hecho, estaba cada vez más deprimida. Se consideró la posibilidad de internarla en un hospital psiquiátrico.

Gracias a la psicología energética, Jennifer no tuvo que rememorar los sucesos del pasado. El primer objetivo fue hacer que sintonizara brevemente con las imágenes que le deprimían, incluyendo también sus síntomas de insomnio, pérdida de placer, llanto, falta de apetito, etc. Ella misma clasificó su nivel de aflicción en ese momento como el más elevado posible. Su imagen visual más frecuente era la de Chris tumbado en el sofá, sufriendo porque le costaba respirar. A Jennifer se le aplicó el tratamiento para traumas altamente complejos (véase capítulo 10) y, en cuestión de minutos, esa imagen dejó de causarle una alteración aguda.

A continuación, abordamos sus sentimientos de depresión residuales. A esas alturas, la intensidad de la depresión se había reducido significativamente. Animamos a Jennifer a que se golpeara en la parte posterior de la mano, entre el dedo meñique y el anular (DM) mientras seguía concentrándose en sus sentimientos de depresión, que, según describía, se centraban «en su corazón». A medida que la depresión disminuía, se le pidió que se diera golpecitos repetidamente bajo la clavícula (DC) y que a continuación volviera a trabajarse el punto del dorso de la mano (DM). En pocos minutos Jennifer dejó de estar deprimida. A lo largo del tratamiento exclamaba frecuentemente: «Esto es una locura. Es extraño, pero es bueno.»

Cuando vimos a Jennifer la semana siguiente, nos dijo que después del tratamiento inicial, no se había sentido deprimida durante tres días. En total, bastaron unas pocas visitas más para ayudar a Jennifer a mejorar notablemente su estado de ánimo. Ahora le resultaba mucho más fácil concentrarse, dormía y comía mejor, y volvió a interesarse por la vida y las actividades propias de su edad. No volvió a estar gravemente deprimida. Empezó a participar en actividades sociales con amigos y finalmente comenzó a salir con otros muchachos. Asesorándose con nuestro tratamiento, su médico dejó de administrarle antidepresivos.

Desorganización neurológica

Como ya hemos dicho, a veces las secuencias de tratamiento para aliviar la depresión no son eficaces por haberse producido una alteración energética más general denominada desorganización neurológica. Si descubres que las secuencias de tratamiento siguientes no alivian la depresión o el humor sombrío, si resultan ineficaces, es posible que necesites corregir la desorganización neurológica. Véase el capítulo 2 para obtener más información sobre esta condición y un ejercicio para tratarla.

Tratamiento básico para la depresión

1. Piensa en tus sentimientos de depresión. Puntúa tu nivel de depresión en una escala de 0 a 10, donde 10 representa el máximo nivel de aflicción y 0 indica que no hay ninguna.
2. Trátate las posibles inversiones tocándote repetidamente el lado de la mano (BM) o frótate el punto dolorido (PD) mientras piensas

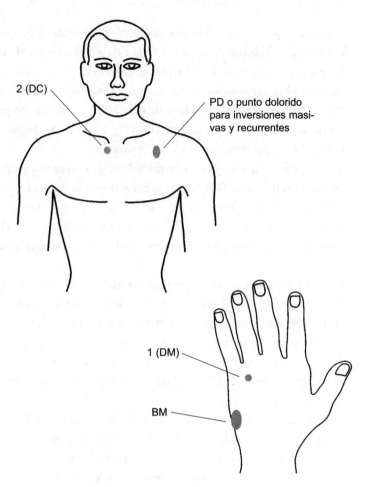

2 (DC)

PD o punto dolorido
para inversiones masi-
vas y recurrentes

1 (DM)

BM

Diagrama diecisiete: Depresión básica.

Secuencia de tratamiento básica para la depresión

Meridiano

Parte posterior de la mano (DM) 1

Debajo de la clavícula (DC) 2

Localización

Parte posterior de la mano, entre los dedos meñique y anular.

Dos centímetros y medio bajo la clavícula, cerca de la garganta.

o repites tres veces: «Me acepto profundamente aunque esté deprimido». También podría ser útil darse golpecitos en el lado de la mano (BM) o frotarse el punto dolorido (PD) mientras se pronuncia: «Me acepto con todos mis problemas y limitaciones».

3. Mira al diagrama 17 para identificar la localización de los puntos meridiano Dorso de la mano (DM) y Debajo de la clavícula (DC). Mientras piensas en tu depresión (sin entrar tanto en ella que te produzca alguna incomodidad), date cincuenta golpecitos (o más) en le punto DM hasta que notes que la depresión disminuye y luego date cinco golpecitoos en el punto DC. Golpéatelos en el orden siguiente: 1, 2. Tócatelos únicamente con la fuerza necesaria para sentirlos. Los golpecitos no deberían causarte ningún dolor.

4. Una vez más, evalúa tu depresión en una escala de entre 0 y 10, (debería surgir un número en tu cabeza). Si no se produce una reducción, vuelve al paso 2 y repite la secuencia. Si sigue sin producirse ninguna reducción después de tres intentos, probablemente ésta no es una secuencia de tratamiento adecuada, o bien existe otra creencia saboteadora (una inversión) que requiere corrección. (Véase paso 8).

5. Seguidamente, practica el Equilibrado del Cerebro (BB) dándote golpecitos repetidamente en la Parte posterior de la mano (DM), mientras giras los ojos en el sentido de las agujas del reloj, a continuación en sentido contrario, y después entonas una melodía, cuentas hasta cinco y vuelves a susurrar la melodía.

6. Repite la secuencia 1, 2.

7. Una vez más, evalúa tu nivel de depresión, dándole una puntuación de entre 0 y 10. Debería ser aún menor. Cuando la depresión esté en una banda de entre 0 y 2, pasa al punto 9. A veces tendrás que repetir varias veces el tratamiento —mientras piensas en tu depresión— hasta que te sientas completamente aliviado de los síntomas.

8. Mientras se produzca una reducción en el nivel de depresión, continúa con la secuencia de tratamiento hasta que quede muy poca o ninguna. Si el tratamiento se queda estancado en algún punto, esto indica una mini-inversión. Trátala tocándote en el

dedo meñique de la mano (BM) mientras repites tres veces: «Me acepto profundamente, aunque aún no haya resuelto completamente esta depresión.»

9. Cuando la depresión esté en un nivel de entre 0 y 2, considera la posibilidad de practicar el Giro de ojos (ER), para seguir reduciendo la tensión o completar los efectos del tratamiento. Para ello, date golpecitos en la parte posterior de la mano (DM), mantén la cabeza erguida y, moviendo únicamente los ojos, mira al suelo y eleva lentamente los ojos hacia el techo.

Si los sentimientos de depresión regresaran posteriormente, repite estos tratamientos. Con el tiempo, los síntomas depresivos serán cada vez menos frecuentes. Para muchos es altamente improbable que recurra la depresión.

Tratamiento complejo para la depresión

Si el tratamiento básico para la depresión no alivia tus síntomas, es probable que la depresión sea más compleja. En algunos casos esto se debe a la existencia de otro nivel de inversión psicológica que debe corregirse antes de que el tratamiento sea eficaz (véase capítulo 6). Por ejemplo, podrías necesitar darte golpecitos en el punto debajo de la nariz (DN) mientras dices: «Me acepto profundamente aunque nunca supere esta depresión.» (También podrían estar involucradas otras inversiones). En otros casos el problema no son las inversiones, sino que tu sistema energético está en un estado de alteración más general y requiere, por tanto, más puntos de tratamiento. En esencia, la secuencia de tratamiento compleja para la depresión requiere combinar los puntos de tratamiento adicionales con la secuencia de tratamiento básica para la depresión. A continuación se ofrece una descripción detallada de esta secuencia:

1. Piensa en tus sentimientos depresivos. Evalúa tu nivel de depresión en una escala de 0 a 10, donde 10 representa el máximo nivel de aflicción y 0 indica que no hay ninguna tensión.

2. Trátate las posibles inversiones tocándote repetidamente en el lado de la mano (BM) o frótate el punto dolorido (PD) mientras piensas o pronuncias tres veces: «Me acepto profundamente aunque estoy deprimido». También podría ser de ayuda darse golpecitos en el lado de la mano (BM) o frotarse el punto dolorido (PD) mientras se pronuncia: «Me acepto con todos mis problemas y limitaciones».

3. Mira el diagrama 18 para identificar dónde están situados los puntos para la Ceja (CC), Lado del ojo (LO), Debajo del ojo (DO), Debajo de la nariz (DN), Debajo del labio inferior (DLI), Debajo del brazo (DB), Debajo de la clavícula (DC), dedo meñique (UM), y dedo índice (UI). Mientras piensas en tu depresión (sin entrar tanto en ella que te produzca incomodidad), date cinco golpecitos en cada uno de estos puntos. Golpéatelos en el orden siguiente: 1, 2, 3, 4, 5, 6, 7, 8, 9. Golpéalos únicamente con la fuerza necesaria para sentirlos. Los golpecitos no deberían causarte ningún dolor.

4. Después de completar la secuencia anterior, identifica la localización de los puntos para la parte posterior de la mano (DM) y debajo de la clavícula (DC). Mientras piensas en la depresión, date cincuenta o más golpecitos en el punto DM hasta que notes que se reduce la depresión, y después golpéate suavemente cinco veces en el punto DC (véase el esquema anterior de la secuencia de tratamiento básica para la depresión).

5. Una vez más, evalúa tu depresión en una escala de entre 0 y 10, (debería surgir un número en tu cabeza). Si no se produce una reducción, vuelve al paso 2 y repite la secuencia. Si sigue sin producirse ninguna reducción después de tres intentos, probablemente ésta no es una secuencia de tratamiento adecuada para ese hecho, o bien existe otra creencia saboteadora (una inversión) que requiere corrección. (Véase paso 9).

6. A continuación, practica el Equilibrador del Cerebro (BB) dándote golpecitos repetidamente en la Parte posterior de la mano (DM), mientras rotas los ojos primero en el sentido de las agujas del reloj, a continuación en el sentido contrario, y después entonas una melodía, cuentas hasta cinco y vuelves a susurrar la melodía.

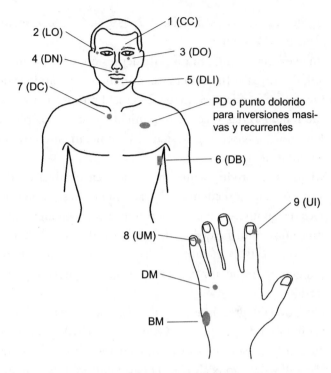

Diagrama dieciocho: Depresión compleja.

Secuencia de tratamiento compleja para la depresión

Meridiano		Localización
Ceja (CC)	1	Principio de la ceja, en el puente de la nariz.
Lado del ojo (LO)	2	Lado del ojo, en la órbita ósea cerca de la sien.
Debajo del ojo (DO)	3	Bajo el centro del ojo, en el extremo del hueso.
Debajo de la nariz (DN)	4	Sobre el labio superior y debajo del centro de la nariz.
Debajo del labio inferior (DLI)	5	Bajo el labio inferior, en la hendidura de la barbilla.
Debajo del brazo (DB)	6	Quince centímetros por debajo de la axila.
Debajo de la clavícula (DC)	7	Dos centímetros y medio por debajo de la clavícula, cerca de la garganta.
Dedo meñique (UM)	8	En la punta del dedo meñique, en el lado interno.
Dedo índice (UI)	9	En la punta del dedo índice, en el lado externo.

7. Repite otra vez la secuencia: 1, 2, 3, 4, 5, 6, 7, 8, 9, seguida de la secuencia DM, DC.

8. Una vez más, evalúa tu nivel de depresión, dándole una puntuación de entre 0 y 10. Debería ser aún menor. Cuando la depresión esté en una banda de entre 0 y 2, pasa al punto 10. A veces tendrás que repetir varias veces el tratamiento —mientras piensas en tu depresión— hasta que te sientas completamente aliviado de los síntomas depresivos.

9. Mientras se produzca una reducción en el nivel de depresión, continúa con la secuencia de tratamiento hasta que quede muy poca o ninguna. Si el tratamiento se estanca en algún punto, esto indica una mini-inversión. Trátala tocándote en el dedo meñique de la mano (BM) mientras repites tres veces: «Me acepto profundamente, aunque aún no haya resuelto completamente esta depresión.»

10. Cuando la depresión esté en un nivel de entre 0 y 2, considera la posibilidad de practicar el Giro de ojos (ER), para seguir reduciendo la tensión o para completar los efectos del tratamiento. Para ello, date golpecitos en la parte posterior de la mano (DM), mantén la cabeza erguida y, moviendo únicamente los ojos, mira al suelo y eleva lentamente los ojos hacia el techo.

Si los sentimientos de depresión regresaran posteriormente, repite estos tratamientos. Con el tiempo, los síntomas depresivos serán cada vez menos frecuentes. Para muchos será altamente improbable que recurra la depresión.

Depresión causada por la ira

Muchos terapeutas creen —y en muchos casos es cierto— que la depresión es «ira dirigida hacia dentro». Es decir, ha ocurrido algún acontecimiento indeseable en tu vida y te castigas sufriendo una dosis insana de depresión. En este caso, es importante prestar atención a los hechos que han provocado la depresión. Refiriéndonos al capítulo 10, puedes tratar estos sucesos como traumas y perdonarte usando los tratamientos para la culpa y para la ira perfilados en el capítulo 8. Si la ira hacia ti mismo es extrema, es posible que tengas que usar el tratamiento para la furia, que también aparece en el capítulo 8.

Depresión y ansiedad

La depresión y la ansiedad suelen estar mezcladas. La ansiedad es un sentimiento de temor, nervios, y tal vez miedo a que ocurra lo peor. La depresión es un sentimiento y un estado de cosas tendente hacia la reducción y la disminución. Además, puedes sentirte ansioso por estar deprimido o sentirte deprimido por estar ansioso. En tales casos, es importante tratar la ansiedad además de la depresión. Véanse en el capítulo 7 tratamientos eficaces para reducir la ansiedad.

Pérdidas que causan depresión

Muchas veces, la depresión está causada por pérdidas significativas. Si éste es el caso, puede ser importante que abordes específicamente la pérdida como un trauma y que la neutralices con una de las secuencias para tratar el trauma. (Véase capítulo 10 para más información.)

Inversiones psicológicas masivas

La depresión a menudo va acompañada de inversiones masivas (véase capítulo 6). Suele ser importante repetir el tratamiento para la inversión masiva a lo largo del día mientras te estés tratando la depresión. El tratamiento siguiente para la inversión masiva, que es algo más complejo, puede demostrar su eficacia cuando el habitual resulta insuficiente. Debes repetirlo al menos cinco veces a lo largo del día:

1. Masajéate vigorosamente el punto dolorido (PD) en el lado izquierdo del pecho mientras pronuncias o piensas tres veces:

«Me acepto profunda y completamente con todos mis problemas y limitaciones, aunque me sienta deprimido.»

2. A continuación, date golpecitos en el punto debajo de la nariz (DN), mientras dices o piensas tres veces: «Me acepto profunda y completamente con todos mis problemas y limitaciones, aunque nunca supere esta depresión.»

3. Tócate en el punto debajo del labio inferior (DLI) mientras dices o piensas tres veces: «Me acepto profunda y completamente con todos mis problemas y limitaciones, aunque no merezca superar esta depresión.»

Deja de pensar tanto

Como se ha indicado, existen muchas causas para la depresión, aunque la causa energética es la más fundamental. No obstante, el pensamiento está muy interrelacionado con la energía y es posible que a lo largo de los años hayas desarrollado «malos» hábitos de pensamiento. Aunque hayas equilibrado tu energía, es aconsejable observar la conexión existente entre tus pensamientos y tus sentimientos. Un paso importante es reconocer cuándo estás teniendo pensamientos que favorecen tus estados depresivos; lo que necesitas son soluciones alternativas para poder desprenderte de ellos. Por ejemplo, si tienes pensamientos depresivos cuando estás mucho tiempo solo, debes dedicar tiempo a reactivar tu vida social. Podría ser algo tan simple como tomar clases después del trabajo o dedicarte a aprender nuevas aficiones o aptitudes. Esto te ayudará a colocarte en un estado mental y energético más equilibrado, que favorece los tratamientos específicos facilitados en este libro.

También es importante indicar que liberarse de los pensamientos depresivos no implica reprimirlos. Cuando reprimes, te limitas a empujar el pensamiento fuera de tu mente, aunque básicamente sigues creyendo que lo que piensas es cierto. En realidad, lo que necesitas es cambiar tu forma de comprender los pensamientos depresivos. Es decir, tienes que reconocer que la verdadera causa de la depresión es la conexión entre tus pensamientos y la energía. Si permites que esos pensamientos se evaporen, verás que no eran ciertos en absoluto, que formaban parte de un modo de pensar distorsionado sobre ti mismo y sobre tu vida. El pensamiento sólo parecía cierto porque tu sistema energético estaba alterado. En esencia, el pensamiento depresivo es un espejismo o ilusión, y necesitas *des-ilusionarte* respecto a él. En cuanto seas capaz de ver este hecho, tu energía se equilibrará.

Resumen

En este capítulo hemos ofrecido información sobre la depresión clínica y su tratamiento. Aunque hemos facilitado tratamientos detallados de psicología energética que han demostrado ser eficaces para tratar la depresión y otros aspectos afines de la enfermedad, la autoayuda no siempre es suficiente. Si has podido emplear estas sugerencias para aliviar la depresión, genial, sigue adelante. Pero si estos tratamientos han demostrado ser insuficientes para ti, te aconsejamos que no consideres esto una indicación de que no puedes conseguir ayuda eficaz. La depresión es tratable. Te recomendamos decididamente que contactes con un buen profesional de la salud mental para recibir asistencia general, y también para que te ayude específicamente con el método energético facilitado en este libro.

Resolución rápida del trauma 10 y de los recuerdos dolorosos

Debemos librarnos de los pensamientos negativos de ayer para recibir los nuevos sentimientos positivos de hoy.

SYDNEY BANKS

Los recuerdos dolorosos son el resultado de experimentar sucesos traumáticos. Por desgracia, los sucesos traumáticos son demasiado comunes en nuestra sociedad, y son causa de muchos problemas psicológicos e infelicidad. Muchos profesionales de la salud también creen que el trauma es uno de los factores causantes de muchas dolencias físicas, como el cáncer y las enfermedades de corazón. Cuando se eliminan las emociones negativas asociadas con recuerdos traumáticos, sus efectos perjudiciales también se disipan. Por ejemplo, las relaciones mejoran, y también la salud física y emocional. Las secuencias de tratamiento de este capítulo te ayudarán a eliminar el impacto de diversos tipos de traumas.

¿Te has preguntado alguna vez por qué recuerdas conscientemente tan poco de tu pasado? Lo recuerdes o no, toda esa información está almacenada dentro de ti, influyendo en tu forma de pensar, sentir y comportarte.

Esto no sólo es aplicable a tus recuerdos de hechos traumáticos, sino también a tus recuerdos positivos y neutrales. Tu mente consciente tiene una capacidad limitada de almacenamiento de información. La mayor parte de tu vida ha quedado almacenada en los recuerdos archivados en tu mente inconsciente. Ciertos acontecimientos actuales, o el hecho de pensar en una época específica de tu vida, pueden activar dichos recuerdos. Si surge un recuerdo en ciertas situaciones o momentos, probablemente tendrá sentido para ti. Debes evaluar el recuerdo y averiguar si ha tenido un impacto traumático en ti. En la mayoría de los casos, la respuesta será evidente.

Aunque este capítulo aborda fundamentalmente el tratamiento de traumas importantes, no vamos a descuidar otros sucesos negativos que pueden haber alterado y conformado tu vida, aunque dichos sucesos no reciban la clasificación clínica de traumas. Puede tratarse de hechos ocurridos cuando eras mucho más joven y que ahora, de adulto, crees que deberías considerar triviales. No obstante, cuando ocurrió el incidente no tenías los recursos necesarios para afrontarlo. Por lo tanto, ese incidente ha podido dejar una huella emocional en ti. Es decir, es posible que haya mermado tu concepto de ti mismo o que haya contribuido a que rechaces una parte de ti. Así es como se crean los desequilibrios energéticos y las inversiones.

Es sorprendente que un comentario cruel realizado por un conocido, o incluso por un extraño, pueda tener un efecto tan significativo y duradero en nosotros. Por ejemplo, una mujer dijo que un comentario realizado por un vendedor de zapatos hacía veinte años seguía afectándole en la actualidad. La causa del trauma puede ser así de simple. Por supuesto, esto no significa que todos los sucesos negativos ocurridos en tu juventud tendrán un impacto duradero en ti. Pero si un incidente hirió tus sentimientos o afectó tu modo de sentirte respecto a ti mismo, ya es hora de tratar ese recuerdo con las técnicas facilitadas en este capítulo.

Por desgracia, los grandes traumas no escasean. Generalmente el suceso más traumático es la muerte de un hijo. En 1997, sólo en Estados Unidos murieron 28.000 niños de menos de un año, y también se produjeron 46.000 muertes de niños y jóvenes de uno a veinticuatro años (Instituto Nacional de Estadísticas de Salud, 1997). Además, las víctimas de delitos se sienten traumatizadas, y los procesos judiciales contribuyen a traumatizarlas de nuevo. Cada año se producen millones de robos, asaltos y violaciones. Además, hay innumerables familias traumatizadas por los 20.000 homicidios y los 30.000 suicidios que se producen anualmente sólo en Estados Unidos (Instituto Nacional de Estadísticas de Salud, 1997). Otros incidentes traumáticos destacables son el abuso sexual, el incesto, los desastres naturales, los accidentes automovilísticos, etc. Si te sientes traumatizado por sucesos así, puedes recurrir a los tratamientos de este capítulo para dejar descansar estos recuerdos dolorosos.

Los traumas y los recuerdos dolorosos duraderos pueden producir problemas secundarios, como «no estar dispuesto» a olvidar un suceso. Una vez ocurridos los sucesos traumáticos, pueden instaurarse las inversiones psicológicas que te impiden ver la situación desde una perspectiva que no te cause aflicción. Por ejemplo, si has perdido un hijo, podrías creer que el hecho de no sentir dolor significa que tu hijo no te importa. Sin embargo, nada más lejos de la realidad. Hagas lo que hagas, tu hijo siempre te importará, y siempre te sentirás triste y sentirás la pérdida. Sin embargo, en cuanto tu sistema energético se equilibre, el recuerdo no seguirá abrumándote ni te impedirá seguir adelante con tu vida.

Ser asaltado también puede provocar una respuesta de «no-estar-dispuesto-a-olvidar...». Por ejemplo, si te atracaran o golpearan, podrías sentir que superar el trauma podría poner en peligro tu seguridad, o que eso equivaldría a absolver al causante del percance. Una vez más, estos pensamientos son imprecisos. El hecho de superar un asalto traumático no te predispone inmediatamente a que se repita el asalto. Aunque la resolución del trauma te predispone a sentirte más cómodo y a funcionar mejor, no hace que olvides lo ocurrido ni cualquier información útil asociada a esa experiencia. Es decir, si te asaltó una persona concreta, seguirás evitándola en el futuro. Asimismo, en lo que respecta a la exculpación, lo que está bien está bien, y lo que está mal está mal. Tu forma de reaccionar actualmente a tu recuerdo del suceso no implica que el agresor no actuara con maldad. En cualquier caso, cuando desaparecen tus recuerdos dolorosos, te fortaleces, y eres capaz de abordar mejor el trauma.

El trauma también puede generar otros problemas, como vergüenza, autoinculpación, menosprecio, impotencia y resignación. Revisando la información del capítulo 1 puedes medir el impacto del trauma sobre tu nivel de energía. Si estás sintiendo una de esas emociones intensas, es posible que se haya producido una inversión psicológica, haciendo que sabotees algun área de tu vida. En un caso así tendrás que tratar los problemas secundarios, además de los recuerdos dolorosos, para resolver el problema. Los tratamientos de este capítulo facilitarán esta tarea.

El proceso de tratamiento

Dividimos los sucesos traumáticos en tres grupos: trauma simple, trauma complejo y trauma altamente complejo. A veces, la resolución de los asuntos traumáticos puede requerir la asistencia de un psicoterapeuta cualificado que esté debidamente formado en terapia energética. Sin embargo, en muchos casos, la autoaplicación de las secuencias de tratamiento de este capítulo producirán resultados positivos.

Autotratamiento

En algunos casos el recuerdo traumático seguirá molestándote después de los primeros intentos de tratarlo. Si te sucede esto, asume que el trauma no ha sido tratado completamente, y a continuación repite la secuencia apropiada. Sé optimista. Cuando el dolor asociado con el recuerdo desaparece por completo, no debe volver a molestarte. En algunos casos, tensiones psicológicas graves o toxinas energéticas causan el retorno de un problema tratado repetidamente. Sin embargo, esto no es lo habitual, y tu persistencia en el tratamiento de los recuerdos traumáticos con las secuencias facilitadas en este capítulo, con el tiempo te funcionará.

Tratamiento del trauma simple

Como indicamos anteriormente, un trauma simple puede ser cualquier suceso de tu vida que sientas que te impide avanzar. Aquí se incluyen comentarios crueles, situaciones embarazosas, momentos en los que te sentiste acosado, o errores cometidos en la vida por los que continúas castigándote. Si se trata de un único suceso aislado, generalmente podrás tratarlo con esta secuencia. Si se trata de un suceso más complejo, debes tratar cada aspecto del mismo individualmente, paso a paso. Por ejemplo, digamos que el hecho fue una discusión con un amigo, que el amigo dijo algo insultante y que, más adelante, te hizo daño. En este caso, el hecho traumático tendría dos componentes distintos, y cada uno debe ser tratado por separado.

Como siempre, el primer paso de la secuencia de tratamiento es recordar el suceso. No es necesario experimentar ninguna incomodidad, excepto muy brevemente cuando se rememora el hecho. Recordarlo obedece a un doble propósito: evaluar el nivel de tensión o aflicción asociado a él y asegurarse de sintonizar con el problema para que pueda ser tratado con éxito. En cuanto a esto segundo, someterse a los tratamientos de la psicología energética sin sintonizar previamente con el suceso traumático podría producir una agradable sensación de relajación, pero no resolverá el problema. El problema debe ser traído a la conciencia, aunque basta con hacerlo al nivel más sutil.

1. Piensa en tu recuerdo traumático o doloroso. Debería ser un hecho único y específico. Evalúa tu nivel de tensión o aflicción en una escala de 0 a 10, donde 10 representa el máximo nivel de aflicción y 0 indica que no hay ninguna.

2. Trátate las posibles inversiones tocándote repetidamente en el lado de la mano (BM) o frótate el punto dolorido (PD) mientras piensas o dices tres veces: «Me acepto profundamente aunque estoy molesto». También podría ser útil darse golpecitos en el lado de la mano (BM) o frotarse el punto dolorido (PD) mientras se repite: «Me acepto con todos mis problemas y limitaciones». Puedes referirte específicamente al suceso.

3. Mira el diagrama 19 para identificar la localización de los puntos de la ceja (CC) y bajo la clavícula (DC). Mientras piensas vagamente en lo sucedido (sin entrar tanto en ello que te haga sentirte incómodo), date cinco golpecitos en cada uno de estos puntos. Golpéatelos en el orden siguiente: 1, 2. Tócatelos únicamente con la fuerza necesaria para sentirlos. Los golpecitos no deberían causarte ningún dolor.

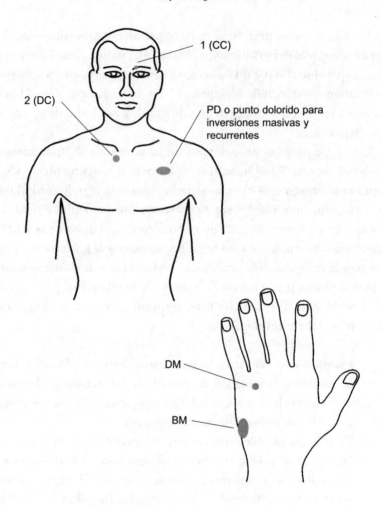

1 (CC)

2 (DC)

PD o punto dolorido para
inversiones masivas y
recurrentes

DM

BM

Diagrama diecinueve: Trauma simple.

Secuencia de tratamiento para el trauma simple

Meridiano		Localización
Ceja (CC)	1	Comienzo de la ceja, cerca del puente de la nariz.
Debajo de la clavícula (DC)	2	Dos centímetros y medio bajo la clavícula, cerca de la garganta.

4. Una vez más, evalúa tu nivel de tensión en una escala de entre 0 y 10, (debería surgir un número en tu mente). Si no se produce una reducción, vuelve al paso 2 y repite la secuencia. Si sigue sin producirse ninguna reducción después de tres intentos, probablemente ésta no es una secuencia de tratamiento adecuada para ese suceso, o bien existe otra creencia saboteadora (una inversión) que requiere corrección. Considera la posibilidad de usar la secuencia compleja para tratar el trauma (facilitada en este capítulo).

5. Seguidamente, practica el Equilibrador del Cerebro (BB) dándote golpecitos repetidamente en la Parte posterior de la mano (DM), mientras giras los ojos en el sentido de las agujas del reloj, a continuación en sentido contrario, y después entonas una melodía, cuentas hasta cinco y vuelves a susurrar la melodía.

6. Repite otra vez la secuencia: 1, 2.

7. Una vez más, evalúa tu nivel de aflicción, dándole una puntuación de entre 0 y 10. Debería ser aún menor. Cuando la depresión esté en una banda de entre 0 y 2, pasa al punto 9. A veces tendrás que repetir el tratamiento varias veces —siempre pensando en tu trauma— hasta que te sientas completamente aliviado de los síntomas depresivos.

8. Mientras se produzca una reducción en el nivel de tensión, continúa con la secuencia de tratamiento hasta que quede muy poca o ninguna. Si el tratamiento se queda estancado en algún punto, esto indica una mini-inversión. Trátala tocándote en el dedo meñique de la mano (BM) mientras repites tres veces: «Me acepto profundamente, aunque siga sintiéndome disgustado.»

9. Cuando la tensión esté en un nivel de entre 0 y 2, considera la posibilidad de practicar el Giro de ojos (ER) para seguir reduciendo la tensión o completar los efectos del tratamiento. Para ello, date golpecitos en la parte posterior de la mano (DM), mantén la cabeza erguida y, moviendo únicamente los ojos, mira al suelo y eleva lentamente los ojos hacia el techo.

En la mayoría de los casos, cuando el trauma ha sido tratado con éxito, la alteración no retorna. Si volviera más adelante, repite estos tratamientos. Con el tiempo, las sensaciones traumáticas serán cada vez menos frecuentes.

Debe tenerse en cuenta que las secuencias de tratamiento no cambian los recuerdos en sí mismos. Más bien, eliminan los elementos emocionales molestos asociados al recuerdo. De modo que, cuando hayas tratado el trauma con éxito, aún podrás recordar el hecho con todo detalle, aunque te sientas distanciado de él. También es posible que puedas recordar el hecho más vivamente que antes del tratamiento. Esto se debe a que el trastorno emocional ya no te distrae, permitiéndote observar y pensar en lo ocurrido sin alterarte. Es como si el recuerdo estuviera grabado en diferentes pistas: visual, auditiva, emocional y creencia. Los tratamientos de la psicología energética sirven para borrar la pista de la emoción negativa, no la pista visual ni la del sonido. Como la pista de la creencia suele estar asociada con la emocional, el tratamiento podría afectar tus creencias sobre el trauma, generalmente reorientándolas en una dirección más positiva.

En algunos casos, la persona informa de que aunque el recuerdo ya no le molesta, tampoco es capaz de evocarlo con claridad. La imagen podría describirse como vaga, poco clara, inconexa, fragmentada, etc. Si te ocurre esto, no tienes que preocuparte. Puede que desees repetir el tratamiento porque la dificultad de ver u oír el suceso algunas veces, aunque no siempre, indica que el trauma no ha sido tratado sistemáticamente. La repetición del tratamiento podría permitirte ver y oír lo ocurrido con claridad y de manera relajada.

Trauma complejo

Generalmente, los traumas complejos implican recuerdos traumáticos o dolorosos que tienen muchos aspectos y suelen ser más complicados en términos de aflicción emocional que los traumas simples provocados por un único suceso. El estudio de los dos casos siguientes te ayudará a comprender el tipo de traumas complejos que pueden resolverse por medio de la psicología energética.

Caso: Trauma de guerra

Bill era un veterano de Vietnam que había sido condecorado por su valor en combate. Sin embargo, arrastraba las cicatrices de la guerra: una pierna amputada por encima de la rodilla, una enfermedad respiratoria causada por el Agente Naranja, adicción al alcohol y a las drogas, y toda una serie de recuerdos traumáticos que de noche surgían en sueños, y a veces también estando despierto. Le venían imágenes retrospectivas de compañeros que murieron en la guerra y de las personas que él había tenido que matar. También creía que las cosas no tienen remedio, y que era culpable de haber cometido atrocidades. Aunque lo único que había hecho en las batallas era defenderse, se sentía culpable, y presentaba los síntomas de culpabilidad del superviviente.

Bill había recibido psicoterapia anteriormente. Había probado el trabajo grupal, había revivido las emociones y había tomado numerosas medicaciones, se había rehabilitado del alcohol y de las drogas pero apenas conseguía salir adelante en la vida. Cuando su hermana oyó hablar de la psicología energética, reservó hora para probar si servía de algo. El día de la primera sesión, Bill estaba muy nervioso. Esperaba que la terapia fuera parecida a las que había conocido. No quería volver atrás, a los recuerdos dolorosos, ni quería revivir escenas que prefería que no hubieran ocurrido nunca. De hecho, le habría gustado olvidarlas completamente, aunque eso le resultaba imposible de momento.

La mayoría de la gente recibe un tratamiento óptimo cuando se siente más segura. Después de relajarse un poco, Bill describió una escena que le había perseguido desde sus años en Vietnam y seguía siendo fuente de aflicción. Se encontraba en un combate cuerpo a cuerpo. Mientras Bill hablaba brevemente de aquel suceso, se puso blanco y empezó a temblar. Le dijimos que se diera golpecitos en los puntos. Repitió varias veces éste y otros tratamientos y, transcurridos aproximadamente cinco minutos, el recuerdo de aquel incidente dejó de molestarle. Podía recordar lo ocurrido con absoluta claridad, pero ya no temblaba ni palidecía. En realidad estaba muy calmado. Con algo de desconcierto en la voz, declaró: «Ya no me molesta. Puedo ver lo que ocurrió, ¡pero no me molesta!»

Después del tratamiento, Bill dejó de sentirse culpable por el incidente. Pudo ver con claridad que no había tenido otra alternativa que defenderse y defender a sus compañeros. Vimos muchas veces a Bill a lo largo de los dos años siguientes, y ese incidente particular ya no volvió a inquietarle. Desde entonces se ha sentido en calma a ese respecto. Debe indicarse, no obstante, que la resolución de ese recuerdo traumático concreto no fue suficiente para acabar con todos los problemas de Bill. Fue preciso tratar muchas otras situaciones traumáticas. Nunca volvió a sufrir pesadillas, recuerdos esporádicos ni perturbación emocional relacionados con ese recuerdo específico. Además, a medida que sus tratamientos energéticos progresaron, experimentó una mejoría en muchas otras áreas de su vida.

Caso: Trauma de violación.

Cuando Bárbara tenía trece años, su novio de dieciocho la violó. Este incidente la dejó traumatizada hasta después de cumplir los treinta. Tenía graves problemas con las drogas y el alcohol y, en muchos sentidos, su estilo de vida se caracterizaba por la ansiedad y la depresión. A lo largo de los años había recibido tratamiento en una serie de hospitales psiquiátricos para pacientes internos y externos. Cuando comenzó los tratamientos energéticos, estaba tomando diversos medicamentos recetados por el psiquiatra, como Lithium, Prozac y Desyrel. Aun así, no le iba bien. Durante su primera sesión de tratamiento energético, Bárbara expuso el incidente de su violación; era evidente que estaba traumatizada. Lloró amargamente y, al recordarlo, parecía revivir el suceso. Dijo que ella tenía la culpa, que debería haber previsto aquello y que no había escuchado a su madre. A medida que hablaba, volvía a parecer una niña de trece años.

Aunque no todos sus problemas psicológicos eran achacables a la violación, no había duda de que ésta constituía un recuerdo muy doloroso que le había hecho emprender un camino desgraciado. El tratamiento energético del trauma llevó menos de diez minutos, e hizo desaparecer el recuerdo por completo. Además de no tener recuerdos dolorosos cuando evocaba lo sucedido, sus creencias respecto al incidente y a su papel en él cambiaron de modo radical. Inmediatamente después de completado el tratamiento, fue capaz de decirme con gran convicción que la violación «sólo era algo que había ocurrido» en su pasado y que ella «no tenía la culpa».

Las dos situaciones anteriores son ejemplos de traumas complejos. Recuerda que en este tipo de trauma, los factores involucrados deben ser tratados individualmente, uno a uno.

Secuencia de tratamiento para el trauma complejo

1. Piensa en el suceso traumático. Debería ser un suceso único y específico. Evalúa tu nivel de tensión o aflicción en una escala de 0 a 10, donde 10 representa el máximo nivel de aflicción y 0 indica que no hay ninguna tensión.

2. Trátate las posibles inversiones tocándote repetidamente en el lado de la mano (BM) o frótate el punto dolorido (PD) mientras piensas o repites tres veces: «Me acepto profundamente aunque aún me siento molesto con lo ocurrido». Puede referirte al suceso específicamente. También podría ser de ayuda darte golpecitos en el lado de la mano (BM) o frotarte el punto dolorido (PD) mientras pronuncias: «Me acepto con todos mis problemas y limitaciones».

3. Mira el diagrama 20 para identificar dónde están localizados los puntos de la Ceja (CC), Debajo el ojo (DO), Debajo del brazo (DB) y Debajo de la clavícula (DC). Mientras piensas en lo sucedido (sin entrar tanto en ello que te sientas incómodo), date cinco golpecitos en cada uno de estos puntos. Golpéatelos en el orden siguiente: 1, 2, 3, 4. Tócatelos únicamente con la fuerza necesaria para sentirlos. Los golpecitos no deberían causarte ningún dolor.

4. Una vez más, evalúa tu nivel de tensión en una escala de entre 0 y 10, (debería surgir un número en tu mente). Si no se produce una reducción, vuelve al paso 2 y repite la secuencia. Si sigue sin producirse ninguna reducción después de tres intentos, probablemente ésta no es la secuencia de tratamiento adecuada para ese problema, o bien existe otra creencia saboteadora (una inversión) que requiere corrección. Considera la posibilidad de usar la secuencia compleja para tratar este trauma (que se facilita más adelante en este mismo capítulo).

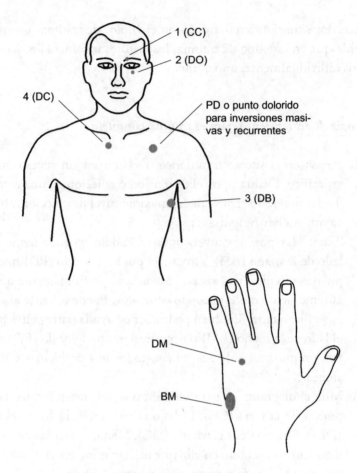

Diagrama veinte: Trauma complejo.

Secuencia de tratamiento para el trauma complejo

Meridiano		Localización
Ceja (CC)	1	Comienzo de la ceja, cerca del puente de la nariz.
Debajo del ojo (DO)	2	Bajo el centro del ojo, en el extremo del hueso.
Debajo del brazo (DB)	3	Quince centímetros por debajo de la axila.
Debajo de la clavícula (DC)	4	Dos centímetros y medio por debajo de la clavícula, cerca de la garganta.

5. Seguidamente, practica el Equilibrado del Cerebro (BB) dándote golpecitos repetidamente en la Parte posterior de la mano (DM), mientras giras los ojos primero en el sentido de las agujas del reloj, a continuación en el sentido contrario, y después entonas una melodía, cuentas hasta cinco y vuelves a susurrar la melodía.
6. Repite otra vez la secuencia 1, 2, 3, 4.
7. Una vez más, evalúa tu nivel de aflicción, dándole una puntuación de entre 0 y 10. Debería ser aún menor. Cuando la depresión esté en una banda de entre 0 y 2, pasa al punto 9. A veces tendrás que repetir el tratamiento varias veces —mientras piensas en tu trauma— hasta que te sientas completamente aliviado de la situación traumática.
8. Mientras se produzca una reducción del nivel de tensión, continúa con la secuencia de tratamiento hasta que quede muy poca o ninguna. Si el tratamiento se estanca en algún punto, esto indica una mini-inversión. Trátala tocándote el dedo meñique de la mano (BM) mientras repites tres veces: «Me acepto profundamente, aunque siga sintiéndome apenado.»
9. Cuando la tensión esté en un nivel de entre 0 y 2, considera la posibilidad de practicar el Giro de ojos (ER) para seguir reduciendo la tensión y completar los efectos del tratamiento. Para ello, date golpecitos en la parte posterior de la mano (DM), mantén la cabeza erguida y, moviendo únicamente los ojos, mira al suelo y eleva lentamente los ojos hacia el techo.

En la mayoría de los casos, una vez que el trauma haya sido tratado eficazmente con esta secuencia, no volverá. Si regresara más adelante, repite estos tratamientos. Con el tiempo, los síntomas de aflicción serán cada vez menos frecuentes.

Trauma altamente complejo

Una imagen o metáfora de los traumas altamente complejos es la del dispensador de bandejas en una cafetería de autoservicio. En cuanto retiras una bandeja, sale la siguiente. Si el objetivo es retirar todas las bandejas, lo que tienes que hacer es ir retirándolas una tras otra hasta que ya no queden más. La misma línea de razonamiento es aplicable a muchos problemas psicológicos y emocionales. Es decir, en cuanto tratas un problema, aparece el siguiente. Los problemas no suelen ser sucesos singulares, sino multifacéticos. Incluso pueden estar amontonados uno sobre otro.

Arthur Koestler (1967) acuñó el término «holón» para ilustrar este concepto. Un holón es una totalidad que a su vez forma parte de una totalidad mayor. Si un trauma está compuesto por muchos holones, cada elemento del trauma incluye al precedente y al mismo tiempo va más allá de él. Consecuentemente, debemos tratar cada holón individual, cada elemento traumático, para que el trauma como tal pueda quedar resuelto.

Esta teoría presenta una excepción cuando el trauma a tratar es el primero de la serie. Frecuentemente, la resolución del primer trauma aliviará los siguientes. En este caso, cada uno de los traumas es un holón de la serie de traumas interrelacionados. Por ejemplo, una paciente sufrió malos tratos físicos repetidos por parte de su padre cuando era niña. El primer incidente traumático ocurrió cuando, a los siete años, provocó la ira de su padre por haber dejado caer al suelo accidentalmente a su hermano pequeño, que se puso a llorar pero no sufrió ninguna lesión grave. Ella expuso que cuando ese trauma particular quedó curado con los tratamientos de la psicología energética, todos los demás incidentes de abuso por parte de su padre dejaron de perturbarle. Y añadió que tal vez esto se debiera a que los sucesivos episodios habían sido muy parecidos al primero.

Por favor, nótese que aunque los traumas interrelacionados a menudo desaparecen simultáneamente, no siempre es así. Por lo tanto, cuando se trata un recuerdo perturbador, es importante pensar en él secuencialmente, de principio a fin, tratando cada aspecto a medida que avanzamos. De este modo podemos estar seguros de que la totalidad del trauma ha sido tratada sistemáticamente.

En algunos casos, los tratamientos del trauma complejo eliminarán por completo la pesadumbre asociada con el suceso doloroso y no será necesario repetir el tratamiento para cada componente. Sin embargo, un componente no tratado puede seguir provocando emociones negativas y hacer que parezca que el tratamiento no está funcionando. Por eso es importante dividir el trauma en hechos secuenciales y estar preparado para tratarlos por separado. Por ejemplo, analicemos el siguiente caso: en una pareja, el marido se suicidó poco después de haber tenido una discusión con la mujer. El recuerdo que ésta tenía del suceso seguía la secuencia siguiente:

1. Una escena en una fiesta que le hizo sentirse avergonzada.
2. Una discusión posterior al llegar a casa.
3. Su marido la amenaza con un arma de fuego.
4. Su marido se dispara a sí mismo.
5. Llama a su hermana por teléfono para pedir ayuda.
6. Llama a la policía.
7. La policía llega y le acusa de disparar a su marido.
8. Sucesos relacionados con el funeral, tener que cambiar de casa, etc.

En el recuerdo de la mujer, cada una de estas escenas estaba asociada con una emoción negativa específica de vergüenza, ira, temor, y por último pánico. En el tratamiento de este trauma, todos estos aspectos tenían que ser tratados en su totalidad. Es decir, no era suficiente tratar un aspecto que diera un alto nivel de tensión y reducirla hasta cuatro o cinco; la tensión tenía que ser eliminada por completo. Asimismo, si un aspecto importante dejaba de ser abordado, la paciente seguía sintiéndose inquieta. El ejemplo siguiente ilustra el procedimiento y los beneficios del tratamiento de traumas altamente complejos.

Caso: La muerte de un niño

Debbie había sufrido trauma y depresión desde que su hijo murió en el hospital dos días después de nacer. Esto había ocurrido más de dos años antes de nuestra primera sesión. El trauma le había pasado factura emocionalmente y en la relación con su marido, Harold. No podían hablar de la muerte del niño, y el silencio de Harold y su aparente frialdad sugerían, en opinión de Debbie, que ni ella ni lo ocurrido le importaban lo más mínimo. Estaban a punto de divorciarse.

Debbie y Harold se sometieron a tratamiento por sus frecuentes discusiones. Cuando se producían, Harold se retraía durante días, y a menudo no volvía a casa después del trabajo. Su relación había emprendido una espiral descendente. Estaba claro que ninguno de ellos había resuelto el trauma ocasionado por la muerte de su hijo. La estrategia de Debbie era intentar hablar de ello, mientras que Harold trataba de evitarlo.

Dedicamos la primera sesión de psicología energética a reunir detalles sobre su relación y sus problemas. Durante la segunda sesión se les explicó que un factor importante en sus dificultades de relación podría ser la aflicción que sentían por la pérdida de su hijo. Aunque era evidente que no se podía hacer nada por recuperar a la criatura, los tratamientos de la psicología energética podían aliviar el trauma, incrementando así las posibilidades de recuperar una relación sana.

Ambos fueron tratados en la consulta el mismo día. Debbie fue tratada en primer lugar. Cuando pensó en la muerte, se echó a llorar inmediatamente. A los pocos minutos de aplicarle los tratamientos, pudo pensar en el suceso con mucha más calma. Aunque seguía sintiéndose triste al recordarlo, la aflicción extrema se había disipado. Explicamos a Debbie que posiblemente habría que repetir el tratamiento hasta resolver todos sus aspectos.

A continuación, Harold fue sometido al mismo tipo de tratamiento. Al principio dijo que no sentía congoja, pero durante el tratamiento empezó a llorar. Comentamos sus emociones y él indicó que no se había dado cuenta de que había tanta aflicción debajo de la superficie. Debbie tuvo oportunidad de ver que ella le importaba. Con permiso de Harold, se le volvieron a administrar los tratamientos y se sintió mucho mejor.

Una visita de seguimiento realizada la semana siguiente reveló que se había producido un gran cambio en los niveles de aflicción tanto de Harold como de Debbie con relación a la muerte de su hijo. Aunque seguían estando tristes, finalmente dejaron el asunto reposar. Ahora estaban en mejor posición para abordar sus problemas de relación.

Tratamiento del trauma altamente complejo

A continuación presentamos la secuencia de tratamiento para el trauma altamente complejo. Generalmente, este tratamiento es eficaz para recuerdos traumáticos o dolorosos que tienen muchos aspectos y llevan asociada una mayor tensión emocional que los que pueden resolverse con las secuencias de tratamiento anteriores. Si existe una serie de aspectos implicados en el suceso traumático, cada uno de ellos deberá ser tratado por separado.

1. Piensa en el suceso traumático. Debería ser un suceso único y específico. Evalúa tu nivel de tensión o aflicción en una escala de 0 a 10, donde 10 representa el máximo nivel de aflicción y 0 indica que no hay ninguna.

2. Trátate las posibles inversiones tocándote repetidamente en el lado de la mano (BM) o frótate el punto dolorido (PD) mientras piensas o repites tres veces: «Me acepto profundamente aunque me siento molesto». Puedes referirte al suceso específicamente. También podría ser de ayuda darse golpecitos en el lado de la mano (BM) o frotarse el punto dolorido (PD) mientras se pronuncia: «Me acepto con todos mis problemas y limitaciones».

3. Mira el esquema y el diagrama 21 para identificar dónde están localizados los puntos de la Ceja (CC), Debajo del ojo (DO), Debajo del brazo (DB), Debajo de la clavícula (DC), dedo meñique (UM) y dedo índice (UI). Mientras piensas en lo sucedido (sin entrar tanto en ello que te sientas incómodo), date cinco golpecitos en cada uno de estos puntos. Golpéatelos en el orden siguiente: 1, 2, 3, 4, 5, 4, 6, 4. Nota: El punto DC aparece tres veces en la secuencia. Tócatelos únicamente con la fuerza necesaria para sentirlos. Los golpecitos no deberían causarte ningún dolor.

4. Una vez más, evalúa tu nivel de tensión en una escala de entre 0 y 10, (debería surgir un número en tu mente). Si no se produce una reducción, vuelve al paso 2 y repite la secuencia. Si sigue sin producirse ninguna reducción después de tres intentos, probablemente ésta no es una secuencia de tratamiento adecuada para ese suceso, o bien existe otra creencia saboteadora (una inversión) que requiere corrección. También podría haber un trauma anterior que necesitara ser resuelto.

5. A continuación, practica el Equilibrador del Cerebro (BB) dándote golpecitos repetidamente en la Parte posterior de la mano

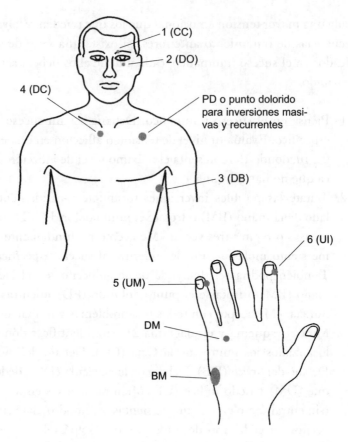

Diagrama veintiuno: Trauma altamente complejo.

Secuencia de tratamiento para el trauma altamente complejo

Meridiano		Localización
Ceja (CC)	1	Comienzo de la ceja, cerca del puente de la nariz.
Debajo del ojo (DO)	2	Bajo el centro del ojo, en el extremo del hueso.
Debajo del brazo (DB)	3	Quince centímetros por debajo de la axila.
Debajo de la clavícula (DC)	4	Dos centímetros y medio bajo la clavícula, cerca de la garganta.
Dedo meñique (UM)	5	En la punta de la uña del dedo meñique, a un lado.
Dedo índice (UI)	6	En la punta de la uña del dedo índice, en la parte externa.

(DM), mientras giras los ojos en el sentido de las agujas del reloj, a continuación en el sentido contrario, y después entonas una melodía, cuentas hasta cinco y vuelves a susurrar la melodía.

6. Repite otra vez la secuencia: 1, 2, 3, 4, 5, 4, 6, 4.
7. Vuelve a evaluar tu nivel de aflicción, dándole una puntuación de entre 0 y 10. Debería ser aún menor. Cuando la depresión esté en una banda de entre 0 y 2, pasa al punto 9. A veces tendrás que repetir el tratamiento varias veces, mientras piensas en el trauma, hasta que te sientas completamente aliviado.
8. Mientras se produzca una reducción en el nivel de tensión, continúa con la secuencia de tratamiento hasta que quede muy poca o ninguna. Si el tratamiento se estanca en algún punto, esto indica una mini-inversión. Trátala tocándote en el dedo meñique de la mano (BM) mientras repites tres veces: «Me acepto profundamente, aunque siga sintiéndome alterado.»
9. Cuando la tensión esté en un nivel de entre 0 y 2, considera la posibilidad de practicar el Giro de ojos (ER) para seguir reduciendo la tensión o completar los efectos del tratamiento. Para ello, date golpecitos en la parte posterior de la mano (DM), mantén la cabeza erguida y, moviendo únicamente los ojos, mira al suelo y eleva lentamente los ojos hacia el techo.

En la mayoría de los casos, una vez que el trauma haya sido tratado eficazmente con esta secuencia, no volverá. No obstante, si volviera posteriormente, repite estos tratamientos. Con el tiempo, la alteración se disipará progresivamente.

Resumen

En este capítulo hemos visto cómo resolver rápidamente los recuerdos traumáticos o dolorosos. Muchas otras enfermedades o dolencias estudiadas en el presente volumen, como fobias, pánico, depresión, rabia, e incluso creencias negativas con relación a quién eres y qué eres capaz de hacer, tienen su origen en experiencias que pueden ser tratadas eficazmente con estas secuencias. Arrancar los traumas de nuestras vidas como si fueran malas hierbas es un paso importante hacia la salud física, psicológica y emocional. Tal vez si estos tratamientos se usaran más, muchos de nuestros problemas sociales desaparecerían con mayor rapidez.

Para mejorar 11

tu rendimiento deportivo

El juego de golf es mental en un 90 por ciento.

JACK NICKLAUS

El objetivo de cualquier acontecimiento deportivo es jugar al máximo de tus habilidades; es decir, mantener un nivel de energía que permita expresar tu habilidad natural, sin titubeos ni dudas. Esto no significa que vayas a ganar; significa que te vas a dar todas las oportunidades de ganar. La clave consiste en eliminar las creencias derrotistas y la ansiedad que puede provocar errores y hacer que juegues a un nivel inferior del que eres capaz.

El trabajo energético no compensará la falta de habilidad o de práctica requeridas para destacar en cualquier deporte. Sin embargo, puede ayudarte a eliminar cualquier pensamiento saboteador y también el exceso de ansiedad que te pueden impedir jugar a tu máximo nivel, especialmente en situaciones cruciales. Si usas la psicología energética para mejorar tu rendimiento deportivo, debes tener en cuenta tu nivel de habilidad y tu actitud mental a la hora de evaluar el grado de éxito conseguido. Además, debes formular tus objetivos con realismo. Por ejemplo, un jugador de golf que esté en el nivel de los noventa puntos no hará una vuelta de profesional por el mero hecho de usar los métodos de la psicología energética, pero podrá eliminar muchos errores innecesarios, y probablemente obtener puntuaciones en torno a los ochenta de manera continuada.

Los deportistas suelen perder concentración, especialmente si tienen expectativas poco realistas o sienten que están jugando mal. El trabajo energético puede ayudarte a recuperar la concentración, pero, aun así, tus expectativas para ese día tienen que seguir siendo realistas. Por ejemplo, si en baloncesto sabes que habitualmente encestas el 70 por 100 de los tiros libres, eso es lo que cabe esperar en las situaciones comprometidas. Esto significa que, aunque estés centrado y dando lo mejor de ti, puedes fallar el tiro. Si el hecho de fallar te enfada o te hace perder concentración, estás demostrando una actitud derrotista. Usada con frecuencia, la psicología energética es una herramienta que puede ayudarte a mejorar tu juego. Estarás menos ansioso en situaciones cruciales y tendrás una actitud más centrada y positiva mientras juegas.

> *La psicología energética no mejorará tu habilidad deportiva natural, pero puede ayudarte a dar lo mejor de ti.*

Las técnicas de psicología energética descritas en este capítulo pueden aplicarse fácilmente a cualquier situación deportiva. Si practicas deportes competitivos, sabrás que algunos errores son producto de la ansiedad. Cuando esto ocurra, lo más probable es que puedas sentirlo. Por ejemplo, es evidente que un deportista está ansioso cuando no puede realizar alguna tarea que está dentro de su nivel de habilidad. ¿Qué está ocurriendo cuando un jugador profesional de baloncesto falla una cesta desde la línea de tiros libres o un profesional del golf falla repetidamente los golpes cortos? Si esto sucede con frecuencia o en situaciones cruciales, es muy probable que la ansiedad, el miedo y las creencias saboteadoras tengan que ver con ello.

Gestión de la ansiedad y el miedo

En la jerga deportiva, la palabra *ahogarse* indica la incapacidad de dominar la ansiedad y el miedo en momentos cruciales de un evento. Aunque la ansiedad suele ser la primera causa de ahogo, las creencias negativas también pueden alimentar esa sensación. Por ejemplo, cuando estás demasiado tenso, aprietas los músculos, y eso puede hacer que pierdas el agudo sentido del tacto y de la sensación que es crucial en la práctica de cualquier deporte. Una vez perdida la sensibilidad sutil, es posible que trates de compensarlo esforzándote más o haciendo las cosas más rápido, lo que no suele ser una solución eficaz.

Cuando usas la psicología energética para mejorar tu rendimiento deportivo es importante identificar las situaciones clave en las que sabes que puedes jugar mejor, pero fallas con frecuencia. Por ejemplo, es muy probable que un jugador de golf tenga un problema energético si el 80 por ciento de las veces puede elevar mucho la pelota y mandarla a ciento cuarenta metros de distancia con el palo siete, pero cuando está frente a un estanque, manda la pelota al agua. En tal situación, la creencia de que no puede enviar la pelota sobre el agua está saboteando su juego; se pone tan ansioso que eso le impide completar el *swing*.

La concentración

La tarea más difícil en muchos deportes es mantenerse concentrado. Muchos deportistas profesionales han confirmado que la psicología energética les ayuda a mejorar significativamente su nivel de concentración. Hay dos tipos de concentración: mecánica y mental y, aunque ambas se solapan, el trabajo energético afecta fundamentalmente a la segunda. Tienes que trabajar tu concentración mecánica con un instructor o entrenador cualificado. Entre las consideraciones mecánicas están las habilidades físicas, como la postura y la preparación para golpear la pelota. Si te preocupas en exceso por los aspectos mecánicos durante el juego, será difícil que te concentres mentalmente. Esto, a su vez, limitará tu capacidad de relajarte y jugar al máximo nivel.

La psicología energética ayuda indirectamente a la parte mecánica de tu juego. A medida que uses el trabajo energético para reducir tu ansiedad y eliminar los pensamientos saboteadores, descubrirás que te resulta mucho más fácil identificar y corregir tus habilidades mecánicas. Por ejemplo, el fallo continuado de los golpes cortos y medios en el juego de golf hará que te sientas ansioso y pierdas confianza en ti mismo. Sin embargo, cuando equilibres tu energía y reduzcas el nivel de ansiedad, serás capaz de detectar y resolver los problemas de rendimiento reales que, en parte, pueden ser mecánicos.

Además, tienes que tener fe en ti mismo y no perder concentración. Ningún deportista puede rendir al mismo nivel día tras día. El objetivo es mantenerse concentrado independientemente de lo que ocurra, y seguir jugando al máximo de tu capacidad. Si te falta confianza o tienes expectativas poco realistas, estarás pendiente de tus errores y te concentrarás menos en la tarea que tienes por delante.

Incidentes que no están dentro de tu esfera de control también pueden cambiar el resultado del juego. La clave está en averiguar cómo respondes a una situación que no puedes controlar. Una vez más, si te preocupas por lo ocurrido o te detienes en pensamientos negativos, perderás concentración, y eso reducirá tus posibilidades de éxito. Si usas el trabajo energético para aceptar estas situaciones, mantendrás tu concentración. Es posible que tus oponentes acaben por encontrarse en una situación similar y pierdan concentración. Nunca se sabe, hasta los deportistas profesionales «pierden la pelota», por así decirlo. Por lo tanto, no te rindas nunca. Recuerda que es imposible rendir a tu máximo nivel si estás enfadado, frustrado, o echas las culpas a las circunstancias externas.

En el apartado de tratamiento siguiente examinaremos las creencias saboteadoras y ofreceremos secuencias de tratamiento que eliminarán el sabotaje y las sensaciones de ansiedad que lo acompañan. También te ayudaremos a identificar un único punto de tratamiento que te ayudará a reducir la ansiedad y te mantendrá concentrado mientras practicas el deporte de tu elección.

Para conseguir el máximo rendimiento deportivo

La aceptación de uno mismo siempre es un elemento crucial del éxito deportivo. Si no puedes aceptarte a ti mismo o a la situación cuando cometes un error, es menos probable que triunfes. Esto no significa que no debas mejorar o esforzarte más. Hay una gran diferencia entre los jugadores que creen que pueden jugar mejor y los que se enfadan o culpan a los demás de su falta de rendimiento.

Tres creencias comunes

Existen tres creencias comunes que afectan a tu rendimiento deportivo: el miedo al éxito, el exceso de competitividad y las influencias externas.

El miedo al éxito

El miedo al éxito gira en torno a la idea de que no eres lo suficientemente bueno para triunfar. Aquí no estamos hablando de tus dotes deportivas, sino de tu idea general de ti mismo. ¿Qué cambiaría si te convirtieras en un gran deportista (a tu nivel)? Es posible que la gente pensara otras cosas de ti y te tratara de otro modo. Tal vez el sabotaje te ayuda a mantener cierta creencia sobre ti mismo, como que no mereces ganar, o que no mereces estar en esa situación.

Exceso de competitividad

Ganar es un resultado, no un proceso. Los ganadores nunca pierden la compostura ni la concentración que les permite jugar al máximo. Si te concentras en derrotar a tu oponente en lugar de aplicar la estrategia o la acción que debes llevar a cabo, estás teniendo una conducta derrotista. Existe una línea muy fina entre ser ganador y querer triunfar a toda costa, y, cuando la cruzas, dejas de concentrarte en jugar a tu máximo nivel.

Influencias externas

En este caso, el deportista cree que él no tiene suerte o que los demás deportistas la tienen. Aunque esto puede ser cierto en alguna medida, la suerte en los deportes suele venir cuando el deportista no comete ningún error importante ni trata de conseguir objetivos muy alejados de sus posibilidades. Si un deportista culpa de cómo está jugando a las influencias externas, generalmente perderá concentración, y se sentirá enfadado o frustrado con la situación. Entonces creerá que para recuperarse tiene que hacer algo especial, y puede que intente un tiro o una estrategia con pocas posibilidades de éxito. Tal vez crea que es su «turno de tener suerte». En este caso, el deportista se ha alejado del punto central en todos los acontecimientos deportivos: mantenerte centrado y jugar al máximo de tu capacidad.

Es posible que seas consciente de otras creencias que limitan tu éxito deportivo y que puedas incluirlas fácilmente en el siguiente plan de tratamiento. Busca las emociones o creencias que te hacen perder la concentración o que te impiden recuperarla. Entre los ejemplos se encuentran emociones como la ira, la frustración y la ansiedad; o creencias como: «No puedo ganar», «esto ha dejado de importarme», «no tengo suerte», o «no soy lo bastante bueno». Aunque las creencias profundamente arraigadas como «no merezco ganar» puedan sonar extrañas, son muy reales y limitan a muchos deportistas.

> *Pase lo que pase durante el juego, ser capaz de aceptarlo y de mantener la concentración es el único modo de jugar al máximo nivel día tras día.*

Plan de tratamiento para problemas deportivos

En cierta medida, todos los tratamientos energéticos giran en torno a la aceptación de uno mismo. Cuando te enfadas o pierdes confianza en ti mismo, piensas que esa situación no debería haber ocurrido. Puede que el resultado te preocupe tanto que pierdas la concentración. Esto, a su vez, te impedirá rendir al máximo. Por otra parte, cuando te aceptas a ti mismo, aunque no consigas el éxito, abres la puerta al cambio, permitiéndote retomar tu camino y recuperar la concentración.

Aunque los ejemplos del tratamiento siguiente se refieren al golf, puedes usar los mismos conceptos para cualquier deporte.

1. Define claramente el problema que quieres resolver. Debe ser algo específico y estar dentro de tus posibilidades actuales. Por ejemplo, «Cuando me siento ansioso, fallo los golpes cortos que acierto fácilmente en los entrenamientos». Recuerda que has de

ser específico y no generalizar, diciendo cosas como «juego fatal al golf». Por otra parte, también puedes experimentar con algunas generalizaciones, como «siempre cometo errores en los momentos cruciales». Cuanto más específica sea la declaración, mejor será el resultado. Ahora evalúa tu nivel de tensión en una escala de 0 a 10, donde 10 representa el máximo nivel de tensión y 0 indica que no hay ninguna.

2. Identifica cualquier creencia o sentimiento soboteador que creas que afecta a tu rendimiento. No dudes. Si crees que podría ser el problema, trátalo. Sólo hace falta un minuto. Con el tiempo, te darás cuenta de cuáles son tus creencias más frecuentes y te las tratarás con frecuencia. Trátate cada inversión tocándote en el lado de la mano (BM) o frótate el punto dolorido (PD) mientras piensas o dices en voz alta tu creencia saboteadora. Éstos son algunos ejemplos:

— Me acepto aunque soy demasiado competitivo en los deportes.

— Me acepto aunque mis enfados me hacen perder concentración.

— Me acepto aunque creo que no soy lo suficientemente bueno para obtener un buen resultado.

— Me acepto aunque me pongo demasiado nervioso cuando golpeo la pelota.

Si piensas que tu problema es una inversión profunda (véase capítulo 6) y que nunca puedes superarlo, date golpecitos Debajo de la nariz (DN) mientras repites tres veces: «Me acepto profundamente aunque nunca pueda superar... (nombre de la situación)».

3. Mira el diagrama 22 para identificar dónde están localizados los puntos de la Ceja (CC), Debajo del ojo (DO), Debajo del brazo (DB) y Debajo de la clavícula (DC). Mientras piensas en la situación y/o la sientes, date cinco golpecitos en cada uno de estos puntos. Golpéatelos en el orden siguiente: 1, 2, 3, 4. Golpéalos únicamente con la fuerza necesaria para sentirlos. Los golpecitos no deberían causarte ningún dolor.

4. Una vez más, evalúa tu nivel de tensión en una escala de entre 0 y 10, (debería surgir un número en tu mente). Si no se produce

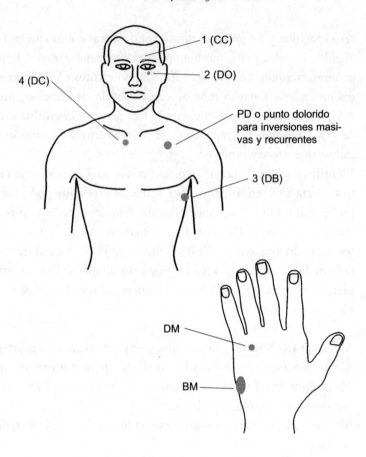

1 (CC)

2 (DO)

4 (DC)

PD o punto dolorido
para inversiones masi-
vas y recurrentes

3 (DB)

DM

BM

Diagrama veintidós: Rendimiento deportivo.

Secuencia de tratamiento para el rendimiento deportivo

Meridiano		Localización
Ceja (CC)	1	Comienzo de la ceja, cerca del puente de la nariz.
Debajo del ojo (DO)	2	Bajo el centro del ojo, en el extremo del hueso.
Debajo del brazo (DB)	3	Quince centímetros por debajo de la axila.
Debajo de la clavícula (DC)	4	Dos centímetros y medio por debajo de la clavícula, cerca de la garganta.

una reducción, vuelve al paso 2 y repite la secuencia. Si sigue sin producirse ninguna reducción después de tres intentos, probablemente ésta no es una secuencia de tratamiento adecuada para ese hecho, o bien existe otra creencia saboteadora (una inversión) que requiere corrección. (Véase paso 8).

5. A continuación, practica el Equilibrador del Cerebro (BB) dándote golpecitos repetidamente en la parte posterior de la mano (DM), mientras rotas los ojos en el sentido de las agujas del reloj, a continuación en sentido contrario, y después entonas una melodía, cuentas hasta cinco y vuelves a susurrar la melodía.

6. Repite otra vez la secuencia: 1, 2, 3, 4.

7. Una vez más, evalúa tu nivel de aflicción, dándole una puntuación de entre 0 y 10. Debería ser aún menor. Cuando la tensión esté en una banda de entre 0 y 2, pasa al punto 9. A veces tendrás que repetir el tratamiento varias veces mientras piensas en el trauma, o estando en la situación real, hasta que te sientas completamente aliviado de la situación traumática.

8. Mientras se produzca una reducción en el nivel de tensión, continúa con la secuencia de tratamiento hasta que quede muy poca o ninguna. Si el tratamiento se estanca en algún punto, esto indica una mini-inversión. Trátala tocándote en el dedo meñique de la mano (BM) mientras repites tres veces: «Me acepto profundamente, aunque siga teniendo este problema.»

9. Cuando la depresión esté en un nivel de entre 0 y 2, considera la posibilidad de practicar el Giro de ojos (ER) para seguir reduciendo la tensión o para completar los efectos del tratamiento. Para ello, date golpecitos en la parte posterior de la mano (DM), mantén la cabeza erguida y, moviendo únicamente los ojos, mira al suelo y eleva lentamente los ojos hacia el techo.

Nota: A veces los resultados no se producen instantáneamente. De hecho, pueden pasar cinco o diez minutos antes de que recuperes la concentración y empieces a jugar mejor.

Práctica de visualización

La visualización suele ser un buen medio para mejorar tanto el rendimiento deportivo como muchas otras áreas de la vida. Cuanto mejor y con más confianza puedas visualizar que consigues tus objetivos, más probabilidades tendrás de lograrlos.

A algunas personas les cuesta visualizar. Una estrategia para potenciar la capacidad de visualización es darse cinco golpecitos en los puntos de la Ceja (CC) y Debajo del brazo (DB) (véase diagrama 22), mientras piensas en el objetivo deseado. A continuación visualiza tu objetivo con todo detalle. Es posible que tengas que repetir el proceso varias veces para llegar a ver resultados. También puedes asociar a tu visualización cualquier sentimiento positivo provocado por la consecución del objetivo, como sensaciones de confianza en ti mismo y de sentirte orgulloso por el duro trabajo realizado. Imagina, por ejemplo, que necesitas hacer hoyo en un tiro corto para ponerte por delante en una competición de golf, o para hacer 90 puntos por primera vez en tu vida. Ahora, imagina que sientes un poco de ansiedad en esta situación, pero también calma y confianza. Visualízate golpeando la pelota y obsérvala entrar en el hoyo. ¡Sonríe! No todas las personas tienen la misma capacidad de visualización, pero tu cuerpo/mente sabe lo que estás haciendo, y posiblemente lo único que necesites sea una imagen vaga.

En la siguiente secuencia de tratamiento seguimos usando el golf como ejemplo. Asegúrate de sustituir las frases e imágenes mentales por otras compatibles con el deporte de tu elección.

1. Imagínate en el campo de golf intentando un golpe difícil. Ahora imagina que ya has golpeado la pelota y la ves rodando hacia el hoyo. ¿Ha entrado? Si la respuesta es sí, continúa eligiendo nuevas situaciones. Si la pelota no ha entrado en el hoyo, ¿cuál crees que es el problema? ¿Tienes dudas o es que te sientes demasiado ansioso?

2. Si no has visto la pelota entrar en el hoyo, date golpecitos en el lateral de la mano (BM) o frótate el punto dolorido (PD) mientras piensas o repites tres veces: «Me acepto aunque la ansiedad me impida meter esta pelota en el hoyo.»

3. Una vez más, piensa en el problema y repite la serie de golpecitos en los siguientes puntos: 1, 2, 3, 4 (véase diagrama 22). Ahora vuelve a imaginar la situación. En la mayoría de los casos, podrás ver la pelota rodar hasta el hoyo. Si todavía no has conseguido meterla, repite los pasos 2 y 3. Después date golpecitos debajo de la nariz (DN) mientras repites tres veces: «Me acepto a mí mismo aunque nunca consiga meter la pelota en este hoyo.» Seguidamente, repite la secuencia dándote golpecitos en los puntos: 1, 2, 3, 4. Ahora verás la pelota entrar en el hoyo en la mayoría de los casos. Si no es así, posiblemente sufres otro tipo de inversión que te impide triunfar (véase capítulo 6).

También puedes emplear este ejercicio para aprender a afrontar otras situaciones que te provocan ansiedad, como batear una pelota con las bases cargadas en un partido de béisbol, meter un buen primer servicio jugando al tenis o golpear la pelota por encima del agua cuando juegas al golf.

Puntos clave durante el juego

Llegados a este punto, la estrategia consiste en identificar un punto clave que te ayude a concentrarte en cualquier momento del juego en que tus creencias y ansiedades obstaculicen tu éxito. En la mayoría de los casos, cuando te des golpecitos en uno de los cuatro puntos que se detallan a continuación, recuperarás enseguida un buen nivel de concentración, siempre suponiendo que no sufras una inversión. (Véase capítulo 6 para más información sobre inversiones y sabotajes). Debes experimentar a fin de averiguar qué punto funciona mejor para ti.

– Debajo del ojo (DO)
– Debajo de la clavícula (DC)
– Debajo del brazo (DB)
– Debajo de la nariz (DN)

Elimina los pensamientos saboteadores

Este capítulo ofrece un tratamiento eficaz para la ansiedad, pero tu rendimiento en cualquier deporte es un asunto complejo e interactivo. Esto significa que las inversiones y el autosabotaje pueden ser frecuentes. Si sufres una inversión, tu problema original puede repetirse una y otra vez. Es muy habitual sufrir inversiones en situaciones cruciales o cuando estás cerca de un objetivo nunca antes conseguido. Por lo tanto, lo más probable es que una reducción significativa de los casos de inversión requiera muchos tratamientos a lo largo del tiempo. La buena noticia es que, si persistes, eliminarás esas creencias saboteadoras y lograrás tu máximo rendimiento. (Véase capítulo 6 para más información sobre inversiones y sabotajes.)

Como indicamos al principio del capítulo, la gente tiende a abandonar cuando no consigue un éxito inmediato y duradero en el aspecto mental del deporte. El fortalecimiento del componente mental requiere práctica, trabajo y tiempo para desarrollarlo; es complejo, pero, una vez que aprendas a mantener la concentración durante largos periodos de tiempo, podrás jugar continuamente a tu máximo nivel. Lo bueno es que cuanto mejor identifiques tus creencias o problemas particulares, más fácil te resultará corregirlos.

Toma conciencia de los pensamientos o imágenes fugaces que te vienen cuando estás jugando. Si tienes un pensamiento negativo o visualizas que le pegas mal a la pelota, tienes un pensamiento saboteador o una inversión que necesita ser corregida.

Si sientes que sufres una inversión, ten en cuenta que puede ser de dos tipos. Para subsanar la inversión del primer tipo, simplemente date golpecitos en el lateral de la mano (BM) o frótate el punto dolorido (PD) mientras piensas o repites tres veces en voz alta: «Me acepto aunque tenga... (nombras el problema)». Si eso no es eficaz, quizá pienses que nunca podrás eliminar el problema. Para tratar este segundo tipo de inversión, date golpecitos repetidamente debajo de la nariz (DN) mientras piensas o repites varias veces: «Me acepto aunque nunca llegue a superar... (nombra el problema).»

A continuación date golpecitos en el punto clave para recuperar la concentración y prepárate para jugar con más constancia a tu máximo nivel. Después de hacer estos ejercicios deberías estar más relajado, y eso debe reflejarse en tu juego y en tu capacidad de mejorarlo.

Toque y respiración

El método del Toque y la Respiración (Diepold, 1999) sólo debe usarse después de haber aprendido las secuencias de tratamiento dándote golpecitos en los puntos. Una vez realizada con éxito la serie de golpecitos, estarás preparado para pasar a la técnica del Toque y la Respiración. Es muy simple: vas a usar el mismo método para tratar el problema, pero, en lugar de darte golpecitos, usarás dos dedos para presionar ligeramente en el punto en cuestión, mientras realizas una respiración profunda, contienes el aire y lo sueltas. Por ejemplo, si sientes que estás demasiado nervioso para meter la pelota en el hoyo jugando al golf, o para encestar un tiro libre en baloncesto, tócate el lateral de la mano (BM) mientras piensas o te repites a ti mismo: «Me acepto aunque falle este golpe (tiro libre)». A continuación, tócate el punto clave y, si sientes necesidad, tócate debajo de la nariz (DN) mientras piensas: «Puedo acertar este golpe (tiro libre).»

Deportes específicos

La psicología energética puede usarse para tratar muchos problemas relacionados con el deporte. A continuación ofrecemos algunas sugerencias específicas para el baloncesto, el béisbol, el tenis y el golf. Lo óptimo es empezar por una situación donde sientas que tienes el máximo control, como los tiros libres en baloncesto, porque tu rendimiento en algunos deportes puede depender de la habilidad y pericia de tus oponentes.

Baloncesto

En baloncesto, lo más recomendable es empezar usando la psicología energética para mejorar tu rendimiento desde la línea de tiros libres, ya que en este caso tu oponente no afecta a tu rendimiento, y además conoces tu porcentaje de acierto en los tiros libres. La pregunta que debes plantearte es: ¿Afecta mi nivel de ansiedad al porcentaje de acierto que consigo en los tiros libres? En baloncesto, la máxima tensión se produce cuando un tiro libre determina el resultado final del partido. En este caso tu nivel de ansiedad puede dispararse, o tus pensamientos saboteadores pueden surgir rápidamente a la superficie. Otras situaciones relacionadas con el baloncesto que responden bien a los tratamientos de la psicología energética son cuando sientes que no puedes marcar a tu oponente y cuando dejan de entrar los lanzamientos que normalmente encestarías.

1. Piensa en una situación específica o en una creencia que hayas tenido jugando a baloncesto y que te haya hecho sentirte tenso o ansioso. Evalúa tu nivel de tensión en una escala de 0 a 10, donde 10 representa el máximo nivel de tensión y 0 indica que no hay ninguna.

2. Trátate cualquier creencia saboteadora o inversión tocándote en el lado de la mano (BM) o frótate el punto dolorido (PD) mientras piensas o te dices a ti mismo algo como: «Me acepto profundamente aunque falle tiros libres al final del partido.» Lo mejor es que expreses la frase con tus propias palabras. También podría ser conveniente darte golpecitos en el lateral de la mano (BM) o frotarte el punto dolorido (PD) mientras dices: «Me acepto con todos mis problemas y limitaciones».

3. Ahora mira el diagrama 22 (página 214) para identificar dónde están localizados los puntos de la Ceja (CC), Debajo del ojo (DO), Debajo del brazo (DB) y Debajo de la clavícula (DC). Mientras piensas o sientes la situación, date cinco golpecitos en cada uno de estos puntos, en el orden siguiente: 1, 2, 3, 4. Golpéalos únicamente con la fuerza necesaria para sentirlos. Los golpecitos no deberían causarte ningún dolor.

Secuencia de tratamiento para mejorar el rendimiento en baloncesto

Meridiano		Localización
Ceja (CC)	1	Comienzo de la ceja, cerca del puente de la nariz.
Debajo del ojo (DO)	2	Bajo el centro del ojo, en el extremo del hueso.
Debajo del brazo (DB)	3	Quince centímetros por debajo de la axila.
Debajo de la clavícula (DC)	4	Dos centímetros y medio bajo la clavícula, cerca de la garganta.

4. Una vez más, evalúa tu nivel de tensión en una escala de entre 0 y 10, (debería surgir un número en tu mente). Si no se produce una reducción, vuelve al paso 2 y repite la secuencia. Si sigue sin producirse ninguna reducción después de tres intentos, probablemente ésta no es una secuencia de tratamiento adecuada para ese suceso, o bien existe otra creencia saboteadora (una inversión) que requiere corrección. (Véase paso 8).

5. Seguidamente, practica el Equilibrador del Cerebro (BB) dándote golpecitos repetidamente en la parte posterior de la mano (DM), mientras giras los ojos primero en el sentido de las agujas del reloj, a continuación en sentido contrario, y después entonas una melodía, cuentas hasta cinco y vuelves a susurrar la melodía.

6. Repite otra vez la secuencia: 1, 2, 3, 4.

7. Una vez más, evalúa tu nivel de tensión, dándole una puntuación de entre 0 y 10. Debería ser aún menor. Cuando la tensión esté en una banda de entre 0 y 2, pasa al punto 9. A veces tendrás que repetir el tratamiento varias veces mientras piensas en el miedo, o aun estando en la situación real, hasta que te sientas completamente aliviado de la situación estresante.

8. Mientras se produzca una reducción en el nivel de tensión, continúa con la secuencia de tratamiento hasta que quede muy poca o ninguna. Si el tratamiento se estanca en algún punto, esto indica una mini-inversión. Trátala tocándote en el dedo meñique de

la mano (BM) mientras repites tres veces: «Me acepto profundamente, aunque siga teniendo este problema.»

9. Cuando la tensión esté en un nivel de entre 0 y 2, considera la posibilidad de practicar el Giro de ojos (ER) para seguir eliminando tensiones o completar los efectos del tratamiento. Para ello, date golpecitos en la parte posterior de la mano (DM), mantén la cabeza erguida y, moviendo únicamente los ojos, mira al suelo y eleva lentamente los ojos hacia el techo.

Repite este tratamiento hasta que quede muy poca o ninguna ansiedad, y a continuación usa los ejercicios de visualización que hemos descrito anteriormente en este capítulo. Cuando estés en un partido, puedes tratarte rápidamente el punto clave usando la técnica del toque y la respiración para que te ayude a permanecer centrado.

El objetivo del trabajo energético es ayudarte a recuperar la concentración, a jugar con elegancia, y a rendir al máximo de tu capacidad ese día. El resultado es que dejarás de cometer el mismo error repetidamente. Es decir, eliminarás cualquier inversión psicológica. Nadie juega al mismo nivel cada día; es posible que tengas que ajustar tu juego para compensar, pasando más o pidiendo a tus compañeros de equipo que te ayuden a defender. Cuando hayas conseguido pensar con claridad y no estés demasiado tenso, comprenderás qué ha ido mal y cómo corregirlo.

Béisbol

En el béisbol, los dos componentes fundamentales del juego son lanzar la pelota y batear. El lanzador está bajo presión cada vez que un miembro del equipo contrario sale a batear. Si tienes pensamientos fugaces, como el de que el bateador consigue una carrera, ésta es una señal clara de que debes tratarte y reevaluar lo que intentas conseguir. Después de tratarte la tensión, deberías ser capaz de visualizar que lanzas la pelota al lugar indicado y consigues un óptimo resultado. Ten en cuenta que, como la habilidad del bateador afecta al resultado final, incluso los mejores lanzamientos pueden ser bateados. El objetivo, como en el baloncesto, es jugar inteligentemente y no cometer errores graves. La psicología energética te ayudará a conseguir estos objetivos.

Batear es otra situación que puede ser tratada con éxito por la psicología energética. Como siempre, es muy importante definir la situación. Por ejemplo, hay bateadores que consiguen muy buenos porcentajes cuando las bases están vacías, pero su porcentaje empeora significativamente cuando hay jugadores en segunda y en tercera base. Está claro que la presión aumenta si hay otros jugadores en posición de puntuar. Cuando hayas identificado las situaciones específicas y las creencias que te producen ansiedad, puedes usar el tratamiento siguiente para abordar tus miedos. A continuación, cuando vayas a batear, tócate el punto clave, inspira profundamente, suelta el aire, visualiza lo que quieres conseguir y sal dispuesto a triunfar.

1. Piensa en una situación específica o creencia que hayas tenido jugando al béisbol que te haya hecho sentirte ansioso o tenso. Evalúa tu nivel de tensión en una escala de 0 a 10, donde 10 representa el máximo nivel de tensión y 0 indica que no hay ninguna.
2. Trátate cualquier creencia saboteadora o inversión tocándote en el lado de la mano (BM) o frótate el punto dolorido (PD) mientras piensas o te dices algo como: «Me acepto profundamente aunque raras veces bateo bien cuando las bases están cargadas.» Lo mejor es que expreses la idea con tus propias palabras. También podría resultar útil darte golpecitos en el lateral de la mano (BM) o frotarte el punto dolorido (PD) mientras dices: «Me acepto a mí mismo con todos mis problemas y limitaciones».
3. Ahora mira el diagrama 22 (página 214) para identificar la situación de los puntos de la Ceja (CC), Debajo del ojo (DO), Debajo del brazo (DB) y Debajo de la clavícula (DC). Mientras piensas y/o sientes la situación, date cinco golpecitos en cada uno de estos puntos, en el siguiente orden: 1, 2, 3, 4. Tócatelos únicamente con la fuerza necesaria para sentirlos. Los golpecitos no deberían causarte ningún dolor.

Secuencia de tratamiento para mejorar el rendimiento en béisbol

Meridiano		Localización
Ceja (CC)	1	Comienzo de la ceja, cerca del puente de la nariz.
Debajo del ojo (DO)	2	Bajo el centro del ojo, en el extremo del hueso.
Debajo del brazo (DB)	3	Quince centímetros por debajo de la axila.
Debajo de la clavícula (DC)	4	Dos centímetros y medio bajo la clavícula, cerca de la garganta.

4. Una vez más, evalúa tu nivel de tensión en una escala de entre 0 y 10, (debería surgir un número en tu mente). Si no se produce una reducción, vuelve al paso 2 y repite la secuencia. Si sigue sin producirse ninguna reducción después de tres intentos, probablemente ésta no es una secuencia de tratamiento adecuada para ese suceso, o bien existe otra creencia saboteadora (una inversión) que requiere corrección. (Véase paso 8).

5. A continuación, practica el Equilibrador del Cerebro (BB) dándote golpecitos repetidamente en la parte posterior de la mano (DM), mientras rotas los ojos en el sentido de las agujas del reloj, a continuación en sentido contrario, y después entonas una melodía, cuentas hasta cinco y vuelves a susurrar la melodía.

6. Repite otra vez la secuencia: 1, 2, 3, 4.

7. Vuelve a evaluar tu nivel de tensión, dándole una puntuación de entre 0 y 10. Debería ser aún menor. Cuando la tensión esté en una banda de entre 0 y 2, pasa al punto 9. A veces tendrás que repetir el tratamiento varias veces mientras piensas en tu temor, o incluso estando en la situación real, hasta que te sientas completamente aliviado.

8. Mientras se produzca una reducción en el nivel de tensión, continúa con la secuencia de tratamiento hasta que quede muy poca o ninguna. Si el tratamiento se queda estancado en algún punto, esto indica una mini-inversión. Trátala tocándote en el dedo meñique de la mano (BM) mientras repites tres veces: «Me acepto

profundamente, aunque no haya resuelto por completo este problema.»

9. Cuando la tensión esté en un nivel de entre 0 y 2, considera la posibilidad de practicar el Giro de ojos (ER) para seguir eliminando tensiones o completar los efectos del tratamiento. Para ello, date golpecitos en la parte posterior de la mano (DM), mantén la cabeza erguida y, moviendo únicamente los ojos, mira al suelo y eleva lentamente los ojos hacia el techo.

Tenis

La psicología energética puede ser muy eficaz para mejorar tu rendimiento deportivo en el tenis. Cuando quieras potenciar tu habilidad para prestar un servicio o para golpear, debes usar el mismo procedimiento que el jugador de béisbol en su base (véase secuencia anterior). Cuanto más hagas antes del partido, más fácil te será durante el juego. Debes tratar tus sentimientos de ansiedad y tus dudas, y ser capaz de visualizar cómo quieres servir y recibir la pelota. Cuando llegue tu turno de jugar, los tratamientos y ejercicios practicados antes del partido te permitirán tener más control y disponer de más tiempo. Entonces, justo antes de servir o recibir la pelota, tócate el punto clave, inspira profundamente y suelta el aire. Ahora deberías estar concentrado.

Golf

Al principio de este capítulo hemos introducido una cita de Jack Nicklaus que dice: «El juego de golf es mental en un 90 por ciento.» Esto se debe a lo difícil que es mantenerse concentrado durante largo tiempo. Cuando juegas al golf, estás cuatro horas en el campo, aunque en realidad juegas menos de treinta minutos. Caminas mucho, hablas con los demás jugadores, y después debes detenerte, concentrarte y pegarle a la pelota. Tienes que hacer esto una y otra vez. Cuando llega tu turno de pegarle a la pelota, hay muchos elementos que pueden afectar negativamente tu nivel de juego. Todos los tratamientos descritos en este capítulo son aplicables al golf. A continuación se dan algunas otras secuencias y sugerencias específicas para el golf que pueden ayudarte a mejorar aún más tu nivel de juego.

Para entrenamientos y situaciones similares

1. Pon pelotas de golf en lugares razonables donde no puedas conseguir fácilmente un par o *birdie*. Ahora imagina una situación que podría ponerte nervioso. Evalúa tu nivel de nervios en una escala de 0 a 10, donde 10 representa una tensión extrema y 0 indica completa calma.
2. Trátate cualquier posible inversión tocándote en el lado de la mano (BM) o frótate el punto dolorido (PD) mientras piensas o te dices a ti mismo algo como: «Me acepto profundamente aunque me ponga nervioso (haz la declaración con tus propias palabras) cuando tengo que meter la pelota en el hoyo.» También podría ser útil darte golpecitos en el lateral de la mano (BM) o frotarte el punto dolorido (PD) mientras dices: «Me acepto a mí mismo con todos mis problemas y limitaciones».
3. Ahora mira el diagrama 22 (página 214) para identificar la ubicación de los puntos de la Ceja (CC), Debajo del brazo (DB) y Debajo de la clavícula (DC). Mientras piensas o sientes la situación, date cinco golpecitos en cada uno de estos puntos en el orden siguiente: 1, 2, 3. Tócatelos únicamente con la fuerza necesaria para sentirlos. Los golpecitos no deberían causarte ningún dolor.

Secuencia de tratamiento para entrenamientos y situaciones similares

Meridiano		Localización
Debajo del ojo (DO)	1	Bajo el centro del ojo, en el extremo del hueso.
Debajo del brazo (DB)	2	Quince centímetros por debajo de la axila.
Debajo de la clavícula (DC)	3	Dos centímetros y medio bajo la clavícula, cerca de la garganta.

4. Una vez más, evalúa tu nivel de tensión en una escala de entre 0 y 10, (debería surgir un número en tu mente). Si no se produce una reducción, vuelve al paso 2 y repite la secuencia. Si sigue sin producirse ninguna reducción después de tres intentos, probablemente ésta no es una secuencia de tratamiento adecuada para ese suceso, o bien existe otra creencia saboteadora (una inversión) que requiere corrección. (Véase paso 8).

5. A continuación, practica el Equilibrador del Cerebro (BB) dándote golpecitos repetidamente en la parte posterior de la mano (DM), mientras rotas los ojos primero en el sentido de las agujas del reloj, a continuación en sentido contrario, y después entonas una melodía, cuentas hasta cinco y vuelves a susurrar la melodía.

6. Repite otra vez la secuencia: 1, 2, 3.

7. Una vez más, evalúa tu nivel de tensión, dándole una puntuación de entre 0 y 10. Debería ser aún menor. Cuando la tensión esté en una banda de entre 0 y 2, pasa al punto 9. A veces tendrás que repetir el tratamiento varias veces mientras imaginas tu temor, o incluso estando en la situación real, hasta que te sientas completamente aliviado.

8. Continúa con la secuencia de tratamiento mientras se produzca una reducción en el nivel de tensión, hasta que quede muy poca o ninguna. Si el tratamiento se estanca en algún punto, esto indica la existencia de una mini-inversión. Trátala tocándote en el dedo meñique de la mano (BM) mientras repites tres veces: «Me acepto profundamente, aunque no haya resuelto completamente este problema.»

9. Cuando la tensión esté en un nivel de entre 0 y 2, considera la posibilidad de practicar el Giro de ojos (ER) para seguir eliminando tensiones o para completar los efectos del tratamiento. Para ello, date golpecitos en la parte posterior de la mano (DM), mantén la cabeza erguida y, moviendo únicamente los ojos, mira al suelo y eleva lentamente los ojos hacia el techo.

Practica los golpes largos

La práctica de golpes largos (más de cinco metros) es una buena prueba para averiguar tu nivel de coordinación cuerpo/mente. En primer lugar, da varios golpes para evaluar la velocidad del campo. Después, ve a otro hoyo, haz las preparaciones normales y alinea el golpe. Cuando estés en línea, haz algunos balanceos de práctica junto a la pelota. No mires hacia abajo. Mira más bien al banderín o al hoyo y deja que tus brazos se balanceen hacia ambos lados haciendo el movimiento de golpear la pelota. Al enfocarte en el hoyo, tus ojos deben enviar señales a tu cuerpo/cerebro indicándole la fuerza óptima de tu balanceo. Cuando la sientas, confía en ti mismo. Sitúate como te situarías normalmente para un lanzamiento y golpea la pelota al ritmo correcto. Si no puedes hacerlo, es posible que aún estés demasiado ansioso y tengas que repetir la secuencia de tratamiento o tratarte la inversión.

Resumen

Como hemos indicado a lo largo de este capítulo, tendrás que trabajar tanto tus habilidades mecánicas como el juego mental. La psicología energética te ayudará a estar más concentrado y confiado cuando juegues al deporte de tu elección. Así serás más consciente de los fallos mecánicos que necesitas mejorar. También deberías tener menos necesidad de culpar a las situaciones externas. A medida que elimines las creencias saboteadoras y los sentimientos de ansiedad, sentirás que disfrutas más del deporte elegido.

Desarrolla una estrategia

12

eficaz para perder peso

Durante el desplazamiento matinal a su puesto de trabajo, un hombre hablaba a sus amigos de un libro que estaba leyendo y que le estaba ayudando a cambiar su dieta. Más adelante, comentó que no había desayunado, de modo que se detuvieron en una tienda. Vio un letrero de fruta, por lo que eligió un plátano, una manzana y una botella de agua. De camino hacia el mostrador, vio una sección llena de pasteles y *donuts*, y compartió con sus acompañantes su experiencia en el tema. Tomó una caja de *donuts* de chocolate y dijo: «Comprad siempre los que llevan dentro la crema del diablo. Son mucho más sabrosos que los que llevan la crema blanca.» Después dijo que había leído que no se debía combinar la fructosa de la fruta con alimentos ricos en hidratos de carbono (y grasa), como los *donuts* de chocolate. Dejó la fruta en su lugar y se compró un café para acompañar a los *donuts*. Estaba claro que aquello no era lo que tenían en mente los autores del libro que estaba leyendo.

Esforzarse por perder peso

¿Has tomado alguna vez la decisión de ponerte a dieta y poco después has visto que la decisión se iba al traste cuando te encontrabas delante de tus comidas preferidas? Olvidas los alimentos más sanos y que más te ayudan a reducir peso en cuanto empiezas a sentir un deseo imperioso de comer. Si no has afrontado ese deseo vehemente de ciertos alimentos, siempre encontrarás un motivo para comerlos, e incluso harás que todo parezca muy racional. Es posible que te digas: «¡Tengo que hacer trampa de vez en cuando!», «¡No pasa nada por hacerlo esta vez!», «Me siento mal, ¡y me merezco esto!», o «Ya empezaré la dieta mañana». La información de este capítulo te enseñará a reducir el deseo vehemente de ciertos alimentos.

Por raro que parezca, algunos de los alimentos que anhelas son energéticamente tóxicos, y pueden sabotear muchas áreas de tu vida. Creemos, junto con un creciente número de autores especializados en dietas, nutrición y pérdida de peso, que el plan para perder peso debe centrarse en el tratamiento de los problemas emocionales que sabotean este objetivo. Comer en exceso o ser incapaz de seguir una dieta suele ser un síntoma de otros problemas que también deben ser tratados. Cuando estos problemas sean abordados, podrás introducir los cambios que te ayuden a mantener tu dieta, perder peso y tener la figura deseada.

Si estás tratando de perder peso, no estás solo. En las sociedades occidentales hay un alto porcentaje de ciudadanos con exceso de peso. En 1998, el Instituto Nacional del Corazón, los Pulmones y la Sangre (NHLBI) informó de que el 55 por 100 de los norteamericanos tienen exceso de peso o son obesos. A lo largo de los últimos treinta años, el porcentaje de adultos obesos casi se ha duplicado, y la mayor parte del incremento se produjo en la década de los noventa. Para complicar aún más las cosas, la población engorda a una edad cada vez más temprana. Estos datos apoyan la hipótesis de que la causa por la que la gente no puede perder peso es un problema energético. Es poco probable que el problema se deba al desconocimiento de las dietas, porque cada año aparece un nuevo libro con estrategias para perder peso en las listas de *superventas*.

En las sociedades occidentales se perpetúan un montón de contradicciones respecto a la salud y el estilo de vida. Los restaurantes de comida rápida han sido una industria en crecimiento, y sin embargo las sociedades occidentales pretender ser muy conscientes de los temas de salud. Consecuentemente, el mercado está inundado de libros y revistas sobre dietas, alimentos sanos, programas de ejercicio y balnearios y baños de salud. Sin embargo, todos estos productos y toda la atención dedicada por los medios de comunicación a la pérdida de peso han tenido un efecto mínimo en el compromiso de la gran mayoría de la población con la pérdida de peso.

Si eres uno de los muchos millones de adultos con problemas de peso, debes saber que corres un mayor riesgo de sufrir hipertensión, enfermedades de la vesícula biliar e incluso ciertos tipos de cáncer (NHLBI, 1998). La correlación entre las enfermedades de corazón —una de las principales causas de muerte prematura— y la obesidad suelen ignorarse. También se ha sugerido que el aumento del consumo de azúcar por parte de los adultos está relacionado con el creciente índice de diabetes.

En cualquier caso, la relación entre los problemas de salud y el exceso de peso no ha hecho que la gente consiga perder los kilos que les sobran. Cada vez que nuestra sociedad da un paso saludable hacia delante haciendo hincapié en la dieta y el ejercicio, parece dar dos pasos atrás, porque el consumo de comida rápida continúa aumentando.

Otro factor descorazonador es que la mayoría de los que tratan de hacer dieta aumentan todavía más de peso después de cada intento fallido. Y sólo un pequeño porcentaje de los que pierden peso son capaces de mantenerse durante dos años o más. Muchos ciudadanos occidentales, y en especial las mujeres, siempre parecen estar haciendo o dejando de hacer dieta (el efecto yoyó en la dieta) y nunca consiguen perder peso de manera sustancial.

Existen tres razones fundamentales que explican por qué las personas no pueden perder peso o librarse del exceso permanentemente:

1. Hay una razón médica por la que no puedes perder peso, y necesitas atención médica.
2. No tienes suficiente conocimiento sobre cómo diseñar una dieta eficaz y perder peso.
3. Tienes un problema energético que activa tu anhelo de ciertos alimentos y sabotea tus intentos de poner en práctica cualquier programa dietético. Es decir, tienes un desequilibrio energético, posiblemente debido a un trauma anterior, y creencias saboteadoras que minan tu motivación y tu capacidad de mantenerte a dieta.

Cualquier combinación de los puntos anteriores puede ser aplicable a tu caso individual. Las secuencias de tratamiento de este capítulo tienen por objetivo corregir los problemas energéticos, incluyendo la frustración y la impaciencia, el deseo vehemente de ciertos alimentos, la reducción del impulso y otros.

Problemas físicos

Si tienes algún problema de salud o necesitas perder una cantidad de peso significativa, debes consultar con un profesional que te ayude a diseñar la dieta que mejor encaje con tus circunstancias personales. Es posible que tengas alteraciones o carencias hormonales que requieran medicación o que necesites un programa especializado para perder peso en condiciones seguras. La psicología energética te ayudará a identificar y a tratar los problemas emocionales que te impiden introducir los cambios deseados en tu estilo de vida.

Tener suficiente conocimiento e información

Tu primera prioridad es tener suficiente información y conocimiento sobre cómo perder peso. Pese a que la mayoría de la gente sabe qué hacer para perder peso, cada vez hay más estudios e investigaciones que pueden ayudarte. Existen docenas de planes dietéticos; puedes seleccionar uno de ellos o combinar partes de varios planes diferentes. Cuando comprendas las estrategias básicas que intervienen en una dieta, podrás diseñar el plan de comidas que más te convenga. Conozcas o no la dieta adecuada, te recomendamos que repases algunos libros que pueden servirte de guía para desarrollar tu plan. *Sugar Busters* (Steward, Bethea, Andrews *et al.*, 1998) identifica los alimentos que pueden engordar, aunque generalmente no los hemos considerado así. *Making the Connection: Ten Steps to a Better Body and a Better Life* (Greene and Winfrey, 1999) ofrece un método general de adelgazamiento que incluye ejercicios, comer más fibra y menos grasa, y beber más agua. Existen docenas de otros libros que podrías querer consultar.

Cuanto más sepas, más preparado estarás para diseñar un programa de nutrición apropiado. Hace falta planificación para cambiar los hábitos alimenticios y perder peso. Con todas las opciones de comida rápida disponibles, te resultará mucho más difícil continuar con la dieta sana y conseguir tus objetivos si no preparas un plan. Cuando hayas comprendido los puntos básicos, podrás diseñar un plan de comidas especializado que satisfaga tus necesidades personales.

Cambia tu forma de pensar

Perder peso puede resultar complicado para la mayoría de la gente. No obstante, si tienes un buen plan y le dedicas el esfuerzo necesario, sin hacer demasiadas trampas, perderás peso. A veces, se nos repite tanto lo difícil que es perder peso que no nos quedan ganas de intentarlo.

Frustración e impaciencia

Si crees que hace falta más tiempo para perder peso que para ganarlo, es posible que el programa dietético te frustre o te impaciente. No hay pruebas que confirmen que esto sea así. Lo cierto es que perder peso no resulta tan divertido como tomar comidas deliciosas y ganarlo. La cantidad de alimento que tienes que dejar de comer para perder peso es exactamente la misma que tomaste de más para ganarlo. Esto exige un cambio de mentalidad y una reorientación que te lleve de comer en exceso a comer moderadamente. También es posible que hayas olvidado que no ganaste todo el exceso de peso en dos semanas. Por tanto, no practiques esas dietas tan drásticas que pretenden hacerte perder todo el peso en quince días. De hecho, tu cuerpo luchará para impedirte perder peso ralentizando su metabolismo (Jibrin, 1998). Y, como todos sabemos, si sigues comiendo en exceso acabarás recuperando esos kilos de más.

Recuerda todas las veces que consumiste grandes cantidades de alimentos grasos día tras día, que cenabas a última hora de la noche o tomabas alcohol. La circunstancia de que sea más placentero ganar peso que perderlo no altera el hecho de que conservar la línea es un trato justo. Si practicas ejercicio y una buena dieta, es inevitable que pierdas peso.

Los programas para perder peso eficazmente requieren un cambio de estilo de vida. No se trata de un hecho puntual que después abandonas para retomar los viejos hábitos que generaron el problema. Cuando te des cuenta de que la dieta y la nutrición forman parte de un estilo de vida, tu plan tendrá en cuenta qué alimentos te crean problemas y qué necesitas para conseguir tus objetivos. Te recomendamos que recuerdes esto cuando te marques plazos para cambiar de dieta y perder peso. El programa no viene determinado por el tiempo que has tenido sobrepeso, sino por el que necesitaste para ganarlo. Si puedes aceptar que perder peso es un trato justo, eso te ayudará a minimizar la frustración que se siente cuando no se pierde peso con toda la rapidez que uno desearía. Cuando hayas desarrollado un plan y dispongas de los alimentos adecuados, te resultará más fácil mantener tu programa nutricional.

Secuencia de tratamiento para la frustración y la impaciencia

Estos consejos, que son de sentido común, pueden ayudarte a planificar y mantener mejor tu dieta, pero no pueden ayudarte a afrontar los problemas emocionales que suelen arruinar tus planes. Esto es particularmente cierto en el caso de la frustración y la impaciencia. Estas dos emociones suelen crear problemas a quienes tratan de perder peso porque les hacen tirar la toalla, creer que la dieta no está funcionando y pensar: «¿Para qué molestarme?». Si descubres que la frustración y la impaciencia te causan problemas, el tratamiento siguiente demostrará ser beneficioso.

1. Identifica el problema con una frase como: «No estoy perdiendo peso todo lo rápido que me gustaría.» O, «ahora estoy comiendo menos y todavía no he perdido peso». Siempre es mejor decirlo con tus propias palabras. Piensa en el problema y evalúa tu nivel de frustración o impaciencia en una escala de 0 a 10, donde 10 representa que estás completamente impaciente y frustrado y 0 indica que no experimentas ninguna impaciencia ni frustración (y entiendes que si sigues con la dieta, perderás peso).

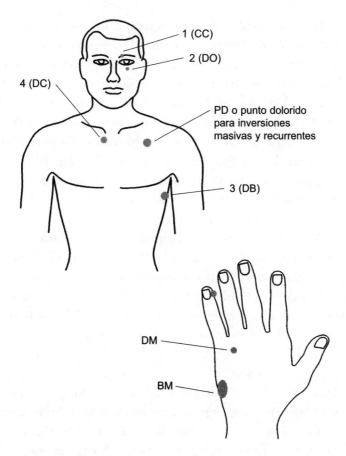

Diagrama veintitrés: Frustración e impaciencia.

Secuencia de tratamiento para la frustración y la impaciencia

Meridiano		Localización
Ceja (CC)	1	En el comienzo de la ceja, cerca del puente de la nariz.
Debajo del ojo (DO)	2	Bajo el centro del ojo, en el extremo del hueso.
Debajo del brazo (DB)	3	Quince centímetros por debajo de la axila.
Debajo de la clavícula (DC)	4	Dos centímetros y medio por debajo de la clavícula, cerca de la garganta.
Dedo meñique (UM)	5	En la punta del dedo, en el lado interno.

2. Trátate las posibles inversiones tocándote en el lado de la mano (BM) o frótate el punto dolorido (PD) mientras piensas o te dices a ti mismo algo como: «Me acepto profundamente aunque estoy impaciente y frustrado por no perder peso todo lo rápido que quiero». Una vez más, es mejor decirlo con tus propias palabras. Por ejemplo, podrías preferir las palabras «molesto» o «angustiado» en lugar de «impaciente» o «frustrado». También podría ser de ayuda darte golpecitos en el lateral de la mano (BM) o frotarte el punto dolorido (PD) mientras dices: «Me acepto a mí mismo con todos mis problemas y limitaciones».

3. Ahora mira el diagrama 23 para identificar la ubicación de los puntos de la Ceja (CC), Debajo del ojo (DO), Debajo del brazo (DB), Debajo de la clavícula (DC) y dedo meñique (UM). Mientras piensas en tus sentimientos de impaciencia y frustración respecto a la dieta, date cinco golpecitos en cada uno de estos puntos, en el orden siguiente: 1, 2, 3, 4, 5, 4. **Nota**: El punto DC se repite dos veces en la secuencia. Golpéatelos únicamente con la fuerza necesaria para sentirlos. Los golpecitos no deberían causarte ningún dolor.

4. Una vez más, evalúa tu nivel de tensión en una escala de entre 0 y 10, (debería surgir un número en tu mente). Si no se produce una reducción, vuelve al paso 2 y repite la secuencia. Si sigue sin producirse ninguna reducción después de tres intentos, probablemente ésta no es una secuencia de tratamiento adecuada para ese suceso, o bien existe otra creencia saboteadora (una inversión) que exige corrección. (Véase paso 8).

5. A continuación, practica el Equilibrador del Cerebro (BB) dándote golpecitos repetidamente en la parte posterior de la mano (DM), mientras rotas los ojos primero en el sentido de las agujas del reloj, a continuación en sentido contrario, y después entonas una melodía, cuentas hasta cinco y vuelves a susurrar la melodía.

6. Repite otra vez la secuencia: 1, 2, 3, 4, 5, 4.

7. Una vez más, evalúa tu nivel de impaciencia y frustración, dándole una puntuación de entre 0 y 10. Debería ser aún menor. Cuando la impaciencia o frustración estén en una banda de entre 0 y 2, pasa al punto 9. A veces tendrás que repetir el tratamiento

varias veces mientras imaginas tu impaciencia o frustración, o incluso estando en la situación real, hasta que te sientas completamente aliviado.

8. Mientras se produzca una reducción en el nivel de frustración o impaciencia, continúa con la secuencia de tratamiento hasta que quede muy poca o ninguna. Si el tratamiento se estanca en algún punto, esto indica la existencia de una mini-inversión. Trátala tocándote en el dedo meñique de la mano (BM) mientras repites tres veces: «Me acepto profundamente, aunque no haya resuelto completamente este problema.»

9. Cuando la tensión esté en un nivel de entre 0 y 2, considera la posibilidad de practicar el Giro de ojos (ER) para seguir eliminando tensiones o completar los efectos del tratamiento. Para ello, date golpecitos en la parte posterior de la mano (DM), mantén la cabeza erguida y, moviendo únicamente los ojos, mira al suelo y eleva lentamente los ojos hacia el techo.

Este tratamiento alivia eficazmente la frustración y la impaciencia, pero debes ser realista. Si te frustras con facilidad, tendrás que tratarte este problema con frecuencia antes de que llegue a convertirse en un suceso ocasional. Aunque seguirás experimentado momentos de impaciencia y frustración, este método reducirá significativamente tu tendencia a sentir esas emociones en situaciones en las que preferirías ser más paciente, como con tu plan de comidas.

> *Cuando intentas perder peso, es importante considerar todas las posibles inversiones, incluyendo las masivas y profundas.*

Ansiedad por comer

Cuántas veces has oído decir o tú mismo has dicho: «Tengo que perder algunos kilos». Este reconocimiento es un paso importante dentro del proceso, pero lo que no es tan habitual es que la gente diga cosas como: «Estoy dispuesto a renunciar al helado», «estoy dispuesto a dejar de beber cerveza», o «estoy dispuesto a renunciar a... (nombra cualquier alimento)». Un aspecto difícil de la pérdida de peso es reducir el consumo de alimentos que engordan. Por desgracia, este tipo de comidas suelen ser las más deseadas, generalmente son fáciles de adquirir y tienen buen sabor. Esto no significa que los alimentos sanos no sean sabrosos, pero posiblemente tendrás que experimentar con distintos alimentos y recetas a medida que desarrolles tu plan de comidas.

Un paso importante para que la dieta tenga éxito es minimizar o neutralizar el deseo de comer aquellos alimentos que sería mejor evitar. No estamos sugiriendo que dejes de comerlos definitivamente, pero tienes que eliminar la ansiedad que podría sabotear tu dieta. En realidad, el proceso es bastante simple.

1. Identifica un alimento que desees comer ansiosamente, como cerveza, patatas fritas, caramelos, etc. Piensa en tu deseo de ese alimento en diversas situaciones. Por ejemplo, imagina que estás con tus amigos y que ellos están comiendo eso que te produce el deseo ansioso que quieres eliminar. También puedes tener ese alimento delante de ti, de forma que puedas verlo y olerlo. Evalúa tu ansiedad por comerlo en una escala de 0 a 10. En este caso, una puntuación de 6 significa que estás pensando seriamente en ceder al deseo y 8 o más significa que cedes al deseo.

2. Identifica cualquier creencia saboteadora y trátate las posibles inversiones pensando en tu deseo de... (nombra el alimento) y, mientras te tocas en el lateral de la mano (BM) o te frotas el punto dolorido (PD), piensa o di tres veces: «Me acepto profundamente aunque no puedo controlar mi deseo de... (nombra el alimento)». Si crees que nunca vas a poder superar esa ansiedad, tócate en el punto debajo de la nariz (DN) para tratar las inversiones profundas mientras dices: «Me acepto con todos mis problemas y limitaciones».

3. Ahora mira el diagrama 24 para identificar dónde están situados los puntos Debajo del ojo (DO), Debajo de la clavícula (DC), Debajo del brazo (DB) y dedo meñique (UM). Mientras piensas en el deseo ansioso de comida, date cinco golpecitos en cada uno de estos puntos, en el orden siguiente: 1, 2, 3, 4, 3, 2, 1. **Nota:** Los

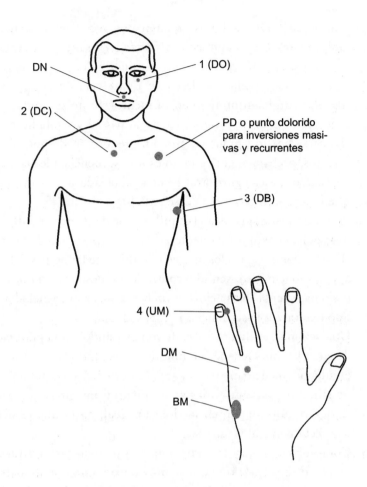

Diagrama veinticuatro: Ansiedad por comer.

Secuencia de tratamiento para el ansia o deseo vehemente de comer

Meridiano		Localización
Debajo del ojo (DO)	1	Bajo el centro del ojo, en el extremo del hueso.
Debajo de la clavícula (DC)	2	Dos centímetros y medio por debajo de la clavícula, cerca de la garganta.
Debajo del brazo (DB)	3	Quince centímetros por debajo de la axila.
Dedo meñique (UM)	4	En la punta del dedo, en el lado interno.

puntos DO, DC, y DB se repiten dos veces en la secuencia. Golpéatelos únicamente con la fuerza necesaria para sentirlos. Los golpecitos no deberían causarte ningún dolor.

4. Una vez más, evalúa tu deseo en una escala de entre 0 y 10, (debería surgir un número en tu mente). Si no se produce una reducción del deseo ansioso, vuelve al paso 2 y repite la secuencia. Si sigue sin producirse ninguna reducción después de tres intentos, probablemente ésta no es una secuencia adecuada para ese suceso, o bien existe otra creencia saboteadora (una inversión) que requiere corrección. (Véase paso 8).

5. A continuación, practica el Equilibrador del Cerebro (BB) dándote golpecitos repetidamente en la parte posterior de la mano (DM), mientras giras los ojos en el sentido de las agujas del reloj, a continuación en sentido contrario, y después entonas una melodía, cuentas hasta cinco y vuelves a susurrar la melodía.

6. Repite otra vez la secuencia: 1, 2, 3, 4, 3, 2, 1.

7. Una vez más, evalúa tu ansia de comer, dándole una puntuación de entre 0 y 10. Debería ser aún menor. Cuando la ansiedad esté en una banda de entre 0 y 2, pasa al punto 9. A veces tendrás que repetir el tratamiento varias veces mientras imaginas tu ansia de comer, o aún estando en la situación real, hasta que te sientas completamente aliviado.

8. Continúa con la secuencia de tratamiento mientras se reduzca el deseo ansioso hasta que quede muy poco o ninguno. Si el tratamiento se estanca en algún punto, esto indica la existencia de una mini-inversión. Trátala tocándote en el dedo meñique de la mano (BM) mientras repites tres veces: «Me acepto profundamente, aunque no haya resuelto completamente este problema.»

9. Cuando la tensión esté en un nivel de entre 0 y 2, considera la posibilidad de practicar el Giro de ojos (ER) para seguir eliminando ansiedad o completar los efectos del tratamiento. Para ello, date golpecitos en la parte posterior de la mano (DM), mantén la cabeza erguida y, moviendo únicamente los ojos, mira al suelo y eleva lentamente los ojos hacia el techo.

Secuencia alternativa para el deseo ansioso de comer

Si te has tratado las inversiones potenciales y la secuencia anterior no ha sido eficaz, repite el tratamiento empleando esta secuencia alternativa: 1, 2, 3, 4, 3, 2, 1.

En la mayoría de los casos, este tratamiento eliminará al menos temporalmente tu deseo de alimentos «prohibidos». Sin embargo, siendo realista, es posible que tengas que repetir el tratamiento varias veces antes de que el ansia se reduzca de manera significativa y continuada. Asimismo, para remediar sustancialmente tu «adicción» es importante que te trates el ansia de tomar estas comidas en múltiples situaciones. Por ejemplo, es posible que tiendas a comer caramelos cuando estás aburrido, cansado o viendo la televisión. Visualizar cada una de estas situaciones o contextos mientras te aplicas el tratamiento te ayudará a mantener la situación controlada.

Para afrontar y resolver el deseo desordenado de comer, es importante prepararse. Por ejemplo, muchas personas quieren picar algo por la noche. Aunque es mejor no comer a última hora de la noche si estás tratando de perder peso, tal vez te resulte difícil eliminar ese picoteo nocturno. El problema es que una copa de helado engorda mucho, pero es muy fácil de preparar. En cuanto sientes ese anhelo, puedes tener el helado en la boca en cuestión de segundos. ¿Por qué otra cosa podrías sustituirlo que sepa bien y te ayude a cumplir con el plan de comidas? Tiene que ser algo de tu elección. La clave está en tener sustitutos saludables para satisfacer tus ansias.

Si continúas teniendo problemas con el alimento que tratas de evitar, sigue leyendo y trabaja los problemas que se analizan en los dos apartados siguientes: problemas personales y sistemas de creencias. Cuando elimines los problemas subyacentes, podrás controlar más eficazmente tu deseo empleando las secuencias de tratamiento que se facilitan.

Problemas personales

A lo largo de los capítulos hemos identificado y descrito tratamientos para problemas como la ira, el rechazo, el miedo, la vergüenza y la depresión. Si sientes que alguno de ellos sigue presente en tu vida, debes integrar su tratamiento en el programa de pérdida de peso. La mayoría de los psicólogos creen que hay que resolver estos problemas subyacentes antes de diseñar y poner en práctica una dieta eficaz. También hemos descubierto que, a medida que trates tus alteraciones emocionales, te resultará más fácil cambiar tu entorno y estilo de vida. No podemos examinar todos los problemas asociados con el exceso de peso, pero, si examinas con sinceridad tu vida, probablemente podrás identificar los que te impiden conseguir tu objetivo. Veamos algunos ejemplos:

Abuso sexual

Algunos individuos que sufrieron abusos sexuales de niños se convierten en obesos. En su subconsciente, podrían considerar su obesidad como un escudo protector que les hace menos deseables sexualmente. Por supuesto, no todas las personas obesas sufrieron abusos sexuales. Si has sufrido abusos sexuales, debes utilizar los tratamientos del capítulo 10 para resolver recuerdos dolorosos y traumas. Cuando esos primeros traumas estén aliviados, te sentirás mucho más fuerte y podrás abordar otros problemas, como la obesidad. También podrías sufrir una inversión asociada con la vergüenza. La secuencia de tratamiento de la vergüenza figura en el capítulo 8.

Rechazo

Si vives atemorizado por la posibilidad de que te rechacen, o si has sido rechazado de manera significativa en el pasado, es posible que tiendas a evitar la vida social y que te culpes de tus problemas. Esto reduce tu autoestima y, en muchos casos hace que pases más tiempo solo dedicado a actividades sedentarias, como ver la televisión. Aunque la televisión podría ayudarte a ocupar el tiempo libre, no te ayudará a sentirte mejor, y la reducción de actividad física podría llevarte a ganar peso. Asimismo, mientras ves la televisión o estás en cualquier otra actitud de retirada, podrías gravitar hacia la comida en un esfuerzo por sentirte mejor. Por lo tanto, tienes que tratarte tus sentimientos y miedos al rechazo para poder cambiar de estilo de vida y prevenir situaciones que te animen a abusar de la comida. Un modo de aliviar este problema es usar la técnica de la Línea Media Energética descrita en el capítulo 8.

Depresión

La depresión causada por alguna situación o suceso que te haya ocurrido puede alterar radicalmente tu estilo de vida. Por ejemplo, es posible que te des a la bebida para sentirte mejor momentáneamente, lo que sabotearía tus planes dietéticos, porque el alcohol engorda. Como el alcohol te impide distinguir cuándo estás lleno, también podría hacer que comieras más. La depresión puede hacer que quieras mantenerte retirado y evitar la vida social. Si no tratas tus sentimientos depresivos, es poco probable que consigas seguir una dieta. La depresión puede tener orígenes muy diversos; el capítulo 9 te ayudará a entender sus síntomas y a aplicar un tratamiento.

Vergüenza

Si te avergüenzas de ti mismo por alguna razón, es posible que recurras a la comida para sentirte mejor. La vergüenza puede ser producto de una situación sobre la que no tuviste control, o que ocurrió cuando eras muy joven y no tenías medios para defenderte. Para romper este ciclo emocional en torno a la comida, debes tratar lo que te causa vergüenza. Puedes encontrar la secuencia de tratamiento para la vergüenza en el capítulo 8.

Ira y culpabilidad

No cabe duda de que, por su agradable sabor, ciertos alimentos se utilizan para aliviar algunas emociones como la ira y la culpabilidad. Comer suele ser una forma de consolarse cuando uno ha tenido un mal día. Sin embargo, esta estrategia no favorece tus objetivos de conseguir un cuerpo más delgado y saludable. Violar tus objetivos dietéticos también podría inducir sentimientos adicionales de culpa y frustración al darte cuenta de que no has podido seguir tu dieta. Estas reacciones emocionales podrían sabotear todavía más tus esfuerzos por perder peso. Puedes hallar los tratamientos para la ira y la culpabilidad en el capítulo 8.

Caso: Frustración, soledad y pérdida de peso

A los treinta y seis años, Sally era atractiva, aunque tenía exceso de peso. Solía enfadarse consigo misma porque no podía perder algunos kilos y tener un aspecto óptimo. Su punto débil era el deseo desordenado de dulces. Cuando empezaba una dieta, se sentía frustrada, y después se atiborraba de alimentos que engordan mucho, como el helado. Comía aunque no tuviera hambre, y seguía comiendo hasta quedarse sin comida o hasta que estaba tan llena que se sentía cansada y se iba a dormir.

El problema subyacente de Sally era la soledad. Cuando se quedaba sola por la noche cedía más a sus deseos ansiosos. El primer paso de Sally fue el tratamiento de la Línea Media Energética descrito en el capítulo 8 para ayudarle a afrontar su miedo al rechazo en situaciones sociales. Esto le permitió sentirse mejor consigo misma y tener más confianza.

Después de recibir tratamientos energéticos durante una semana, Sally estaba dispuesta a cambiar sus hábitos y tener una vida social más activa para perder peso. Como le gustaba leer, decidió pasar más tiempo por las noches en su librería favorita, que tenía una cafetería. Allí pudo relacionarse y hacer amigos. Al mismo tiempo, Sally se concentró en su objetivo de perder doce kilos en tres meses. Eligió el plan dietético que mejor combinaba con su estilo de vida. Decidió tomar el desayuno y la comida bebidos, consumiendo un popular suplemento alimenticio en polvo que mezclaba con leche desnatada y fruta. Aunque había de pagar más por los mejores suplementos, éstos tenían menos azúcar y más nutrientes. Fue probando hasta que encontró una combinación de sabores que satisfacía sus gustos. Eligió un batido de vainilla y melocotón para las mañanas y otro de plátano y chocolote para la comida, pero también les añadía otras frutas, como fresas. Ésta resultó ser una estrategia genial para Sally, porque a lo largo de su vida las comidas que tomaba a mediodía habían sido desastrosas, repletas de grasas y calorías, y a menudo en restaurantes de comida rápida.

Sally tardó tres meses en perder los doce kilos que quería perder. Durante el primer mes usó tratamientos energéticos para la frustración y la impaciencia que le ayudaran a afrontar el hecho de que no perdería peso con la rapidez que hubiera deseado. También usó el tratamiento para la ansiedad con el fin de reducir el deseo de consumir algunos de los alimentos que más engordaban. Cuando abandonó el programa de pérdida de peso, siguió tomando una comida bebida al día, y después identificó nuevas comidas y desayunos que no engordaban tanto. Cuando empezaron a volver los viejos hábitos, se trató la inversión y usó otros tratamientos para reequilibrar su energía. Así pudo mantenerse en el peso deseado.

Sistemas de creencias

Existen muchas creencias que podrían impedirte cambiar tu estilo de vida; algunas de ellas entran en la categoría de inversiones profundas si generan un sentimiento de que nunca podrás perder peso. Para tratar una inversión profunda, date golpecitos debajo de la nariz (DN) mientras repites tres veces: «Me acepto aunque nunca pierda peso porque... (enuncia tu creencia)». A continuación exponemos algunas de las creencias que más pueden obstaculizar tu capacidad de perder peso.

Soy demasiado viejo

Algunas realidades, como que te vas haciendo mayor, deben afrontarse porque implican cambios en tu coordinación física y en la respuesta de tu cuerpo a la dieta y al ejercicio. Sin embargo, la edad también es un estado mental. Si aceptas que te vas haciendo mayor, y dejas de luchar y de sentirte disgustado por esta realidad, te darás cuenta de que el envejecimiento no tiene nada que ver con la capacidad de perder peso. Sea cual sea la situación, una vez aceptada, estarás en un estado mental mucho más propicio para conseguir tus objetivos.

Otro problema relacionado con la edad es la tendencia a sentir: «No debería importarme estar en forma porque ya soy mayor». Sin embargo, el exceso de peso puede impedirte participar alegremente en los acontecimientos de la vida de otros miembros de tu familia. Y, por supuesto, la salud siempre influye en la calidad de vida. Actualmente, muchas personas llevan una vida activa hasta bien entrados en los noventa años. De hecho, en algunas comunidades, un gran número de personas sanas llegan a sobrepasar con creces los cien años de edad.

Estoy demasiado gordo

Cuando una persona cree que «está demasiado gorda para perder peso», generalmente no puede visualizarse en el peso deseado. Sólo contempla la situación a corto plazo y piensa en los alimentos a los que tiene que renunciar, en lugar de contemplar el maravilloso estilo de vida que podría disfrutar si perdiera el peso de más. Si entras dentro de esta categoría, es posible que sufras una inversión masiva y profunda. Es aconsejable que te trates con frecuencia ambas inversiones (véase capítulo 6). Hecho esto, puedes usar los ejercicios de visualización de este capítulo para conseguir un cuerpo más sano y delgado.

No puedo cambiar de dieta

Creer que no puedes cambiar de dieta puede indicar una inversión profunda. Una vez corregida (a veces la corrección debe hacerse con frecuencia), debes usar los demás tratamientos de este libro para poner en práctica y mantener tu nuevo plan de comidas.

No tengo tiempo

Creer que no tienes tiempo para planificar y poner en práctica una dieta puede ser un problema complejo y multifacético. El tiempo siempre es un problema, pero existen soluciones. Los batidos de frutas que hemos mencionado en el caso anterior son una alternativa para disfrutar una comida rápida y nutritiva. Cuando te hayas tratado la inversión profunda relacionada con la falta de tiempo, pueden surgir otros asuntos que también tengan que ser tratados. Por ejemplo, aunque te importa tu apariencia, puede haberse convertido en algo secundario, y este hecho podría causarte frustración. Después de revisar los problemas emocionales que pueden contribuir a sobreestimular tu apetito, trátalos uno por uno. Tal vez tengas que hacerlo de manera continuada porque pueden surgir situaciones imprevistas que con frecuencia creen inversiones, alteren tus emociones y te hagan más vulnerable al deseo de comer adictivamente. Pero si continúas usando los tratamientos energéticos, podrás ponerte a dieta y mantenerla.

Requiere demasiado esfuerzo

Si crees que perder peso exige demasiado esfuerzo, tienes una inversión profunda o una inversión relacionada con la motivación. Para tratarla, date golpecitos en el lado de la mano (BM) mientras piensas o dices tres veces: «Me acepto aunque no me siento motivado a perder peso». Tratándote la inversión y poniendo en práctica las secuencias para la frustración y el ansia desordenada de comida (que se encuentran anteriormente en este mismo capítulo), deberías encontrar la energía necesaria para perder peso.

No puedo dejar de comer en exceso

Si crees que no puedes dejar de comer en exceso, aplícate el tratamiento para la inversión profunda. Otra inversión a considerar es tu resistencia a la posibilidad de perder peso. En este caso, date golpecitos en el lado de la mano (BM) mientras piensas o dices tres veces: «Me acepto a mí mismo aunque no puedo dejar de comer». Las situaciones o malos hábitos de tu vida también pueden producir un exceso de apetito crónico. Cuando hayas identificado las situaciones que te llevan a comer en exceso, procura evitarlas o usa el tratamiento de visualización que presentamos seguidamente para abordarlas.

Visualizar situaciones de vida

Puedes usar la visualización para que te ayude a tomar conciencia de si vas a tener un problema con la comida en ciertas situaciones, como un cumpleaños, celebraciones relacionadas con el trabajo, o cuando das de comer a tus hijos. La visualización te ayudará a minimizar el sabotaje que se produce en dichos momentos. En cada caso, el objetivo es visualizar una situación potencialmente problemática y decidir si necesitas usar los tratamientos energéticos para mantener tu dieta.

Empieza con una visualización general: visualízate en tu peso deseado. Si esto te resulta problemático, date diez golpecitos en los puntos Debajo del brazo (DB) y de la Ceja (CC). Es posible que tengas que repetir este tratamiento varias veces antes de funcione a plena satisfacción. No hace falta que sea una visión clara, basta con una imagen. ¿Puedes visualizarte en ese nuevo peso? ¿Cómo responderán tus conocidos? ¿Qué otras cosas podrían ocurrir? Estas visualizaciones mentales deben hacer que te sientas bien y ayudarte a reforzar el deseo de perder peso. Si hay sentimientos negativos o si sólo puedes visualizarte con exceso de peso, sufres una inversión. Te sugerimos que uses el tratamiento para la inversión masiva (véase capítulo 6 que da detalles sobre el punto dolorido (PD) y a continuación usa el tratamiento para la frustración y la impaciencia facilitado anteriormente en este mismo capítulo).

Seguidamente, identifica situaciones que podrían causar desórdenes alimenticios. Cuando hayas revisado algunos de los ejemplos siguientes, podrás imaginar las situaciones que te ocurrirán con mayor probabilidad. En cada ejemplo, visualízate en esa situación y después evalúa tu ansiedad de comer o beber. Usando el mismo proceso, evalúate en una escala de 0 a 10, donde 6 indica que estás pensando seriamente en ceder a tus deseos y 8 o más indica que vas a ceder a tus deseos. Si sientes que una de las situaciones es particularmente problemática para ti, trátate el deseo ansioso y repite la visualización hasta que esa sensación quede eliminada. Veamos algunos ejemplos:

– Estás trabajando y un compañero trae varias cajas de tus *donuts* favoritos, más de las que el personal puede comer. Los *donuts* quedan sobre la mesa y se van a echar a perder. Cuando visualizas esa situación, ¿qué haces?

- Estás en el bar del club social y tus amigos te animan a beber. ¿Puedes visualizarte bebiendo una única bebida alcohólica y pidiendo bebidas bajas en calorías el resto de la noche?
- Cocinas una gran cantidad de tu comida favorita. ¿Puedes visualizarte comiendo una cantidad moderada de ella?
- A tus hijos o a tu pareja les encanta tener en casa alimentos sabrosos pero muy ricos en grasas. Visualiza qué haces en esa situación.
- Uno de los modos de divertirte con tus hijos es comer deliciosos postres en su compañía. ¿Puedes visualizarte tomando sólo un bocado y a continuación sustituyendo el postre por algún alimento bajo en calorías?

El objetivo de estos ejercicios es prepararte para las situaciones de tu vida que pueden sabotear tus esfuerzos dietéticos cuando no estás preparado para ellas. Aunque el tratamiento de los problemas emocionales es clave para perder peso, es posible que hayas creado muchos otros malos hábitos que deban ser eliminados.

Caso: Conducta autodestructiva y pérdida de peso

Carlos era el típico ejemplo de inversión masiva. Tenía muchos problemas y su glotonería sólo era uno más. Bebía en exceso y consumía otras drogas. Generalmente tenía un comportamiento desordenado, y a veces temerario. Estaba teniendo dificultades para conservar su trabajo, pero, como caía bien, la gente lo protegía. No obstante, sus ciento cincuenta kilos se estaban convirtiendo en un verdadero problema. Sentía continuos dolores en las rodillas y en la espalda, y era incapaz de hacer ejercicio. Su estrategia dietética consistía en salir de noche, beber e ingerir grandes cantidades de comida con mucha grasa a última hora de la noche. Estaba habituado a acostarse harto de comer. Su médico le advirtió que, como ya tenía cuarenta y cinco años, su estilo de vida le podría crear importantes problemas de salud, como ataques de corazón o diabetes.

Carlos era un ejemplo de la típica persona que tiene que estrellarse antes de estar dispuesto a cambiar. Se arruinó, perdió a su novia de toda la vida y tuvo un accidente automovilístico que le mantuvo ingresado en el hospital una semana. En aquel momento vino a vernos y le enseñamos los tratamientos energéticos que necesitaba para equilibrar su sistema. Fue un proceso discontinuo que duró dos meses. Seguía las sugerencias de tratamiento, y en cuanto conseguía algunos resultados, volvía a darse a la bebida. Esta conducta saboteaba todo el proceso y pronto también empezó a comer en exceso. Le animamos a participar en grupos de apoyo que le ayudaran a afrontar sus numerosos problemas. El peor de ellos era que su inversión masiva seguía recurriendo, provocando pensamientos y conductas saboteadores y derrotistas. Al final, logramos convencerle de que se tratara la inversión masiva con frecuencia y aplicara otros tratamientos para el deseo ansioso de comer, las adicciones y el mal humor.

Algunas semanas más tarde, Carlos por fin acudió a un encuentro de Alcohólicos Anónimos y disfrutó de él. Entró en contacto con un nuevo grupo de amigos que no compartían su estilo de vida adictivo. El uso continuado de los tratamientos energéticos y el cambio de estilo de vida le ayudaron a diseñar una dieta y a mantenerla. Aunque sufrió leves recaídas a lo largo del año siguiente, Carlos fue capaz de perder casi cincuenta kilos de peso. La clave consistió en dejar de beber y de consumir las drogas que le saboteaban, y para ello tuvo que cambiar de amigos y de estilo de vida. El suyo es un claro ejemplo de cómo introducir cambios en una parte de la vida lleva irremisiblemente a cambiar otras áreas. Los tratamientos energéticos realizados con frecuencia pueden ayudarte a generar la fuerza y la voluntad necesarias para superar muchas limitaciones.

Tonificar el cuerpo

Tonificar el cuerpo es una parte muy importante del proceso de pérdida de peso, especialmente cuando uno envejece y tiende a reducir su actividad física. Si quieres perder mucho peso, tendrás que incluir la tonificación corporal en el proceso. De no hacerlo, es posible que no te guste el aspecto flácido que tendrás después de perder el peso de más. Lo bueno es que, si tonificas tu cuerpo, empezará a recuperar forma mucho más deprisa, y mejorarás mucho tu aspecto incluso antes de llegar al peso deseado. La gente tiende a pensar que si no practican un extenso programa de ejercicios, sus esfuerzos no sirven de nada. Si bien es cierto que cuantas más calorías quemes haciendo ejercicio, más rápida y fácilmente perderás peso, el ejercicio aeróbico no puede sustituir un programa de tonificación.

Para tonificar tu cuerpo, debes hacer ejercicios de brazos, espalda y pecho usando pesas ligeras, así como fortalecedores de los músculos del vientre y de los extensores de las piernas para robustecer el abdomen, las caderas y los glúteos. Hay muchos buenos libros que explican cómo ejercitar adecuadamente cada parte del cuerpo. El objetivo es repetir muchas veces cada ejercicio sin hacerte daño. Si no puedes repetir un ejercicio con pesas de quince a veinte veces, estás usando demasiado peso. Si tienes alguna lesión o problema de salud, busca siempre la asistencia de un profesional antes de realizar el programa de ejercicios.

Dos problemas comunes que acostumbran a impedir el mantenimiento de cualquier programa de ejercicios son el tiempo y la motivación. En cuanto al tiempo, el programa que recomendamos no debe exigir más de treinta minutos diarios, y puedes hacerlo mientras ves la televisión. Si te cuesta motivarte para realizar un simple programa de ejercicio, realiza el tratamiento siguiente:

Potenciar tu motivación para hacer ejercicio

1. Imagina una situación en la que llegas a casa y no te sientes motivado a practicar tu programa de ejercicios, aunque sólo te exige quince minutos. Evalúa tu nivel de motivación en una escala de 0 a 10, donde 10 significa que no estás nada motivado a practicar y cero que estás muy motivado.
2. Trátate las posibles inversiones tocándote repetidamente el lateral de la mano (BM) o frotándote el punto dolorido (PD) mientras piensas o dices tres veces: «Me acepto profundamente aunque tengo muy poca o ninguna motivación para hacer ejercicio». También podría ayudar darse golpecitos en BM o frotarse el PD mientras se repite: «Me acepto con todos mis problemas y limitaciones».

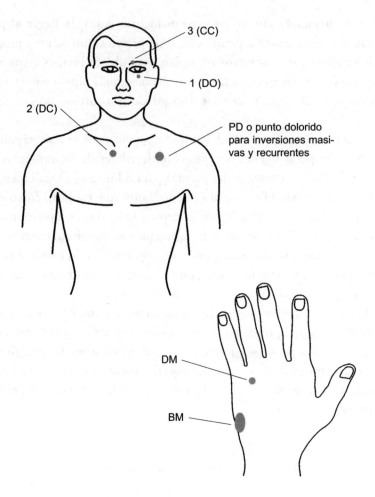

Diagrama veinticinco: Motivación.

Secuencia de tratamiento para potenciar la motivación

Meridiano		Localización
Debajo del ojo (DO)	1	Bajo el centro del ojo, en el extremo del hueso.
Debajo de la clavícula (DC)	2	Dos centímetros y medio por debajo de la clavícula, cerca de la garganta.
Ceja (CC)	3	En el comienzo de la ceja, cerca del puente de la nariz.

3. Ahora mira el diagrama 25 para identificar dónde están situados los puntos Debajo del ojo (DO), Debajo de la clavícula (DC), y de la Ceja (CC). Mientras piensas en tu falta de motivación para hacer ejercicio, date cinco golpecitos en cada uno de estos puntos, en el orden siguiente: 1, 2, 3, 2. **Nota:** El punto DC se repite dos veces en la secuencia. Golpéalos únicamente con la fuerza necesaria para sentirlos. Los golpecitos no deberían causarte ningún dolor.

4. Una vez más, evalúa tu motivación en una escala de entre 0 y 10, (debería surgir un número en tu mente). Si no se produce una reducción de la desmotivación, vuelve al paso 2 y repite la secuencia. Si sigue sin producirse ninguna reducción después de tres intentos, probablemente ésta no es una secuencia adecuada para ese problema, o bien existe otra creencia saboteadora (una inversión) que requiere corrección. (Véase paso 8).

5. A continuación, practica el Equilibrador del Cerebro (BB) dándote golpecitos repetidamente en la parte posterior de la mano (DM), mientras giras los ojos en el sentido de las agujas del reloj, a continuación en sentido contrario, y después entonas una melodía, cuentas hasta cinco y vuelves a susurrar la melodía.

6. Repite otra vez la secuencia: 1, 2, 3, 2.

7. Una vez más, evalúa tu nivel de desmotivación, dándole una puntuación de entre 0 y 10. Debería ser aún menor. Cuando la desmotivación esté en una banda de entre 0 y 2, pasa al punto 9. A veces tendrás que repetir el tratamiento varias veces mientras imaginas tu falta de motivación, o aún estando en la situación real, hasta sentirte completamente aliviado.

8. Mientras se produzca un incremento en tu nivel de motivación, continúa con la secuencia de tratamiento hasta que desees practicar. Si el tratamiento se estanca en algún punto, esto indica que se ha producido una mini-inversión. Trátala dándote golpecitos en el lateral de la mano (BM) mientras repites tres veces: «Me acepto profundamente, aunque aún tenga este problema.»

9. Cuando la desmotivación esté en un nivel de entre 0 y 2, considera la posibilidad de practicar el Giro de ojos (ER) para seguir reduciendo la tensión o completar los efectos del tratamiento.

Para ello, date golpecitos en la parte posterior de la mano (DM), mantén la cabeza erguida y, moviendo únicamente los ojos, mira al suelo y eleva lentamente los ojos hacia el techo.

Cuando hayas completado este tratamiento, sentirás mucha más motivación para hacer ejercicio. Debes usar este procedimiento en cualquier momento que pierdas el deseo de practicar. Puedes usar el mismo tratamiento para realizar el programa de ejercicios normal u otro más ambicioso. Tu objetivo es practicar el programa de tonificación con asiduidad, tres o cuatro veces a la semana. Cualquier ejercicio adicional que hagas te ayudará a perder peso y a ponerte en forma rápidamente.

Resumen

Los pensamientos saboteadores o las conductas poco saludables pueden destruir los mejores planes dietéticos impidiéndote continuar con tu dieta. Aunque es importante saber de dietas, es imprescindible corregir los problemas emocionales subyacentes para poder seguir con el programa. Perder peso no es algo que otra persona pueda hacer por ti, pero tampoco hay razón para que creas que no puedes seguir una dieta o un programa de ejercicios. Debes entender por qué tienes exceso de peso. Sí, un estilo de vida sedentario y un exceso de alimentos inadecuados en tu dieta son un problema, pero, ¿por qué tienes ese estilo de vida? ¿Es tu apariencia realmente algo secundario, o hay ciertas creencias o situaciones que la hacen secundaria? Tienes que resolver qué te impulsa a comer en exceso, y el mejor modo de empezar es usar el perfil personal del capítulo 5. La pérdida de peso es un problema complejo e interactivo que puede requerir una serie de tratamientos energéticos para equilibrar tu sistema y ayudarte a cambiar tu estilo de vida. Si sigues usando los tratamientos energéticos, finalmente te librarás de las tendencias saboteadoras que te impiden conseguir tus objetivos. Y perderás peso inevitablemente.

Eliminación de conductas adictivas:

13

fumar, beber alcohol, drogas y juego

Es bien sabido que las adicciones al alcohol, las drogas y el juego son graves problemas en todo el mundo occidental, y son responsables de costes incalculables en términos de dinero, salud, productividad y felicidad. Además, las adicciones pueden causar muchos daños en las vidas de los seres queridos del adicto. Aunque la adicción al tabaco no es tan destructiva psicológicamente como la adicción al alcohol o las drogas, sigue representando un importante problema de salud, como la mayoría de las adicciones.

Adicción es la dependencia de una sustancia o actividad que altera la mente. Cuando eres adicto, tú y tu cuerpo asociáis el alcohol, las drogas, el juego o el tabaco con el alivio de la ansiedad y otros estados emocionales incómodos. En esencia, adicción es la dependencia de un «tranquilizante». Uno de los objetivos fundamentales de la adicción es la eliminación de los sentimientos incómodos.

¿Por qué la persona se hace adicta inicialmente? Lo cierto es que mucha gente usa sustancias y participa en actividades que alteran las emociones sin hacerse adictos a ellas. No obstante, la adicción puede convertirse en un problema debido a causas hereditarias (como en el caso de la adicción al alcohol) y cuando una actividad o sustancia adictiva se asocia con la reducción de la incomodidad. Algunas personas tienen un historial familiar que les predispone a desarrollar una adicción, tanto por causas genéticas como medioambientales. Si muchas personas de tu familia han tenido problemas con las adicciones, esto puede crear una predisposición en ti a desarrollar alguna adicción. Date cuenta de que hemos hablado de *predisposición*, y no de *inevitabilidad*. Incluso si muchas personas de tu familia fueron o son adictos, eso no significa que tú tengas que serlo. Tienes la posibilidad de elegir. Y la psicología energética nos da grandes motivos de esperanza.

Desde la perspectiva conductual, el desarrollo de la adicción implica lo que se ha dado en llamar un *emparejamiento*. Es decir, si estás tenso, deprimido, aburrido, o te sientes incómodo por cualquier causa, y recurres para aliviarte a una distracción que altere tus emociones, como el alcohol, las drogas o el juego, recurrirás cada vez más a esa sustancia o actividad para sobrellevar tus estados emocionales. Esto es lo que se denomina el *vínculo estímulo-respuesta*. El estímulo de la incomodidad emocional, que puede ser activado por todo tipo de detonadores internos o externos, se asocia con una sustancia o actividad que constituye la *respuesta*. Como esta respuesta alivia los sentimientos incómodos, se va reforzando. Con el tiempo, desarrollarás una adicción. Recuerda, no obstante, que el desarrollo de una adicción es más complicado que la simple ecuación estímulo-respuesta.

Si tomamos un poco de distancia de este panorama general, resulta evidente que la adicción en sí no es el principal problema. Por otra parte, también es muy cierto que, en cuanto caes en la adicción, entran en tu vida otra serie de problemas que también tendrás que abordar. Pero el problema fundamental es cómo afrontar esos continuos e incómodos sentimientos de tensión, ansiedad, depresión, etc. Estos sentimientos son producto, en gran medida, de lo que se ha dado en llamar un *pensamiento perturbado*, causante de una alteración en tu sistema energético corporal. Por ejemplo, tal vez sientas que tu vida está estancada. Si no crees que el pensamiento es verdad, el simple hecho de tenerlo en tu mente no puede causar ninguna alteración. Pero, si por las razones que fuera, creyeras que el pensamiento es válido, podría producir un sentimiento de ansiedad o desesperación. Esos sentimientos incrementan tus dificultades, haciendo más improbable que lleves una vida productiva.

En general, los sentimientos de incomodidad crónica no te ayudarán a avanzar en la vida en una dirección positiva. Frecuentemente, esos sentimientos te impedirán entrar en contacto con tus recursos, como la esperanza y el coraje, e influirán en tu capacidad de planificar una línea de acción eficaz. Como se ha indicado, los pensamientos perturbados producen una alteración en tu sistema energético corporal que, a su vez, origina problemas químicos, neurológicos y conductuales que contribuyen a la perpetuación del problema original. La nota clave de la recuperación consiste en neutralizar la alteración producida por esos pensamientos nucleares que provocan el proceso adictivo. Aquí es donde las técnicas de la psicología energética pueden ayudarte a superar tu adicción.

Tratamiento integral

Aunque los tratamientos energéticos favorecen la recuperación, las adicciones crónicas requieren un tratamiento integral. Además de la participación en terapias intensivas, individuales y familiares, recomendamos decididamente los programas de los doce pasos, como los de Alcohólicos Anónimos, Narcóticos Anónimos y Jugadores Anónimos. Estos programas ofrecen un estupendo sistema de apoyo, una comunidad que apoya al adicto en cada paso de su recuperación, como el reconocimiento de la necesidad de abstinencia, de enmendar los errores del pasado y de desarrollar un plan de prevención de la recaída. Así es posible contribuir al bienestar y sobriedad de los demás y centrarse en el desarrollo espiritual. Para quienes tienen dificultades con el componente espiritual del programa de Alcohólicos Anónimos, por considerarlo propio de una organización religiosa, existen las Organizaciones Seculares para la Sobriedad (SOS), que incorporan principios muy parecidos, pero centrándose más en planteamientos científicos para superar la adicción.

Es imprescindible que la persona adicta practique la abstinencia. No hay pruebas científicas contundentes de que una persona pueda convertirse en bebedora social o consumidora circunstancial de drogas después de haber experimentado la dependencia extrema. De hecho, existen abundantes pruebas clínicas de lo contrario. Esto también parece ser cierto para las personas que han sido adictas al juego, e incluso al tabaco. Por lo tanto, te recomendamos decididamente que, si has tenido un problema de adicción, no te dejes seducir por quienes dicen que es posible beber, tomar drogas, jugar o fumar de vez en cuando. Si empiezas a creer que puedes participar en esas actividades de vez en cuando, recuerda que ésa es una de las grandes avenidas que llevan a la recaída. En Alcohólicos Anónimos y en Narcóticos Anónimos hablan del «embaucador», la parte adictiva de la personalidad del adicto. El embaucador es muy hábil, muy capaz de engañarte haciéndote creer que *puedes tomar sólo una copa, que te la mereces,* y *que nadie lo sabrá nunca,* u otras manipulaciones similares. Todo esto son aspectos del pensamiento adictivo, y son equiparables a lo que la psicología energética denomina inversión psicológica.

Además, es crucial que la persona adicta haga uso del perfil personal (véase capítulo 5) para identificar y tratar las creencias y conductas que podrían ser la raíz de su desequilibrio energético. Este proceso, usado en combinación con los tratamientos para reducir la ansiedad y para la inversión psicológica que vienen a continuación, ayudarán a romper el patrón adictivo.

En este capítulo ofrecemos técnicas de psicología energética y afines que puedes usar para potenciar otros enfoques terapéuticos. Estas técnicas te ayudarán a eliminar los impulsos adictivos y favorecerán tu proceso de recuperación. Si empiezas a tener pensamientos de recaída, es importante que repitas el proceso de tratamiento descrito en este capítulo.

Inversiones psicológicas

Como hemos indicado a lo largo del libro, las inversiones psicológicas suelen ser grandes obstáculos para superar cualquier problema. Cuando sufres una inversión psicológica, independientemente de la sustancia o actividad implicada —tabaco, alcohol, drogas o juego— sigues usando esa sustancia o actividad adictivamente, aunque sabes que lo que haces es malo para ti. En cierto sentido, cuando sufres una inversión, tratas algo malo como si fuera bueno, o como si te ayudara. Este proceso de pensamiento equivocado te impulsa a la adicción aun después de haber conseguido abstenerte durante algún tiempo. La inversión psicológica impide el funcionamiento de tratamientos que de otro modo serían eficaces. Si quieres mantenerte en el camino de la recuperación, es importante evitar la inversión psicológica. Para conseguirlo, aplícate los tratamientos correspondientes con frecuencia. Durante la fase inicial de la recuperación hay que corregir las inversiones muchas veces al día, y en ocasiones hasta una vez cada hora. Esto puede realizarse haciendo sonar la alarma del reloj, o por cualquier otro medio que prefieras.

La importancia de tratar con frecuencia la inversión psicológica queda patente en la experiencia de una mujer que era adicta a la medicación analgésica. Esta paciente no tenía ningún dolor, pero los narcóticos eran la droga de su elección. Después de someterse al tratamiento energético descrito a continuación, su tendencia adictiva pudo ser aliviada tanto en las sesiones terapéuticas como fuera de ellas, cuando dependía de sí misma. Por desgracia, esta mujer sufría una inversión psicológica que hacía que se negara a usar tratamiento cada vez que sentía el impulso adictivo. Cuando se le preguntó por qué elegía tomar pastillas para el dolor en lugar de aplicarse el tratamiento, dijo: «No las uso continuamente. ¡Y funcionan!». Obviamente, cuando esta mujer se hallaba en un estado de inversión psicológica, prefería hacer algo que era malo para ella (tomar medicamentos) en lugar de hacer lo que favorecía su recuperación (el tratamiento). A medida que tomó conciencia de esta tendencia, pudo corregir constantemente la inversión y avanzar en su camino de recuperación.

Existen ciertos tipos de inversión que están más asociados con la adicción. Además de las inversiones descritas en el capítulo 6, las que se describen a continuación suelen afectar a los adictos.

Inversión por privación

En la inversión por privación, sientes una enorme carencia cuando no estás sumido en la adicción. Es como si tu inconsciente se quejara. Para tratar esta inversión, date golpecitos en el lado de la mano (BM) o frótate el punto dolorido (PD) mientras piensas o dices tres veces: «Me acepto profundamente aunque siento una gran carencia cuando supero mi adicción a... (nombra tu adicción: alcohol, drogas, juego, etc.).»

Inversión que forma parte de la identidad

En esta inversión, la adicción se convierte en parte de tu personalidad. Para tratar esta inversión, date golpecitos en el lado de la mano (BM) o frótate el punto dolorido (PD) mientras piensas o repites tres veces: «Me acepto profundamente aunque esta adicción sea parte de mi identidad.»

Autoaceptación

Cuando practican estas frases correctoras, a algunas personas les cuesta declarar: «Me acepto profundamente...», porque se dan cuenta de que en realidad no se aceptan. Ésta es una razón de más para usar esta frase, que con el tiempo ayuda a instaurar un sentido de aceptación más profundo, un aspecto importante en la superación de cualquier problema.

Desarrollar un compromiso emocional

Hace algún tiempo, uno de los autores de este libro era muy adicto a la nicotina. Fumaba dos o tres paquetes de cigarrillos diarios. Cada vez que acumulaba el disgusto suficiente para cortar con el repulsivo hábito de fumar, acababa recayendo. Inmediatamente antes de la recaída, todas las razones para dejar de fumar perdían significado, se convertían en nebulosas, e incluso eran olvidadas. Sólo cuando volvía a fumar adictivamente, las antiguas razones que le habían impulsado a dejarlo volvían a hacerse aparentes. Parafraseando a Mark Twain: «No es difícil dejar de fumar, lo he hecho cientos de veces.»

Ciertamente, no es fácil liberarse de ninguna adicción. El autor finalmente se dio cuenta de que había vuelto a fumar porque olvidaba continuamente las razones por las que lo había dejado. Justo antes de su siguiente intento de dejarlo, escribía una lista de razones, entre las que se incluían las siguientes: la ropa huele a tabaco, mal sabor de boca por las mañanas, miedo a un ataque cardíaco, despilfarro de dinero, tensión considerable al final del día después de haber fumado en exceso, sensación de estar controlado por el tabaco, quejas y preocupación familiares, tendencia a planear el día en torno a cuándo podré fumar el siguiente cigarrillo, etc. Cuando dejaba de fumar, llevaba esta lista consigo a todas partes, dándose cuenta de que en algún momento su motivación flaquearía y el repaso de estas razones le ayudaría a fortalecer su compromiso de no fumar. El compromiso emocional fue lo que le ayudó a triunfar sobre la adicción. Una cosa es considerar que es aconsejable dejar de fumar, y otra muy distinta establecer un intenso compromiso emocional al respecto.

Un compromiso emocional permanente es lo que realmente produce buenos resultados. Así, el autor fue capaz de mantener el rumbo cuando sentía que su determinación empezaba a vacilar. Su último intento de dejar de fumar se produjo hace más de siete años, y desde entonces no ha vuelto a hacerlo. Si la psicología energética hubiera existido en aquel tiempo, dejar fumar habría sido mucho más fácil. Ahora usa los tratamientos energéticos para esas raras ocasiones en que vuelve a sentir el impulso de fumar. A continuación describimos estas técnicas detalladamente.

Tratamiento para reducir el impulso

Los tratamientos de reducción del impulso sirven para tratar cualquier adicción, como el tabaco, el alcohol, las drogas, el juego, etc. El tratamiento eliminará el impulso de manera general, unas veces durante un periodo breve y otras más extenso. En cuanto eliminas el impulso y te das cuenta de que no resucita, ha llegado la hora de desarrollar direcciones nuevas y más positivas en tu vida. Ésta es una parte muy importante del proceso de tratamiento, y si no puedes hacerlo solo, debes buscar ayuda de profesionales cualificados y grupos de apoyo. A medida que uses con frecuencia las secuencias de tratamiento, el tiempo que estarás libre del impulso adictivo irá en aumento.

Tratamiento complejo para reducir el impulso adictivo

1. Si actualmente experimentas un apremio/impulso adictivo, evalúalo en una escala de 0 a 10, donde 10 representa el mayor nivel de impulso y 0 indica la ausencia del mismo. También puedes

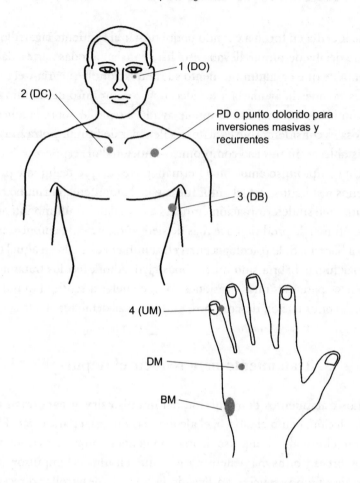

Diagrama veintiséis: Reducción del impulso complejo.

Secuencia de tratamiento para la reducción del impulso complejo

Meridiano		Localización
Debajo del ojo (DO)	1	Bajo el centro del ojo, en el extremo del hueso.
Debajo de la clavícula (DC)	2	Dos centímetros y medio por debajo de la clavícula, cerca de la garganta.
Debajo del brazo (DB)	3	Quince centímetros por debajo de la axila.
Dedo meñique (UM)	4	Punta del dedo meñique, en el lado interno.

pensar en la situación que tiende a activar tu sensación de impulso y evaluar el nivel de impulso.

2. Trátate las posibles inversiones tocándote repetidamente el lateral de la mano (BM) o frotándote el punto dolorido (PD) mientras piensas o dices tres veces: «Me acepto profundamente aunque siento este impulso». También serviría darse golpecitos en BM o frotarse PD mientras se repite: «Me acepto con todos mis problemas y limitaciones».

3. Ahora mira el esquema siguiente y el diagrama 26 para identificar dónde están situados los puntos Debajo del ojo (DO), Debajo de la clavícula (DC), Debajo del brazo (DB) y dedo meñique (UM). Mientras piensas en el apremio, date cinco golpecitos en cada uno de estos puntos, en el orden siguiente: 1, 2, 3, 4, 3, 2, 1. **Nota**: Los puntos DO, DC y DB se repiten dos veces en la secuencia. Tócatelos únicamente con la fuerza necesaria para sentirlos. Los golpecitos no deberían causarte ningún dolor.

4. Vuelve a evaluar tu apremio adictivo en una escala de 0 a 10, (debería surgir un número en tu mente). Si no se produce una reducción, vuelve al paso 2 y repite la secuencia. Si siguiera sin producirse ninguna reducción después de tres intentos, lo cual sería bastante raro, pasa al Tratamiento para la Reducción del Apremio Altamente Complejo.

5. A continuación, practica el Equilibrador del Cerebro (BB) dándote golpecitos repetidamente en la parte posterior de la mano (DM), mientras giras los ojos en el sentido de las agujas del reloj, a continuación en el sentido contrario, y después entonas una melodía, cuentas hasta cinco y vuelves a susurrar la melodía.

6. Repite otra vez la secuencia: 1, 2, 3, 4, 3, 2, 1.

7. Una vez más, evalúa tu nivel de apremio de 0 a 10. Si se produce una reducción, continúa con la secuencia de tratamiento hasta que quede muy poco o ningún apremio adictivo. (Véase paso 9).

8. Si en algún punto el impulso deja de reducirse, esto indica que se ha producido una mini-inversión. Trátala dándote golpecitos en el lateral de la mano (BM) mientras repites tres veces: «Me acepto profundamente, aunque siga teniendo este impulso.» Después

repite el tratamiento hasta que la sensación de impulso se reduzca completamente o casi completamente.

9. Cuando el nivel de apremio esté entre 0 y 2, haz el Giro de Ojos (ER) para seguir reduciendo la tensión o completar los efectos del tratamiento. Para ello, date golpecitos en la parte posterior de la mano (DM), mantén la cabeza erguida y, moviendo únicamente los ojos, mira al suelo y eleva lentamente los ojos hacia el techo.

Si el impulso volviera más adelante, repite estos tratamientos. Con el tiempo, la recurrencia de los apremios adictivos será cada vez menos frecuente. Cuando el impulso no resucita después de este tratamiento general, lo mejor es evitar pensar en la adicción. Cuando te sientas libre de ella, involúcrate en otras actividades muy diferentes.

Aunque el tratamiento complejo para la reducción del impulso reduce eficazmente la mayoría de los impulsos adictivos, a veces demuestra ser insuficiente. En tal caso, se requiere un tratamiento más amplio, como el siguiente:

Tratamiento para la reducción del impulso adictivo altamente complejo

1. Si actualmente experimentas un apremio/impulso adictivo, evalúalo en una escala de 0 a 10, donde 10 representa el mayor nivel de impulso y 0 indica la falta del mismo. También puedes pensar en la situación que tiende a activar tu sensación de impulso: *piensa en ella detenidamente* y evalúa el nivel de impulso.

2. Trátate las posibles inversiones tocándote repetidamente el lateral de la mano (BM) o frotándote el punto dolorido (PD) mientras piensas o dices tres veces: «Me acepto profundamente aunque tengo este impulso». También podría ayudar darse golpecitos en BM o frotarse PD mientras se repite: «Me acepto con todos mis problemas y limitaciones».

3. Ahora mira el diagrama 27 para identificar dónde están situados los puntos de la Ceja (CC), lado del ojo (LO), Debajo del ojo (DO), Debajo de la nariz (DN), Debajo del labio inferior (DLI),

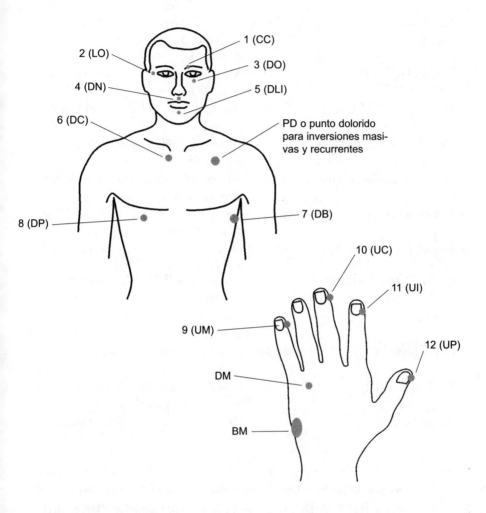

Diagrama veintisiete: Reducción del impulso altamente complejo.

Secuencia de tratamiento para la reducción del impulso altamente complejo

Meridiano		Localización
Ceja (CC)	1	Principio de la ceja, cerca del puente de la nariz.
Lado del ojo (LO)	2	A un lado del ojo, en la órbita ósea, cerca de la sien.
Debajo del ojo (DO)	3	Bajo el centro del ojo en el extremo del hueso.
Debajo de la nariz (DN)	4	Debajo de la nariz y encima del labio superior.
Debajo del labio inferior (DLI)	5	Debajo del labio inferior, en la hendidura del mentón.
Debajo de la clavícula (DC)	6	Dos centímetros y medio por debajo de la clavícula, cerca del esternón.
Debajo del brazo (DB)	7	Quince centímetros por debajo de la axila.
Debajo del pecho (DP)	8	Directamente debajo del pecho, en la costilla.
Dedo meñique (UM)	9	Punta del dedo meñique, en la parte interna de la uña.
Dedo medio (UC)	10	Punta del dedo corazón, en la parte interna de la uña.
Dedo índice (UI)	11	Punta de la uña del dedo índice, en el lado más cercano al pulgar.
Pulgar (UP)	12	Parte externa de la uña del pulgar.

Debajo de la clavícula (DC), Debajo del brazo (DB), Debajo del pecho (DP), dedo meñique (UM), dedo corazón (UC), dedo índice (UI) y pulgar (UP). Mientras piensas en el impulso/deseo adictivo, date cinco golpecitos en cada uno de estos puntos, en el orden siguiente: 1, 2, 3, 4, 5, 6, 7, 8, 9, 10, 11, 12. Tócatelos únicamente con la fuerza necesaria para sentirlos. Los golpecitos no deberían causarte ningún dolor.

4. Vuelve a evaluar tu impulso o deseo adictivo en una escala de 0 a 10, (debería surgir un número en tu mente). Si no se produce una reducción, vuelve al paso 2 y repite la secuencia. Si sigue sin producirse

ninguna reducción después de tres intentos, debes considerar el tratamiento de otras inversiones posibles: por ejemplo, el Tratamiento Energético de la Línea Media, en el capítulo 8, y el método de corrección energética del capítulo 2.

5. Si se produce una reducción de dos o más puntos, practica el Equilibrador del Cerebro (BB) dándote golpecitos repetidamente en la parte posterior de la mano (DM), mientras giras los ojos en el sentido de las agujas del reloj, a continuación en el sentido contrario, y después entonas una melodía, cuentas hasta cinco y vuelves a susurrar la melodía.

6. Repite otra vez la secuencia: 1, 2, 3, 4, 5, 6, 7, 8, 9, 10, 11, 12.

7. Una vez más, evalúa tu nivel de impulso de 0 a 10. Debe haberse reducido al menos dos puntos. Si se produce la reducción, continúa con el tratamiento hasta que esa sensación desaparezca completamente o casi completamente. (Véase paso 9).

8. Si en algún punto el impulso deja de reducirse, esto indica que se ha producido una mini-inversión. Trátala dándote golpecitos en el lateral de la mano (BM) mientras repites tres veces: «Me acepto profundamente, aunque siga teniendo este impulso.» Después retoma la secuencia de tratamiento, alternando con el Equilibrador del Cerebro (BB), hasta que la sensación de tensión haya desaparecido.

9. Cuando el nivel de tensión esté entre 0 y 2, considera la posibilidad de hacer el Giro de ojos (ER) para seguir reduciendo la tensión o completar los efectos del tratamiento. Para ello, date golpecitos en la parte posterior de la mano (DM), mantén la cabeza erguida y, moviendo únicamente los ojos, mira al suelo y eleva lentamente los ojos hacia el techo. A continuación, vuelve a evaluar tu nivel de apremio. Esta técnica suele producir un sentimiento de calma y relajación, eliminando cualquier tensión residual.

Como indicamos anteriormente, cuando el impulso no vuelve después de hacer este tratamiento general, lo mejor es evitar pensar en la adicción. Es el momento de involucrarte en otras actividades muy diferentes y positivas.

Las dos secuencias de tratamiento anteriores alivian los impulsos adictivos. Estas técnicas pueden usarse cuando surja un impulso por la razón que sea. Existen numerosos detonantes internos y externos que provocan estas tensiones, y deberíamos neutralizar sistemáticamente el mayor número posible de ellos por este método. Algunos de los detonantes internos son: sentirse tenso, cansado, hambriento, nervioso, solitario, enfadado, deprimido, etc. Entre los detonantes medioambientales, dependiendo de la adicción, pueden citarse situaciones como tomar una taza de café, pasar junto a un bar, estar en un lugar concreto de tu ciudad, encontrarte con ciertas personas, etc. Siempre que se activen estos detonantes, el uso del tratamiento para la reducción del apremio te ayudará a neutralizar su impacto. No obstante, dichos tratamientos podrían no ser suficiente para aliviar la depresión, la culpa y el enfado. En este libro hay otras secuencias de tratamiento que también te resultarán útiles para mantenerte en el camino de la recuperación. Cuando sea necesario, consulta libremente las secciones correspondientes.

Por ejemplo, un paciente estaba obteniendo excelentes resultados en el alivio del deseo de alcohol usando los tratamientos para reducir el impulso. Sin embargo, a veces experimentaba un profundo sentimiento de «vacío» que le llevaba a beber para que «se fuera el dolor». Él dijo que, aunque sabía que la bebida amortiguaba el sentimiento, éste regresaría en cuanto volviera a estar sobrio. Como los sentimientos de este hombre guardaban una estrecha relación con los sucesos de su vida, su primer paso consistió en poner en práctica los tratamientos energéticos para la depresión, que rápidamente consiguieron eliminar el sentimiento de «vacío». A continuación, empezó a llenar su vida de elementos positivos, como la participación en Alcohólicos Anónimos, un trabajo satisfactorio y relaciones sanas y amorosas. Evidentemente, esto requirió su tiempo. Pero, con dedicación y con la ayuda de la psicología energética, su vida mejoró espectacularmente.

Resumen

En este capítulo hemos hecho un recorrido por los tratamientos para el impulso adictivo y las inversiones psicológicas que dificultan un compromiso con la recuperación. El uso frecuente de estos tratamientos puede hacerte avanzar un largo trecho en la eliminación de los impulsos adictivos. Sin embargo, la adicción suele estar relacionada con otros problemas emocionales, tales como la ansiedad social, la depresión, la ira, el trauma, los sentimientos de culpa y las toxinas energéticas. Estas áreas se han recorrido en otros capítulos del libro. Si tienes un problema de adicción, te recomendamos que lo abordes de manera integral. Además de usar las técnicas descritas en este libro, toma otras decisiones sanas y positivas. Tu vida y tu felicidad, así como las de tus seres queridos, están en juego.

Una relación 14 satisfactoria

Los títulos de los libros escritos sobre las relaciones entre hombres y mujeres son muy reveladores de cómo la mayoría de la gente se plantea y trata las dinámicas de sus conexiones primarias. Oberva títulos como: *Enemigos íntimos, Hombres que odian a las mujeres y las mujeres que los aman, Los hombres son de Marte y las mujeres son de Venus, Esposos perfectos y otros cuentos de hadas, Por qué no puedes o no quieres hacer feliz a tu pareja,* y *Cómo hacer que cualquiera se enamore de ti.* Basándonos en títulos como éstos, parecería que nuestra relación se desarrollara en un campo de batalla, donde las personas que amamos nos odian, y son de otro planeta. Fantaseamos con parejas perfectas y nos negamos a hacer feliz a la que tenemos aunque, al final, seguimos deseando que nos quiera. Si estás teniendo problemas de relación, es muy posible que estas ideas no te resulten extrañas. En cualquier caso, la mayoría de nosotros seguimos queriendo tener una relación satisfactoria.

Hay muchos *superventas* sobre el tema de las relaciones que ofrecen buenas ideas y estrategias, aunque, en definitiva, la clave principal para conseguir el éxito es tu capacidad de elevarte por encima de las emociones negativas y de los pensamientos autosaboteadores. Esto te ayudará a elegir la persona adecuada y a desarrollar conductas que fortalecerán tu relación y la harán crecer en la dirección adecuada. Tu relación no es una «cosa» que está separada de ti. Más bien, es una actividad continuada en la que eres responsable de tus acciones y de cómo respondes a las acciones de tu pareja.

Relaciones —buenas, malas, inexistentes— son los aspectos más importantes y complejos de tu vida.

Podría argumentarse fácilmente que las familias son el núcleo de las relaciones y representan los cimientos de nuestra sociedad. Sin embargo, en muchos sentidos, estos cimientos se están tambaleando. Cientos de miles de parejas se divorcian cada año, y sus hijos tienen que separarse de, al menos, uno de los padres. Hasta cierto punto, cada divorcio o final de una relación duradera es un suceso traumático. Nunca es una decisión fácil. El fin de una relación suele decidirse a lo largo de mucho tiempo, y a menudo va acompañado de sentimientos de ira, frustración y pérdida. Cada persona implicada en la ruptura debe renunciar a una parte importante de su vida, y criar los hijos en solitario es mucho más duro y emocionalmente agotador que hacerlo con una pareja amorosa.

En la otra cara de la moneda está el creciente número de personas de entre treinta y cincuenta años que no han encontrado a la pareja de su vida. Ellos también se sienten frustrados y se preguntan por qué no tienen una relación, si están haciendo algo mal, o cuál es su problema. Estas personas siguen buscando y luchando por sus relaciones, pero a menudo se autosabotean.

Haría falta todo un libro dedicado exclusivamente a las relaciones para examinar sistemáticamente este complejo e importante tema. Aunque existen tratamientos específicos para arreglar malas relaciones y crear otras buenas, no es tarea fácil. La calidad de tus relaciones refleja cómo te sientes contigo mismo y, a partir de ahí, cómo te relacionas con los que te rodean. Por lo tanto, muchos de los tratamientos que te ayudarán a mejorar tus relaciones ya han sido examinados en los capítulos anteriores. En este capítulo se abordan los problemas de relación más comunes y se facilitan secuencias de tratamiento que han demostrado ser particularmente eficaces para las relaciones.

Cuando pensamos en «relaciones saludables», nos vienen a la cabeza palabras como amor, atención, tolerancia, perdón y dar. Sin embargo, cuando las relaciones no son saludables, las palabras son muy diferentes, e incluyen términos como odio, incomprensión, intolerancia, conflicto, enfado, resentimiento, tristeza, frustración y conducta vengativa. ¿Qué ocurre?

Es habitual que las relaciones conyugales o a largo plazo degeneren en una batalla interminable por controlar lo que cada cual tiene que hacer en esa relación. Las estrategias y conductas utilizadas para obtener ese control determinarán, aunque sea temporalmente, el éxito o fracaso de tus relaciones. Como ocurre con todos los problemas comentados en este libro, los problemas de relación pueden venir, en parte, de una falta de conocimiento. Podría ser conveniente para ti y tus seres queridos leer algunos de los libros populares que están en el mercado. Por desgracia, los numerosos libros que se han publicado sobre relaciones no han tenido verdadera incidencia en la tasa de divorcios. Esto indica claramente que existe otro problema.

En la psicología energética creemos que los desequilibrios energéticos y las inversiones psicológicas impiden a las personas comportarse del modo que más beneficiaría sus relaciones. Los pensamientos y conductas saboteadores pueden reforzar temporalmente la pobreza de criterios y permitir que el individuo se comporte de un modo que enfada a su pareja y le crea un desequilibrio energético, lo que complica el problema todavía más.

Entre los temas escogidos que se analizan en este capítulo están la elección de la persona equivocada, iniciar una relación demasiado rápido, la soledad, la furia, la culpa, las obsesiones de relación y las dinámicas ofensivas. Además, se examinan algunos sentimientos y conductas que son comunes en las relaciones, incluyendo las riñas, el enfado, la frustración, el rechazo y el comportamiento vengativo, facilitándose las secuencias de tratamiento correspondientes.

Establecer relaciones

Cualquiera puede elegir a la persona equivocada, especialmente si esa persona posee una cualidad que te resulta atractiva de inmediato. Esto se convierte en un problema grave si eliges una persona equivocada tras otra a lo largo de los años. Es decir, si, en efecto, sigues eligiendo personas que no son parejas adecuadas para ti, mientras que rechazas a los candidatos adecuados. En tal situación, «el tipo de persona adecuada» tiene una cualidad que no te resulta inmediatamente atractiva, o le falta un rasgo que te es particularmente cautivador, de modo que la alejas antes de conocerla y de conocer sus otras cualidades atractivas. Este problema de elegir a la persona equivocada puede afectar a individuos de veinte años, pero suele ser más grave cuando el afectado pasa de los treinta. Finalmente, tú mismo debes decidir qué es cierto respecto a ti y tus conductas de relación. Tus amigos y familiares pueden ser un valiosa fuente de información respecto a cómo te comportas en esta área de tu vida.

El problema puede adquirir la forma de una serie interminable de relaciones breves, o puedes implicarte en relaciones a largo plazo sabiendo que no funcionarán. Una inversión psicológica con relación a este problema podría impedirte ver lo que está ocurriendo en esta área de tu vida. Si te enamoras repetidas veces y acabas con el corazón roto, lo más probable es que estés saboteando tus relaciones.

El primer paso para tratar problemas de relación por medio de la psicología energética consiste en abordar cualquier inversión posible y completar los tratamientos energéticos para otras áreas problemáticas. Para hacerlo sistemáticamente, revisa los capítulos 5 y 6 e identifica cualquier problema que pueda obstaculizar tu éxito o crear creencias saboteadoras. El paso siguiente es identificar la situación de relación que debe ser modificada. Veamos algunos ejemplos:

– Raras veces me implico en relaciones a largo plazo.
– A menudo busco relaciones con hombres/mujeres que me utilizan.
– Tiendo a elegir pareja basándome en el aspecto físico/dinero/poder y no en cómo me siento a su lado.
– Me resulta muy difícil encontrar alguien a quien amar.
– Me aburro fácilmente y renuncio a las relaciones.
– Soy muy selectivo y rechazo muchas buenas parejas.
– Suelo relacionarme con hombres/mujeres que me hacen sentir que no soy suficientemente bueno.

La lista puede ser interminable. Depende de ti calcular, en tus propias palabras, lo que te ocurre en la categoría de las relaciones. Cuando hayas seleccionado la situación, tienes que identificar las posibles inversiones (es decir, creencias subyacentes) como:

– No merezco casarme o tener una pareja.

– No merezco mantener una relación con hombres/mujeres que me traten bien.

– Nunca tendré una relación que funcione.

– No estoy dispuesto a hacer lo que sea necesario para tener una buena relación.

– Me resulta imposible encontrar alguien a quien amar románticamente.

– Siento que no soy suficientemente bueno para tener una relación a largo plazo.

– No me sentiría seguro teniendo una relación estable.

– Si me casara, me sentiría carente en otros sentidos.

– Me es imposible comprometerme con otra persona.

– Busco relaciones con personas que me intimidan.

– Me aburro fácilmente con las personas que no me intimidan.

Inversiones psicológicas

Existen cuatro inversiones, o situaciones saboteadoras, cuyo tratamiento deberías plantearte antes de emplear las secuencias energéticas para abordar un problema específico. Si tienes múltiples problemas y tu relación sólo es uno más de ellos, usa el tratamiento para la inversión masiva (frótate vigorosamente el punto dolorido [PD] en el lado izquierdo del pecho, mientras piensas o repites tres veces: «Me acepto profundamente con todos mis problemas y limitaciones»). Si te has rendido y estás convencido de que nunca encontrarás a la persona adecuada o nunca resolverás un problema de relación específico, usa el tratamiento para la inversión profunda. Puedes aplicar esta estrategia a la relación en su totalidad dándote golpecitos en el punto bajo la nariz (DN) mientras piensas o repites tres veces: «Me acepto profundamente aunque nunca tenga una relación amorosa y feliz». Otra fuente de preocupación es que, a nivel inconsciente, puedes haber llegado a creer que no mereces tener una buena relación. Para ello, date golpecitos directamente debajo del labio inferior (DLI) mientras piensas o repites tres veces: «Me acepto profundamente aunque no merezca tener una relación amorosa y feliz.»

La mayoría de los problemas pueden resolverse usando la secuencia de tratamiento para una inversión específica (darse golpecitos en BM). Este tipo de inversión puede ser importante en el tratamiento de tus problemas de relación en general o de cualquier aspecto específico del problema, como la tendencia a enfadarte con tu pareja, o el deseo de engañarla. Recuerda que la corrección de las inversiones no tiene por qué ser permanente. Es posible que necesites repetirla y, de hecho, suele ser así. Hay muchos problemas que pueden influir en la vitalidad y longevidad de las relaciones, entre los que se hallan los recuerdos dolorosos, la soledad, el rechazo y otros.

Recuerdos dolorosos

Cuando tienes recuerdos de un pasado muy doloroso, es posible que inconscientemente evites volver a sentirte así saboteando tus relaciones actuales. Aunque ahora no sientas ningún dolor, podría estar ocurriendo esto si aún sigues teniendo recuerdos molestos y a veces desearías que la relación anterior hubiera funcionado de otra manera. En tales situaciones debes remitirte al capítulo 8, que aborda los recuerdos dolorosos, y tratarte ese problema.

Soledad

Sentirte solo o sentir que eres incapaz de sentirte cómodo cuando estás solo contigo mismo podría afectar a tus posibles relaciones. Para corregirlo, piensa en la situación que haría que te sintieras tenso y trátate la inversión específica. En primer lugar, date golpecitos en el lado de la mano (BM) mientras piensas o dices tres veces: «Me acepto profundamente aunque no sea capaz de estar solo.» A continuación, date de veinte a treinta golpecitos en el dorso de la mano (DM), mientras piensas en estar solo. Seguidamente, date cinco golpecitos en el punto debajo de la clavícula (DC). Es conveniente acabar esta serie con el Equilibrador cerebral. Repite este proceso hasta que te sientas cómodo y seguro con la idea de estar solo. (Véanse más detalles en el capítulo 8.)

Rechazo

Si te sientes incapaz de afrontar el rechazo y has renunciado a la idea de involucrarte en una relación, trátate esta inversión específica. En primer lugar, date golpecitos en el lado de la mano (BM) mientras piensas o repites tres veces: «Me acepto profundamente aunque sienta miedo al rechazo.» Seguidamente date cinco golpecitos en cada uno de los puntos siguientes en este orden: Ceja (CC), Debajo del ojo (DO), Debajo del brazo (DB) y Debajo de la clavícula (DC). Es conveniente acabar esta serie con el Equilibrador cerebral. Repite este proceso hasta que te sientas cómodo afrontando el rechazo. (Véanse más detalles en el capítulo 8.)

Otros problemas

Puede haber otros problemas que indiquen que no te sientes suficientemente bien contigo mismo para estar en una relación saludable. En tal situación, debes identificar el problema exacto, como por ejemplo que no te sientes atractivo o triunfador. Trátate las inversiones específicas. En primer lugar, date golpecitos en la parte posterior de la mano (BM) mientras piensas o pronuncias tres veces: «Me acepto profundamente aunque tenga este problema.»

Si buscas en los capítulos anteriores, encontrarás secuencias de tratamiento para la mayoría de los problemas que podrían estar impidiéndote desarrollar y mantener una relación sana. No obstante, te animamos a tratarte diariamente las inversiones relevantes, ya que suelen impedir el desarrollo de relaciones positivas.

Elegir la pareja equivocada

En este apartado, presentaremos dos casos y las secuencias de tratamiento correspondientes. Como se ha indicado, los tratamientos de relación son mucho más complejos que la mayoría de los demás problemas. Los escenarios siguientes te ofrecen muchos ejemplos, pero puedes incluir otros tratamientos si existen problemas adicionales que necesitan corrección.

Caso: La historia de Tara

Tara era una mujer brillante, atractiva y triunfadora que no se había casado, le gustaban las relaciones sociales y mantenía periódicamente relaciones de corta duración. A Tara le atraían los hombres en posiciones de poder. Sin embargo, aquellos con los que elegía estar, la engañaban. El problema era que sus relaciones con esos hombres no funcionaba, y ella cometía continuamente los mismos errores. Además, dedicaba mucha energía a hacer funcionar estas relaciones, y acababa sintiéndose decepcionada y herida cuando los hombres dejaban de llamarla o rompían la relación.

Aunque podía nombrar una serie de causas para esta situación, en este caso, Tara estaba eligiendo el tipo de hombre equivocado para ella. Era una mujer muy reflexiva e interesada en lo que los demás piensan y sienten respecto a las situaciones de la vida. Necesitaba a un hombre que le ofreciera la atención que necesitaba para sentirse feliz. Uno de los problemas era que, cuando conocía a hombres que mostraban mucho interés por ella, no eran su tipo preferido, por lo que se cerraba y se aburría. A menudo los rechazaba antes de llegar a conocerlos, porque imaginaba que no eran suficientemente interesantes. Curiosamente, en su propia vida, el comportamiento de Tara es muy parecido al de la persona media. Lo que no hacía era dar una oportunidad a los hombres en posiciones de menos poder. Además, como buscaba sistemáticamente el tipo equivocado de hombre, tenía una imagen de sí misma muy pobre, que reforzaba su creencia de que sólo estando con alguien muy poderoso o triunfador podría sentirse bien consigo misma. El tratamiento de los problemas de esta naturaleza es complejo, y las personas no cambian de inmediato. Hay muchos pasos que dar, pero pueden darse rápidamente. Cuando comenzaron los tratamientos, Tara empezó a tener otra conciencia respecto a los hombres.

Elegir la persona equivocada: opción de tratamiento 1

1. Define el problema en una frase o dos. Siempre es mejor definirlo con tus propias palabras. Evalúalo en una escala de 0 a 10,

donde 10 representa estar en la peor situación posible y 0 significa que tienes claro el tipo de persona que necesitas.

2. Trátate las inversiones específicas que te impiden desarrollar una buena relación dándote golpecitos repetidamente el lateral de la mano (BM) o frotándote el punto dolorido (PD) mientras piensas o nombras tres veces el problema. Por ejemplo, en el caso de Tara, sería: «Me acepto profundamente aunque necesito estar con hombres que considero poderosos e interesantes». Otra inversión a corregir, relacionada con la anterior, podría ser: «Me acepto profundamente aunque prefiero hombres/mujeres que no me quieren y empobrecen mi autoimagen.» Aunque parezca que esto no concuerda con lo que tratas de conseguir, tienes que aceptar tu conducta antes de poder cambiarla.

3. A continuación, equilibra tu sistema energético para que te ayude a dejar de sentirte atraído/a por hombres/mujeres que no son buenos para ti. Piensa en una persona que en tu opinión no es buena para ti, pero con las que has buscado (o aún buscas) una relación. Para afrontar este problema, usa los tratamientos de la adicción que vimos en el capítulo 13.

4. Vuelve a evaluar la atracción que sientes por los hombres/mujeres que no son buenos para ti en una escala de 0 a 10. Si no se produce una reducción, vuelve al paso 2 y repite la secuencia. Si sigue sin producirse ninguna reducción después de tres intentos, entonces, o bien ésta no es la secuencia de tratamiento adecuada para ti, o existe otra creencia saboteadora (una inversión) que requiere corrección. (Véase paso 8).

5. A continuación, practica el Equilibrador del Cerebro (BB) dándote golpecitos repetidamente en la parte posterior de la mano (DM), mientras giras los ojos en el sentido de las agujas del reloj, a continuación en el sentido contrario, y después entonas una melodía, cuentas hasta cinco y vuelves a susurrar la melodía.

6. Repite el paso 3.

7. Una vez más, evalúa tu nivel de tensión de 0 a 10. Debe ser aún menor. Cuando la tensión esté en un nivel de entre 0 y 2, pasa al paso 9. A veces tendrás que repetir el tratamiento varias veces

mientras imaginas el problema —o incluso estando en la situación real— antes de sentirte completamente aliviado.

8. Mientras se siga produciendo una reducción, continúa con los tratamientos hasta que quede muy poca o ninguna. Si el tratamiento se estanca en algún punto, eso indica una mini-inversión. Trátala dándote golpecitos en el lado de la mano (BM) mientras repites tres veces: «Me acepto profundamente, aunque siga teniendo este problema.»

9. Cuando el nivel de tensión esté entre 0 y 2, considera la posibilidad de hacer el Giro de ojos (ER) para seguir reduciendo la tensión y completar los efectos del tratamiento. Para ello, date golpecitos en la parte posterior de la mano (DM), mantén la cabeza erguida y, moviendo únicamente los ojos, mira al suelo y eleva lentamente los ojos hacia el techo.

10. Éste es un problema complejo que requiere tratamientos adicionales. El paso siguiente es tratar la «falta de interés» que sientes por los hombres/mujeres que serían más adecuados para ti (inconscientemente, sabes quiénes son). En este caso, piensa en una persona que te guste, pero por la que no sientas interés. No te preocupes, no tienes que salir con esa persona concreta; lo que estás haciendo es sintonizar con ese sentimiento. Para tratar este problema, usa el Tratamiento de la Línea Media (MET) que se describe en el capítulo 8.

11. A continuación, deberías tratarte para mejorar tu sentido de ti mismo o tener una creencia más positiva respecto a ti mismo. Para ello, usa el Tratamiento de la Línea Media mientras piensas o repites: «Soy una persona inteligente y atractiva, y merezco encontrar un hombre o una mujer que me quiera.» Debes repetir este tratamiento hasta sentir que la declaración es válida. Para averiguarlo, evalúa de 0 a 5 tu nivel de fe en esta declaración, donde 5 indica que la crees completamente. Cuando llegues a cinco, has finalizado esta tarea. A veces será necesario repetir este tratamiento para que la creencia positiva se integre constante y activamente en tu sensación de ti mismo.

12. Por último, tienes que tener más paciencia cuando conozcas a personas que no satisfagan exactamente tus criterios. Usa el

tratamiento para la impaciencia descrito en el capítulo 12, mientras piensas en lo que sientes por esa nueva persona.

El principal objetivo de este tratamiento es dejar de desperdiciar energía en hombres/mujeres que en realidad no te quieren. Estas situaciones crean inversiones, rebajan tu sentido del yo y te mantienen atrapado en conductas improductivas y negativas.

Cuando elimines el problema, estarás más abierto a conocer el tipo de persona adecuado para ti y, lo que es igualmente importante, a detener el daño emocional causado por la búsqueda continua de personas equivocadas.

Caso: La historia de Kyle

Cuando Kyle vino a vernos, tenía cuarenta y dos años y nunca había estado casado. Tenía un buen empleo y disfrutaba de muchas aficiones que le mantenían activo e involucrado. Él temía que, si se casaba, su esposa nunca se sentiría satisfecha, o bien que estaría destrozada emocionalmente. Se imaginaba que tendría que dedicar todo su tiempo a atender sus necesidades y que tendría que prescindir del estilo de vida del que tanto disfrutaba. En el pasado se había relacionado con diversas mujeres que habían exhibido dichos comportamientos, y eso hizo que él finalizara las relaciones. En dos de estos casos, a él le importaba mucho la otra persona, y quería evitar tener que volver a pasar por el dolor de la separación. Kyle se sentía confuso, y creía que la siguiente mujer tendría los mismos problemas. Tal vez inconscientemente, Kyle se conducía de un modo que atraía a mujeres necesitadas, o quizá incluso las buscaba para perpetuar sus creencias saboteadoras.

Elegir la persona equivocada: opción de tratamiento 2

1. Identifica el problema en una declaración de este tipo: «Me siento traumatizado por dos relaciones anteriores que no funcionaron». También crees que todos los hombres/mujeres sólo te van a

crear problemas. Evalúa el nivel de tensión de anteriores relaciones en una escala de 0 a 10, donde 10 representa la peor situación y 0 significa que los traumas de pasadas relaciones no te causan problemas actualmente.

2. Trátate la posible inversión de creer que todos los hombres/mujeres son iguales dándote golpecitos repetidamente el lateral de la mano (BM) o frotándote el punto dolorido (PD) mientras piensas o dices tres veces: «Me acepto profundamente aunque creo que todos los hombres/mujeres sólo me crearán problemas». Para tratar la inversión de que nunca puedes atraer a tu vida personas emocionalmente sanas, date tres golpecitos en el punto bajo la nariz (DN) mientras dices: «Me acepto profundamente aunque nunca pueda atraer hombres/mujeres emocionalmente sanos.»

3. Piensa en una situación de tus relaciones pasadas que te traumatizó. Para solucionar ese problema, usa el tratamiento para el trauma del capítulo 10.

4. Vuelve a evaluar tu tensión respecto a antiguas relaciones traumáticas en una escala de 0 a 10 (debería surgir un número en tu mente). Si no se produce una reducción, vuelve al paso 2 y repite la secuencia. Si sigue sin producirse ninguna reducción después de tres intentos, entonces, o bien ésta no es la secuencia de tratamiento adecuada para ti, o existe otra creencia saboteadora (una inversión) que requiere corrección. (Véase paso 8).

5. A continuación, practica el Equilibrador del Cerebro (BB) dándote golpecitos repetidamente en la parte posterior de la mano (DM), mientras giras los ojos en el sentido de las agujas del reloj, a continuación en el sentido contrario, y después entonas una melodía, cuentas hasta cinco y vuelves a entonar la melodía.

6. Repite el paso 3.

7. Una vez más, evalúa tu nivel de tensión de 0 a 10. Debe ser aún menor. Cuando la tensión esté en un nivel de entre 0 y 2, pasa al paso 9. A veces tendrás que repetir el tratamiento varias veces mientras imaginas el problema —o incluso estando en la situación real— antes de sentirte completamente aliviado.

8. Mientras se siga produciendo una reducción, continúa con los tratamientos hasta que quede muy poca o ninguna. Si el tratamiento

se estanca en algún punto, eso indica una mini-inversión. Trátala dándote golpecitos en el lado de la mano (BM) mientras repites tres veces: «Me acepto profundamente, aunque aún no haya resuelto completamente este problema.»

9. Cuando el nivel de tensión esté entre 0 y 2, considera la posibilidad de hacer el Giro de ojos (ER) para seguir reduciendo la tensión y completar los efectos del tratamiento. Para ello, date golpecitos en la parte posterior de la mano (DM), mantén la cabeza erguida y, moviendo únicamente los ojos, mira al suelo y eleva lentamente los ojos hacia el techo.

Kyle usó estos tratamientos para superar sus traumas con las malas relaciones y sus creencias de que todas las mujeres son iguales y le arruinarían la vida. El primer cambio conductual que notó después del tratamiento fue que ya no buscaba mujeres necesitadas y, cuando éstas se acercaban a él, era capaz de ver el problema y no involucrarse. También empezó a contemplar a las mujeres de una forma diferente. Aunque todavía no ha encontrado la compañera de su vida, se siente mucho más lúcido respecto al tipo de mujeres con las que quiere salir y cree que puede volver a mantener una relación.

Obsesiones

Las relaciones, o su ausencia, siempre tienen el potencial de generar conductas obsesivas. A veces, algunas personas pierden toda perspectiva racional cuando se sienten atraídas hacia otro individuo, aunque el interés no sea mutuo. Se sienten obligadas a llamar continuamente a esa persona y, en los casos extremos, a acecharla. Esta pérdida de control les impide seguir adelante con su vida y sentirse atraídas por otros sujetos. La obsesión extrema es un problema complejo que requiere ayuda terapéutica externa. Pero la psicología energética puede abordar muchas conductas obsesivas que minan tu capacidad de mantener una relación. Aunque el caso estudiado a continuación está relacionado con la obsesión conyugal, el tratamiento podría aplicarse fácilmente a personas que salen con otras esporádicamente; por ejemplo, a hombres que llaman a mujeres que no muestran un interés recíproco.

Caso: La historia de Kim

Kim tiene treinta y seis años y no se ha casado nunca. Aunque no esté saliendo con nadie, su tema de conversación favorito es su boda. Ella nos habló de todos los horribles vestidos que se había visto obligada a llevar cuando había sido dama de honor y de las cosas que le gustaría hacer de otra forma. Los detalles que facilitó de este acontecimiento inexistente (su boda soñada), revelaron su obsesión por casarse. En lugar de disfrutar simplemente de las citas, estaba obsesivamente concentrada en encontrar el marido perfecto. También se sentía avergonzada por no haberse casado, y este sentimiento empeoraba con cada nueva invitación para asistir a una boda. Estos sentimientos negativos hicieron a Kim extremadamente selectiva respecto a sus citas. Si no se ajustaban a su fantasía, pensaba: «¿Para qué voy a perder el tiempo?»

Tratamiento para la obsesión

1. Identifica la conducta obsesiva en una declaración de este tipo: «Debo casarme». Asimismo, identifica otras creencias como: «Sólo debo salir con hombres/mujeres que satisfagan claramente mis requisitos para casarme.» Piensa en una situación específica y evalúa tus sentimientos de obsesión en una escala de 0 a 10, donde 10 representa estar completamente obsesionado y 0 significa que no tienes ningún pensamiento obsesivo en absoluto.
2. Trátate cada creencia saboteadora con el tratamiento apropiado. Si tienes múltiples problemas, trátate para la inversión masiva. Si no es así, date golpecitos repetidamente el lateral de la mano (BM) o frótate el punto dolorido (PD) mientras piensas o dices tres veces: «Me acepto profundamente aunque estoy obsesionado con casarme». La siguiente inversión puede tener que ver con encontrar el marido o la mujer perfectos. Para ello, date golpecitos

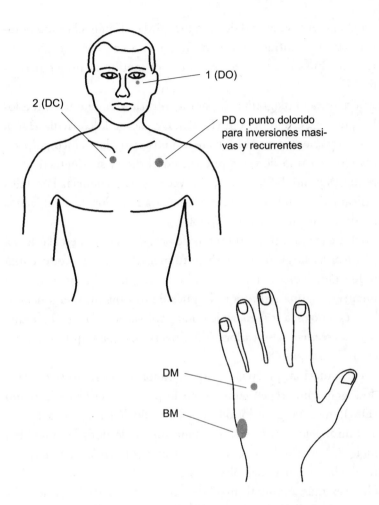

1 (DO)

2 (DC)

PD o punto dolorido
para inversiones masi-
vas y recurrentes

DM

BM

Diagrama veintiocho: Conductas obsesivas.

Secuencia de tratamiento para la obsesión

Punto		Localización
Debajo del ojo (DO)	1	Debajo del centro del ojo, en el extremo del hueso.
Debajo de la clavícula (DC)	2	Dos centímetros y medio por debajo de la clavícula, cerca de la garganta.

repetidamente el lateral de la mano (BM) o frótate el punto dolorido (PD) mientras piensas o dices tres veces: «Me acepto profundamente aunque esté buscando el marido/la mujer perfecto/a.»

3. Ahora mira el diagrama 28 para identificar dónde están situados los puntos Debajo del ojo (DO) y Debajo de la clavícula (DC). Mientras piensas en el sentimiento obsesivo, date cinco golpecitos en cada uno de estos puntos, en el orden siguiente: 1, 2, 1. **Nota**: El punto DO se repite dos veces en la secuencia. Tócatelos únicamente con la fuerza necesaria para sentirlos. Los golpecitos no deberían causarte ningún dolor.

4. Vuelve a evaluar tu sentimiento de obsesión en una escala de 0 a 10 (debería surgir un número en tu mente). Si no se produce una reducción, vuelve al paso 2 y repite la secuencia. Si sigue sin producirse ninguna reducción después de tres intentos, entonces, o bien ésta no es la secuencia de tratamiento adecuada para ti, o existe otra creencia saboteadora (una inversión) que requiere corrección. (Véase paso 8).

5. A continuación, practica el Equilibrador del Cerebro (BB) dándote golpecitos repetidamente en la parte posterior de la mano (DM), mientras giras los ojos en el sentido de las agujas del reloj, a continuación en el sentido contrario, y después entonas una melodía, cuentas hasta cinco y vuelves a entonar la melodía.

6. Repite la secuencia de golpecitos 1, 2, 1.

7. Una vez más, evalúa tu nivel de tensión de 0 a 10. Debe ser aún menor. Cuando la tensión esté en un nivel de entre 0 y 2, pasa al punto 9. A veces tendrás que repetir el tratamiento varias veces mientras imaginas el problema —o incluso estando en la situación real— antes de sentirte completamente aliviado.

8. Mientras se siga produciendo una reducción en tu nivel de obsesión, continúa con los tratamientos hasta que quede muy poca o ninguna. Si el tratamiento se estanca en algún punto, eso indica una mini-inversión. Trátala dándote golpecitos en el lado de la mano (BM) mientras repites tres veces: «Me acepto profundamente, aunque no haya resuelto completamente este problema.»

9. Cuando el nivel de tensión esté entre 0 y 2, considera la posibilidad de hacer el Giro de ojos (ER) para seguir reduciendo la tensión y completar los efectos del tratamiento. Para ello, date golpecitos en la parte posterior de la mano (DM), mantén la cabeza erguida y, moviendo únicamente los ojos, mira al suelo y eleva lentamente los ojos hacia el techo.

Como Kim estaba obsesionada con casarse, sufría una inversión, y sus conductas y creencias saboteaban sus posibilidades de encontrar una persona adecuada para ella. Kim usó los tratamientos anteriores y finalmente eliminó su obsesión por el matrimonio. Ya no siente necesidad de hablar de su futura boda. Aún no ha encontrado marido, pero se siente más cómoda con las personas con quienes sale. Cree que ha empezado a ver a los hombres de otra manera, y se divierte saliendo con hombres que anteriormente habría definido como «imperfectos».

Identifica las creencias saboteadoras

El objetivo de este ejercicio es que identifiques específicamente cualquier creencia que pueda impedirte tener una buena relación. Lo único que tienes que hacer es tomar lápiz y papel y empezar a anotar tus creencias. Puedes elaborar la lista de rasgos que quieres que tenga tu futuro marido/mujer, o tus creencias sobre los hombres y mujeres en general. Estás buscando las creencias que te impiden tener la relación que deseas, una relación verdaderamente buena. Veamos algunos ejemplos:

– Los hombres siempre hacen trampa.
– Las mujeres sólo buscan el dinero.
– Las mujeres nunca están satisfechas.
– A los hombres sólo les interesa el aspecto físico de las mujeres.
– A los hombres sólo les importa el sexo.
– Él/ella querrá controlarme.

A continuación, identifica el conjunto de creencias que tienen que ver más específicamente contigo. Por ejemplo:

– Nunca me conformaré con menos de lo que quiero exactamente.
– No soy suficientemente bueno para tener una relación estupenda.
– No merezco tener una relación maravillosa.
– Soy demasiado viejo para tener una relación satisfactoria.
– Soy demasiado estricto para encontrar una relación que funcione.
– Tengo miedo al compromiso.
– No puedo hacer que una relación funcione.

Hay muchas creencias que pueden obstaculizar una relación positiva. El objetivo esencial es identificarlas, trabajarlas y resolverlas usando los tratamientos energéticos. La negación racional y el pensamiento positivo podrían no ser suficiente para superar la creencia. Por ejemplo, si piensas que eres demasiado viejo para casarte, es muy posible que recordar que en el 10 por ciento de los matrimonios los contrayentes tienen más de cuarenta años no afecte a tus creencias.

Tienes que tratar la creencia saboteadora de que eres demasiado viejo para tener una relación amorosa y exitosa abordando las inversiones siguientes:

1. Date golpecitos en el lateral de la mano (BM) mientras piensas o pronuncias tres veces: «Me acepto profundamente aunque creo que soy demasiado viejo para tener una relación exitosa y amorosa.»
2. Date golpecitos bajo la nariz (DN) mientras piensas o repites tres veces: «Me acepto profundamente aunque creo que soy demasiado viejo para tener una relación exitosa y amorosa.»
3. Date golpecitos en el punto bajo el labio inferior (DLI) mientras piensas o dices tres veces: «Me acepto profundamente aunque creo que soy demasiado viejo para merecer una relación exitosa y amorosa.»

A veces estas creencias operan de manera combinada. Quienes son incapaces de encontrar una pareja adecuada suelen creer (inconscientemente) que no merecen una buena relación, que no pueden tener relaciones exitosas y que las relaciones son inseguras. Estas creencias y preocupaciones subyacentes sabotean sus relaciones.

A menudo, un individuo conoce a alguien que le trata bien y tiene intereses y otras características que le agradan, y sin embargo no sigue adelante ni desarrolla una relación con esa persona. La excusa o el argumento racional podría ser que no es suficientemente guapa, que no gana suficiente dinero, o que no es suficientemente excitante. Sin embargo, en el fondo, rechazan a esa persona porque piensan que no merecen ser tratados tan bien. Lo que suele ocurrir es que estas personas dedican su tiempo y energía a buscar parejas que tienen la apariencia, el dinero y el atractivo adecuados, junto con la capacidad de hacerles sentirse unos segundones. Actúan así porque sentirse segundones encaja perfectamente con su sensación interna, una creencia inconsciente que les lleva a fracasar. Para corregir esas creencias e inversiones que te bloquean, debes identificarlas en una frase. No te preocupes de ser exacto: conoces sobradamente lo que piensas y sientes. Cuando hayas tratado esas inversiones, y puede que tengas que hacerlo diariamente durante algún tiempo, liberarás tus pensamientos y sentimientos, y dedicarás menos tiempo a buscar personas inadecuadas.

Precipitación en las relaciones

Otro de los posibles problemas es la precipitación, la tendencia a apresurarte a iniciar una relación antes de conocer verdaderamente a la persona. En este caso, te sientes atraído inmediatamente hacia un individuo por diversas razones como su aspecto físico, su estilo, sus maneras, sus logros o sus intereses. Te enamoras perdidamente de inmediato, y después te das cuenta de que esa persona y tú sois incompatibles. Llegados a ese punto, algunos eligen dejar la relación, para repetir poco después el mismo error con otra persona. Otros cometen el error de quedarse en la relación soportando un estado de aburrimiento o infelicidad.

Si tienes un deseo evidente de sumergirte precipitadamente en una relación, podrías atemorizar a la otra persona. Una conducta así revela que estás necesitado, y la razón por la que deseas pasar tiempo con tu pareja potencial no está clara. La siguiente secuencia de tratamiento aborda la tendencia a sumergirse en las relaciones con demasiada rapidez.

Tratamiento para la precipitación en las relaciones

1. Identifica el problema en una declaración de este tipo: «Me precipito en las relaciones y acabo espantando a los hombres/mujeres». Piensa en una situación típica y evalúa tus sentimientos de tener que precipitar las cosas en una escala de 0 a 10, donde 10 representa la mayor obsesión y 0 significa que no tienes ningún sentimiento obsesivo en absoluto.

2. Trátate las posibles creencias saboteadoras dándote golpecitos repetidamente el lateral de la mano (BM) o frotándote el punto dolorido (PD) mientras piensas o repites tres veces: «Me acepto profundamente aunque me precipito en las relaciones». Puedes ser más específico y usar tus propias palabras. También podría ser conveniente darte golpecitos repetidamente el lateral de la mano (BM) o frotarte el punto dolorido (PD) mientras dices: «Me acepto profundamente con todos mis problemas y limitaciones.»

3. Ahora mira el diagrama 29 para identificar dónde están situados los puntos de la Frente (E), Debajo de la nariz (DN), Debajo del labio inferior (DLI) y del Pecho (P). Mientras piensas o te dices en voz alta: «Me apresuro en las relaciones», date cinco golpecitos en cada uno de estos puntos. Date los golpecitos en el orden siguiente: 1, 2, 3, 4. Golpéalos únicamente con la fuerza necesaria para sentirlos. Los golpecitos no deberían causarte ningún dolor.

4. Vuelve a evaluar tu sentimiento respecto a esta situación en una escala de 0 a 10 (debería surgir un número en tu mente). Si no se produce una reducción, vuelve al paso 2 y repite la secuencia. Si sigue sin producirse ninguna reducción después de tres intentos, entonces, o bien ésta no es la secuencia de tratamiento adecuada para ti, o existe otra creencia saboteadora (una inversión) que requiere corrección. (Véase paso 8).

5. A continuación, practica el Equilibrador del Cerebro (BB) dándote golpecitos repetidamente en la parte posterior de la mano (DM), mientras giras los ojos en el sentido de las agujas del reloj, a continuación en el sentido contrario, y después entonas una melodía, cuentas hasta cinco y vuelves a susurrar la melodía.

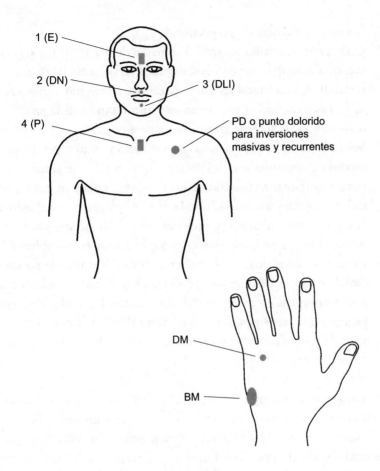

Diagrama veintinueve: Precipitación en las relaciones.

Secuencia de tratamiento para la precipitación en las relaciones

Punto		Localización
Frente (E)	1	Dos centímetros y medio por encima de las cejas, en medio de ellas.
Debajo de la nariz (DN)	2	Encima del labio superior y debajo del centro de la nariz.
Debajo del labio inferior (DLI)	3	En la depresión entre el labio y el mentón.
Pecho (P)	4	Cinco centímetros por debajo de las clavículas, en medio de ellas.

6. Repite la secuencia de golpecitos: 1, 2, 3, 4.
7. Una vez más, evalúa tu nivel de tensión de 0 a 10. Debe ser aún menor. Cuando la tensión esté en un nivel de entre 0 y 2, pasa al punto 9. A veces tendrás que repetir el tratamiento varias veces mientras imaginas el problema —o aún estando en la situación real— antes de sentirte completamente aliviado.
8. Mientras se siga produciendo una reducción en tu nivel de incomodidad, continúa con los tratamientos hasta que quede muy poca o ninguna. Si el tratamiento se estanca en algún punto, eso indica una mini-inversión. Trátala dándote golpecitos en el lado de la mano (BM) mientras repites tres veces: «Me acepto profundamente, aunque no haya resuelto completamente este problema.»
9. Cuando el nivel de tensión esté entre 0 y 2, considera la posibilidad de hacer el Giro de ojos (ER) para seguir reduciendo la tensión y completar los efectos del tratamiento. Para ello, date golpecitos en la parte posterior de la mano (DM), mantén la cabeza erguida y, moviendo únicamente los ojos, mira al suelo y eleva lentamente los ojos hacia el techo.

La tendencia a sumergirse precipitadamente en las relaciones suele estar causada por la creencia de que no eres lo suficientemente bueno o de que nunca encontrarás a alguien a quien amar. Un profundo sentimiento de desesperación puede influir intensamente en el planteamiento de tu relación. Si éste es tu caso, debes tratarte esa sensación de urgencia interna y tu pobre sentido de la autoestima con los correctores siguientes:

1. Date golpecitos en el punto Debajo del labio inferior (DLI) mientras piensas o repites tres veces: «Me acepto profundamente aunque creo que me estoy quedando sin tiempo y no soy suficientemente bueno para tener una relación amorosa.»
2. A continuación, vuelve a golpearte cinco veces en los puntos del diagrama 29: Frente (E), Debajo de la nariz (DN), Debajo del labio inferior (DLI) y del pecho (P), mientras dices en voz alta o para ti mismo: «Me apresuro en las relaciones».

Además de usar este tratamiento antes de empezar una relación, deberías usarlo cuando te des cuenta de que estás empezando a precipitarte. De este modo podrás sentirte seguro mientras vas conociendo a esa persona. Tienes que acumular suficiente experiencia con la otra persona antes de «enamorarte perdidamente». Así es como el amor se convierte en una verdadera elección.

Comprender y aceptar las diferencias

En 1992, John Gray escribió su gran éxito de ventas: *Los hombres son de Marte, las mujeres son de Venus*. En su libro, Gray trata de ayudar a hombres y mujeres a comprender sus diferencias y a comunicarse mejor, ofreciendo lúcidos consejos sobre cómo hombres y mujeres responden típicamente a las situaciones, y cómo ambos pueden aprender a reaccionar de manera diferente para mejorar sus relaciones. Aunque el autor despliega ante el lector numerosas situaciones, dos de los temas recurrentes del libro son:

1. Las mujeres deberían dejar de culpar o de actuar de manera desaprobatoria cuando sus parejas comenten errores o están en situaciones difíciles. Dar apoyo a tu pareja en tales situaciones puede eliminar muchos problemas.
2. Los hombres necesitan ser más atentos y tener gestos afectuosos, como regalar flores, toques y abrazos. Y también deben mostrar más interés por la vida cotidiana de su pareja. Demostrar a tu pareja que te importa también puede eliminar muchos problemas.

Aunque no queremos simplificar innecesariamente el libro de Gray, estas dos simples conductas son difíciles de mantener y ello puede causar muchos problemas en las relaciones. Te animamos a leer libros de esta naturaleza para incrementar tu conocimiento y estimular aún más tu pensamiento. En cualquier caso, para crear la relación deseada debes invertir tiempo en realizar el autoexamen necesario para averiguar qué creencias o conductas te causan problemas o te impiden conseguir el éxito. Cuando lo hayas hecho, puedes usar los tratamientos energéticos de este libro para eliminar o minimizar dichas tendencias. Dicho de manera simple, la comprensión y el conocimiento no suelen ser suficientes para crear relaciones sanas. Tienes que dirigirte a tus pensamientos, sentimientos y conductas indeseados, y después equilibrar tu energía en torno a estos problemas con las secuencias de tratamiento propuestas en este libro.

Problemas de relación

El apartado siguiente trata fundamentalmente de las emociones negativas y de las conductas que pueden resultar hirientes o que tienden a arruinar las relaciones. Aquí hemos seleccionado unos pocos ejemplos, pero sin duda tú sabes qué sentimientos y conductas tienen más efecto en tus relaciones. Asegúrate de revisar los capítulos previos para tratar estos problemas.

Aceptar a tu pareja y eliminar la tendencia a regañar

Una de las razones por las que riñes a tu pareja es que se comporta de un modo que te niegas a aceptar. Por ejemplo, había un hombre mayor que al salir de la consulta médica, nada más pisar la sala de espera, sacó un puro del abrigo, se lo puso en la boca y sacó el encendedor. Su esposa, que le seguía de cerca, exclamó mirando a todos los que estaban sentados por allí:

—¡Miradle! ¡Miradle! ¡Ni siquiera ha salido de la consulta del médico y ya está poniéndose a fumar ese puro apestoso!

A lo que él replicó:

—Tengo noventa y dos años. Ella me ha estado regañando por fumar durante sesenta años, ¡sesenta años!

Mientras el hombre avanzaba hacia la puerta tratando de encender su puro, su esposa le seguía, negando con la cabeza.

En casi todos los matrimonios o relaciones a largo plazo existe alguna conducta o creencia de uno de los miembros que vuelve loco al otro. Estas conductas a veces se llaman *enfados irritantes*, y a menudo conducen a una de las situaciones negativas más comunes en las relaciones: que un miembro de la pareja riña continuamente al otro. Estas personas creen que riñendo continuamente, y a menudo despreciando a su pareja, cambiarán (controlarán) su conducta. Pero, lo que suele suceder es que la persona regañada se retira emocionalmente de quien le riñe. Esto no significa que quien regaña no sienta una preocupación legítima; simplemente indica que esta estrategia raras veces funciona y produce los resultados deseados. La riña surge de una combinación de enfado y frustración. Si es incesante e ineficaz, puedes estar seguro de que en su núcleo reside una inversión psicológica.

1. Piensa en una situación en la que riñes o no aceptas una conducta de tu pareja. Procura ser todo lo específico que puedas. Evalúa tu nivel de frustración y/o enfado en una escala de 0 a 10, donde 10 representa la máxima tensión y 0 indica que no hay ninguna tensión en absoluto.

2. Trátate las posibles inversiones dándote golpecitos repetidamente el lateral de la mano (BM) o frotándote el punto dolorido (PD) mientras piensas o dices tres veces: «Me acepto profundamente aunque riño a mi pareja cuando... (nombra la situación)». También podría ser conveniente darte golpecitos repetidamente el lateral de la mano (BM) o frotarte el punto dolorido (PD) mientras dices: «Me acepto profundamente con todos mis problemas y limitaciones.»

3. Ahora mira el esquema siguiente y el diagrama 30 para identificar dónde están situados los puntos de la Ceja (CC), Debajo del ojo (DO), Debajo del brazo (DB), Debajo de la clavícula (DC) y dedo meñique (UM). Mientras piensas en la situación (sin entrar tanto en ella que experimentes mucha incomodidad durante el proceso), date cinco golpecitos en cada uno de estos puntos. Date los golpecitos en el orden siguiente: 1, 2, 3, 4, 5. Golpéalos únicamente con la fuerza necesaria para sentirlos. Los golpecitos no deberían causarte ningún dolor.

4. Vuelve a evaluar tu sentimiento respecto a esta situación en una escala de 0 a 10 (debería surgir un número en tu mente). Si no se produce una reducción, vuelve al paso 2 y repite la secuencia. Si sigue sin producirse ninguna reducción después de tres intentos,

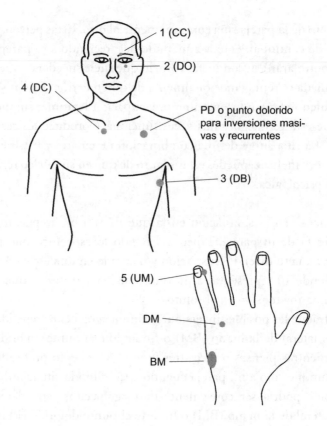

Diagrama treinta: Tratamiento para la tendencia a regañar.

**Secuencia de tratamiento para aceptar a tu pareja
y eliminar el impulso de regañar**

Punto		Localización
Ceja (CC)	1	Principio de la ceja, junto al puente de la nariz.
Debajo del ojo (DO)	2	Debajo del centro del ojo, en el extremo del hueso.
Debajo del brazo (DB)	3	Quince centímetros por debajo de la axila.
Debajo de la clavícula (DC)	4	Dos centímetros y medio por debajo de las clavículas, cerca de la garganta.
Dedo meñique (UM)	5	Dentro de la punta del dedo meñique, en el lado interno.

entonces, o bien ésta no es la secuencia de tratamiento adecuada para ti, o existe otra creencia saboteadora (una inversión) que requiere corrección. (Véase paso 8).

5. A continuación, practica el Equilibrador del Cerebro (BB) dándote golpecitos repetidamente en la parte posterior de la mano (DM), mientras giras los ojos en el sentido de las agujas del reloj, a continuación en el sentido contrario, y después entonas una melodía, cuentas hasta cinco y vuelves a entonar la melodía.

6. Repite la secuencia de golpecitos: 1, 2, 3, 4, 5.

7. Una vez más, evalúa tu nivel de tensión de 0 a 10. Debe ser aún menor. Cuando la tensión esté en un nivel de entre 0 y 2, pasa al punto 9. A veces tendrás que repetir el tratamiento varias veces al tiempo que imaginas el problema —o incluso estando en la situación real— antes de sentirte completamente aliviado.

8. Mientras tu nivel de incomodidad siga reduciéndose, continúa con los tratamientos hasta que quede muy poca o ninguna. Si el tratamiento se estanca en algún punto, eso indica una mini-inversión. Trátala dándote golpecitos en el lado de la mano (BM) mientras repites tres veces: «Me acepto profundamente, aunque no haya resuelto por completo este problema.»

9. Cuando el nivel de tensión esté entre 0 y 2, considera la posibilidad de hacer el Giro de ojos (ER) para seguir reduciendo la tensión y completar los efectos del tratamiento. Para ello, date golpecitos en la parte posterior de la mano (DM), mantén la cabeza erguida y, moviendo únicamente los ojos, mira al suelo y eleva lentamente los ojos hacia el techo.

Además de las riñas, hay muchas otras conductas que tienen su origen en la ira y la frustración, como tener muy poco o ningún deseo sexual por tu pareja, hacer comentarios crueles, y la falta generalizada de atención y preocupación por la pareja. Tienes que tratar las creencias e inversiones relacionadas con la situación, y después tratar tus sentimientos de ira y frustración. Para ello, remítete a los capítulos de este libro que proporcionan las secuencias de tratamiento para las emociones que estés experimentando.

Conducta vengativa

Cuando sientes ganas de vengarte, tu conducta está cegada por la ira, el resentimiento y la incapacidad o falta de voluntad para perdonar y olvidar. Si tienes hijos, la conducta vengativa puede ser muy destructiva, porque a menudo las emociones negativas podrían llevarte a manipular a tu hijo para herir a tu pareja. En una situación así, todo el mundo sale perdiendo. Además, cuando el individuo sufre una inversión en torno a este asunto, no considera que se está vengando.

Para tratar tu conducta vengativa, necesitas identificar, examinar y tratar cualquier recuerdo doloroso que la cause (véase en el capítulo 10 la parte sobre trauma y recuerdos dolorosos). A continuación, determina y trata las emociones que alimentan tus sentimientos (véase capítulo 8). ¿Necesitas eliminar los sentimientos de ira? ¿Necesitas perdonar a tu pareja? Si te sientes atrapado en una conducta vengativa has de saber que su raíz suelen ser las inversiones, pues ya no piensas en tu pareja racionalmente cuando tienes deseos de herirla (véase capítulo 6 sobre inversiones y autosabotaje).

Palizas, furia y culpa

Seríamos negligentes si no mencionáramos el efecto que puede tener la psicología energética en los complejos y peligrosos problemas de las relaciones ofensivas. En apariencia, este tipo de relaciones son un misterio. ¿Por qué querría alguien seguir en una relación con otra persona que le culpa continuamente de sus problemas y expresa su rabia pegándole? Tanto para la persona que golpea como para la golpeada, la fuerza impulsora de la situación suelen ser las inversiones masivas. Nuestra esperanza es que, si cualquiera de los miembros de la pareja trata repetidamente su inversión masiva (véase capítulo 6), verá el problema tal como es, y podrá usar los tratamientos de este libro para sanar los recuerdos dolorosos, la furia y las adicciones que suelen constituir el núcleo de los problemas de abuso. Sin embargo, las relaciones de malos tratos son peligrosas, y en la mayoría de los casos es necesario contar con ayuda terapéutica externa.

Tratamiento para el agredido

Si estás en relación con una pareja que te ha pegado o que te ofende verbalmente, la secuencia de tratamiento siguiente podría serte útil. Estos tratamientos tienen que repetirse con frecuencia.

1. Piensa en una situación en la que sufriste abuso y frótate el punto dolorido (PD), en el lado izquierdo del pecho, mientras piensas o repites tres veces: «Me acepto profunda e incondicionalmente con todos mis problemas y limitaciones». Después date golpecitos en el lado de la mano (BM) mientras dices tres veces: «Me acepto profunda e incondicionalmente aunque siga en esta relación ofensiva e insatisfactoria, y aunque crea inconscientemente que merezco sufrir malos tratos.»
2. Ahora define tu problema en una frase y usa el tratamiento para el trauma que se ofrece en el capítulo 10.
3. Si tienes algún problema relacionado con el anterior, como un problema con la bebida, miedo a estar solo, o problemas de rechazo, también tendrás que tratar estos asuntos.

Aunque estos tratamientos pueden resultar muy útiles, en vista de lo significativo del problema, volvemos a recomendarte decididamente que busques la ayuda de un terapeuta cualificado.

Tratamiento para el agresor

Si descubres que eres incapaz de controlar tu inseguridad y tu ira, y eso hace que golpees a tu pareja o que te muestres cruel y ofensivo con ella y con otras personas, usa con frecuencia el tratamiento siguiente:

1. Piensa en una ocasión en la que maltrataste a tu pareja y frótate el punto dolorido (PD), en la parte izquierda del pecho, mientras piensas o dices tres veces: «Me acepto profunda e incondicionalmente con todos mis problemas y limitaciones.» A continuación date golpecitos en el lado de la mano (BM) mientras repites tres

veces: «Me acepto profunda e incondicionalmente aunque soy un maltratador.»

2. Ahora define tu problema en una declaración como: «Cuando estoy borracho, mi ira se descontrola, pego a mi pareja y la culpo de mis problemas.» Ahora usa los tratamientos para la ira y la furia que aparecen en el capítulo 8.

3. Si tienes algún problema asociado, como beber en exceso, vergüenza, celos o rechazo, también deben ser tratados.

Te recomendamos encarecidamente que busques la ayuda de un terapeuta cualificado para resolver esta conducta dañina con la máxima rapidez y seguridad posibles.

Es importante que tanto el agresor como el agredido reconozcan la gravedad del problema que padecen. Un modo de hacerlo es tratar cualquier creencia saboteadora y los problemas asociados, como el alcoholismo. Cuanta más claridad tengas en este tema, más probable es que busques la ayuda externa que necesitas. La claridad también puede ayudar al individuo maltratado a reconocer que su seguridad está amenazada, y a dar los pasos necesarios para resolver la cuestión.

Resumen

En un único capítulo es imposible hacer justicia al complejo tema de las relaciones. Los posibles problemas de relación son interminables. No puedes cambiar a tu pareja. Él o ella sólo cambiará si está dispuesto a realizar su autoanálisis y a aplicar los tratamientos correspondientes. Por lo tanto, debes enfocarte en cómo ayudarte *a ti mismo* a abordar estos problemas y en desarrollar estrategias para resolverlos. También puedes examinar cómo tus conductas crean o mantienen los problemas de relación.

Los problemas con mucha carga emocional, como la infidelidad, pueden requerir múltiples tratamientos, pero antes debes tratar cualquier inversión que bloquee tu capacidad de afrontar el problema. Tus conductas autosaboteadoras pueden ayudar a mantener el problema e impedirte encontrar una estrategia que lo detenga. Siempre se deben tratar las emociones asociadas, como la ira o la envidia (aunque creas que está justificada), y los recuerdos dolorosos o traumas. Para algunos, los problemas de relación son crónicos, lo que significa que los han experimentado en la mayoría o en todas sus relaciones.

Nuestro consejo es que si se requieren tratamientos continuos y repetidos, no te rindas. Los problemas de relación suelen tener una larga historia a sus espaldas y, generalmente nadie es capaz de pulsar los botones de la irritación mejor que las personas de tu familia, en especial tu pareja.

Considera si tu pareja o las personas con las que estás en relación están desequilibradas energéticamente o si su conducta sabotea la relación. Si los tratamientos resultan eficaces, deberías ser capaz de sentir o reconocer tu problema y de responder adecuadamente. Ciertamente esto no significa que todas las situaciones se resolverán de una manera ideal, pero puede evitar que te sientas molesto la mayor parte del tiempo.

Para acabar, las relaciones son actividades continuas. Eres responsable de tus acciones y de tu respuesta a las acciones de tu pareja. Si tus relaciones no funcionan bien, hay alguna conducta o creencia que las sabotea. Las relaciones son demasiado complejas como para presentar casos que cubran todos los problemas posibles. Si usas el perfil personal del capítulo 5 y haces una lista de todos tus problemas y te los tratas, eliminarás las dificultades subyacentes y entonces será más fácil emplear la psicología energética para tratar tus problemas de relación.

Herramientas para 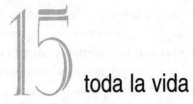 toda la vida

> *Sé el cambio que deseas ver en el mundo.*
>
> MAHATMA GANDHI

Toques mágicos introduce un nuevo planteamiento de terapia y autoayuda basado en el uso de los poderes de tu propio sistema energético corporal para superar los problemas psicológicos y emocionales. Muchos consideran que la psicología energética es un planteamiento muy amplio. Hemos ofrecido una serie de secuencias terapéuticas que pueden usarse para eliminar rápidamente, o reducir, gran variedad de problemas, entre los que están los traumas y los recuerdos dolorosos, la depresión y los estados de desánimo, la ansiedad, las fobias, otras emociones molestas y también las creencias restrictivas. La psicología energética también te permite reforzar eficazmente tu rendimiento deportivo cuando juegas al golf, tu porcentaje de bateo en béisbol, así como mejorar otras áreas de tu vida. Y el método es muy simple: basta con identificar el problema, pensar en él, y tratártelo dándote golpecitos en una serie de puntos.

Hemos descubierto que este planteamiento es altamente eficaz, aunque en realidad no hay nada que funcione en todo momento, al menos en nuestro ámbito de actuación. Siempre cabe la posibilidad de mejorar las cosas, y así es como debe ser. En cualquier caso, de todos los métodos que hemos tenido la oportunidad de estudiar y practicar hasta el momento, la psicología energética está muy por delante de los demás. Creemos que es la terapia del nuevo milenio. Verás y oirás hablar mucho más de ella en los próximos años. Como técnica de autoayuda, te ofrece herramientas maravillosamente eficaces que podrás usar toda tu vida. Es el equivalente psicológico de la maniobra Heimlich.

En este último capítulo nos gustaría examinar algunas ideas sobre el presente y el futuro de la psicología energética. Esperamos que esto fomente el interés en sus planteamientos y permita aplicarla innovadoramente en áreas que ni siquiera nos hemos planteado.

Dentro del marco convencional

A medida que un creciente número de terapeutas aprenden psicología energética, van aplicando este eficaz método para ayudar a sus pacientes y clientes a resolver muchos problemas persistentes, como los aquí descritos. Este método también es aplicable a muchos otros problemas médicos, como el dolor crónico, las alegrías y otras enfermedades físicas y psicológicas. Y aunque en este volumen no los hemos abordado directamente, te animamos a que pruebes alguna de las secuencias, en especial el tratamiento energético de la línea media (MET), para tratar y resolver cualquier dolencia que quieras. Siéntete libre de probarlo para cualquier cosa.

La psicología energética está entrando dentro del marco de lo convencional y habitual, y no sólo por su eficiencia, sino por las enormes necesidades y la gran demanda terapéutica existente en nuestra sociedad. La mayoría de las terapias tradicionales no ofrecen resultados rápidos, y para ciertas dolencias son totalmente ineficaces. Aunque la psicología energética a veces tarda mucho tiempo en tratar ciertos problemas, hay muchos otros que deben resolverse y se resuelven rápidamente. Cuanto más rápidamente se resuelve un problema psicológico, menos probabilidades tiene de convertirse en crónico y debilitante. Creemos que a veces es la propia terapia la que convierte ciertas enfermedades en crónicas. Por ejemplo, si experimentas un trauma grave y la terapia elegida implica una revisión detenida del mismo, o incluso sacar a la luz gran variedad de traumas olvidados, en ese caso, además de ser emocionalmente incómoda, la propia terapia puede hacer que los traumas se graben más profundamente. Si se usan de manera eficaz las técnicas de la psicología energética es muy improbable que ocurra este proceso de *retraumatización*. La misma consideración es aplicable a una amplia gama de situaciones que la gente trata de resolver en terapia.

Hay muchas dolencias que los individuos toleran porque creen que las terapias son procesos invariablemente largos y arduos. Y como éste no suele ser el caso con la psicología energética, la gente prefiere practicar la terapia breve y altamente eficaz que este método ofrece. Creemos que cuanto más sano esté tu sistema energético, más sano te sentirás en general, física, emocional y psicológicamente.

La psicología energética y el futuro

La psicología energética es tan eficaz y efectiva que con el tiempo será aplicada ampliamente en áreas muy diversas, como la terapia, la medicina, la educación, la orientación vocacional, los negocios, los deportes y otras áreas de actuación diversa. Sus aplicaciones parecen ser ilimitadas.

En el campo educativo, creemos que la psicología energética puede aplicarse inmediatamente a las necesidades de los niños de barrio que han de afrontar muchas barreras y obstáculos, como la violencia en sus barrios y escuelas. La psicología energética ofrece la oportunidad de que los alumnos superen la falta de motivación, la ansiedad que les provocan los exámenes y se sobrepongan a las dificultades del aprendizaje. Equipar a los psicólogos escolares y a los consejeros con estos métodos generará grandes mejoras en estas y otras áreas de la vida estudiantil. El uso extensivo de estos métodos también puede ayudar a reducir la incidencia de los problemas educativos en la comunidad.

La psicología energética también puede complementar los métodos médicos tradicionales. El impacto del estrés en la salud física, por ejemplo, está bien documentado. El estrés constante y excesivo puede limitar el proceso de curación, ralentizar la recuperación tras las intervenciones quirúrgicas y producir muchos otros problemas, como enfermedades de corazón e hipertensión. La psicología energética proporciona una herramienta que puedes usar para adquirir más control personal sobre tu salud.

El empleo del trabajo energético para potenciar el rendimiento deportivo es un área relativamente nueva. Esta técnica es fácil de aplicar y puede ayudar a los deportistas a reducir la ansiedad y eliminar las creencias saboteadoras. Proporciona un medio para recuperar la concentración en situaciones cruciales y ayuda a los deportistas a separar su capacidad natural de sus errores mentales.

En el mundo de los negocios, la psicología energética ofrece medios eficaces de tratar las tensiones laborales, de potenciar la creatividad, de aliviar los problemas de relación, de mejorar el estado de ánimo, etc. Los directores debidamente formados en estos métodos pueden ayudar a establecer un equilibrio energético que producirá un efecto de goteo positivo que beneficiará a toda la organización.

Comprensión

Tal vez creas que tratar un problema psicológico mediante los toques mágicos no es suficiente. Quizá también prefieras comprender la causa de tu problema, lo que podría llevarte a buscar una terapia dialogada. Muchos de los terapeutas centrados en el diálogo usan las técnicas de la terapia energética durante sus sesiones con clientes, aplicando estas técnicas en momentos estratégicos de la sesión para resolver rápidamente problemas en los que el paciente se siente atrapado. Esto sigue dejando mucho lugar para el entendimiento y el proceso de comprensión mental.

Llegar a entender tus asuntos puede ser importante para ti aunque no trabajes con un terapeuta profesional. En tal caso, después de tratarte tu problema específico: trauma, depresión, ira, etc., tómate algún tiempo para pensar en él. A menudo surgirán comprensiones relevantes. Cuando la carga emocional desaparezca, generalmente descubrirás que piensas en el problema de manera muy distinta. Las comprensiones pueden ser muy útiles para impedir que el problema original retorne, generando una sensación de satisfacción por el entendimiento adquirido.

Más allá de los toques mágicos

Cuando tu sistema energético se equilibre gracias a los toques mágicos, podrás identificar la interconexión entres tus pensamientos y sentimientos. Date cuenta de que después de tratarte un problema con la psicología energética, los pensamientos respecto a ese problema estarán libres de la carga emocional negativa: ahora te sentirás calmado y centrado. Esta experiencia te permitirá darte cuenta de que tus pensamientos no pueden tener un efecto negativo sobre ti a menos que se lo permitas. Ahora estás en posición de poder elegir. Ésta es una lección importante que debes incorporar y llevar contigo a lo largo de la vida. Cada vez que equilibres tu energía en torno a un asunto cargado emocionalmente, en el futuro te será más fácil descartar esos pensamientos negativos, incluso sin tocarte los puntos. En esencia, estás entrenando tu cerebro y tu sistema energético para permanecer sólidamente en equilibrio.

Sentimientos

Nuestras vidas están llenas de emociones positivas y maravillosamente diversas como la curiosidad, la anticipación, la sorpresa, la alegría, la gratitud, el amor, el respeto, el agradecimiento, etc. Atesoramos estos sentimientos, pero también somos capaces de experimentar emociones negativas, como miedo, irritación, ira, furia, celos, culpa, dolor, pena, vergüenza, etc. Aquí, el término *negativa* no debe interpretarse como *mala*. En realidad, las emociones malas no existen. Todas las emociones son esencialmente parte de ti; ya estaban presentes en tu primera infancia. Las emociones son formas de información y comunicación. Por ejemplo, el miedo y la ansiedad nos alertan de los peligros; la ira nos dice que desaprobamos intensamente algo; la culpa nos informa de que nosotros mismos hemos violado un valor moral; cuando sentimos celos, creemos que alguien está tratando de «robarnos» algo que es nuestro; y la lista continúa. Del mismo modo que nos beneficiamos de las emociones de alegría y amor, las denominadas emociones «negativas» enumeradas anteriormente también sirven a un propósito admirable.

Este libro trata de llevarnos al punto donde podemos experimentar todo el espectro de nuestras emociones, incluidas las negativas, sin que dominen toda nuestra existencia. En palabras del poeta sufí Rumí: «¡Acoge a todos y entretenles! Porque cada uno ha sido enviado como guía del más allá.» Los sentimientos negativos sólo son problemáticos cuando habitamos predominantemente su paisaje, es decir, cuando pasamos casi toda nuestra vida en ellos. En cualquier caso, no queremos perder la posibilidad de discernimiento que nuestras respuestas emocionales negativas nos ofrecen. No se trata de crear una sociedad aséptica que viva de modo permanente en una torre de marfil, sino de utilizar adecuadamente este método para eliminar las respuestas emocionales que se han vuelto problemáticas en nuestras vidas.

Para acabar, nos gustaría expresarte nuestra gratitud por tomarte el tiempo para explorar y aplicar en tu vida estas herramientas. Creemos que la energía tiene un efecto resonante, tanto en positivo como en negativo. A medida que más gente vaya aplicando este método para potenciar su energía y mejorar su vida, las vidas de otros podrán beneficiarse y, con el tiempo, posiblemente la totalidad de la sociedad mejorará gracias a ello. Ciertamente, tu propio cambio es el punto por donde comenzar si quieres ayudar a otros. Como Mahatma Gandhi aconsejaba sabiamente: «Sé el cambio que quieres ver en el mundo.»

Bibliografía

Beck, A.T. y G. Emery, 1985. *Anxiety Disorders and Phobias*, Nueva York: Basic Books.

Becker, R.O., 1990. *Cross Currents*. Nueva York: G. Putnam e Hijos.

Becker, R. O. y G. Selden, 1985. *The Body Electric*. Nueva York: Morrow.

Bohm, D. 1980. *Wholeness and the Implicate Order*. Boston: Routledge and Kegan Paul.

Burr, H.S., 1972. *Blueprint for Immortality: The Electric Patterns of Life*. Essex, Inglaterra: Saffron Walden.

Burton Goldberg Group, 1993. *Alternative Medicine: The Definitive Guide*. Puyallup, Washington: Future Medicine Publishing.

Callahan, R.J. y J. Callahan, 1996. *Thought Field Therapy and Trauma: Treatment and Theory*. Indian Wells, CA: autoedición.

Callahan, R.J., 1985. *Five Minute Phobia Cure*. Wilmington, DE: Enterprise.

Chopra, D., 1993. *Ageless Mind Timeless Body: The Quantum Alternative to Growing Old*. Nueva York: Three Rivers Press.

Craig, G. y A. Fowlie, 1995. *Emotional Freedom Techniques: The Manual*. The Sea Ranch, CA: autor.

De Shazier, S., 1988. *Clues: Investigating Solutions in Brief Therapy*. Nueva York: Norton & Company.

De Vernejoul, P., P. Albarède y J.C. Darras, 1985. «Estudio de los meridianos de acupuntura con seguimiento radiactivo». *Bulletin of the Academy of National Medicine (Paris)*, 169: 1071-1075.

Diamond, J., 1985. *Life Energy*. Nueva York: Dodd, Meade, and Co.

Diepold, J., 1999. «Touch and Breathe». Trabajo presentado en la Conferencia de Psicología Energética: Exploring the Creative Edge, 16 de octubre, en Toronto (Canadá).

Durlacher, J., 1994. *Freedom From Fear Forever*. Mesa, AZ: Van Ness.

Ellis, A. y R. A. Harper, 1975. *A New Guide to Rational Living*. Englewood Cliffs, NJ: Prentice-Hall.

Ellis, A., 1995. *Better, Deeper and More Enduring Brief Therapy: The Rational Emotive Behaviour Therapy Approach*. Nueva York: Brunner/Mazel.

Figley, C.R. y J. Carbonell, 1995. «The Active Ingredient Project: The Systematic Clinical Demostration of the Most Efficient Treatment of PTSD, a Research Plan». Tallahasse: Florida State University Psychosocial Stress Research and Clinical Laboratory.

Gallo, F., 1996. «Therapy by energy». *Anchor Point*. Salt Lake City, UT. Junio, 46-51.

Gallo, F., 1996. «Reflections on active ingredients in efficient treatments of PTSD», primera parte. *Electronic Jounal of Traumatology*, 2(1). Disponible en http://www.fsu.edu/~trauma/

Gallo, F., 1996. «Reflections on active ingredients in efficient treatments of PTSD», segunda parte. *Electronic Jounal of Traumatology*, 2(2). Disponible en http://www.fsu.edu/~trauma/

Gallo, F., 1998. *Energy Psychology: Explorations at the Interface of Energy, Cognition, Behaviour and Health,* Nueva York: CRC Press.

Gallo, F., 1999. «A no-talk cure for trauma». En *The Art of Psychotherapy: Case Studies from the Family Therapy Networker*, editado por R. Simon, L. Markowitz, C. Barrilleaux, y B. Topping. Páginas 244-255. Nueva York: John Wiley & hijos.

Gallo, F., 2000. *Energy Diagnostic and Treatment Methods*. Nueva York: W.W. Norton & Company.

Gerber, R., 1988. *Vibrational Medicine*. Santa Fe, NM: Bear and Company.

Gottman, J., 1995. *Why Marriages Succeed or Fail: And How You Can Make Yours Last*. Great Falls, MT: Fireside Books.

Gray, J., 1992. *Men Are From Mars, Women Are From Venus*. Nueva York: Harper Collins.

Greene, B., y O. Wenfrey., 1999. *Making the Connection: Ten Steps to a Better Body and a Better Life*. Nueva York: Hyperion.

Haley, J., 1963. *Strategies of Psychotheraphy*. Nueva York: Grune and Stratton.

Hawkins, D., 1985. *Power versus Force: The Hidden Determinants of Human Behaviour*. Sedona, AZ: Veritas Press.

Jeffers, S., 1987. *Feel the Fear and Do It Anyway*. Nueva York: Ballantine Books.

Jibrin, J., 1998. *The Unofficial Guide to Dieting Safety*. Nueva York: MacMillan.

Johnson, E.H., 1990. *The Deadly Emotions: The Role of Anger, Hostility, and Agression in Health and Emotional Well-Being*. Nueva York: Praeger Publishers.

Kendler, K.S., E.E. Walters, K.R. Truett, A.C. Heath, M.C. Neale, N.G. Martin y L.J. Eaves, 1994. «Sources of individual differences in depressive symptoms: analysis of two samples of twins and their families». *American Journal of Psychiatry* 151: 1605-1614.

Koestler, A., 1967. *The Ghost in the Machine*. London: Hutchinson & Company.

Langman, L., 1972. «The implications of the electro-metric test in cancer of the female genital tract». En *Blueprint for Immortality: The Electric Patterns of Life*, editado por H. S. Burr. Páginas 137-154. Essex, Inglaterra: Saffron Walden.

Linde, K. y G. Ramírez, 1996. «St. John's Wort for depression —an overview and meta-analysis of randomized clinical traits». *British Medical Journal* 313: 253-258.

Lockie, A. y N. Geddes, 1995. *The Complete Guide to Homeopathy*. Nueva York: Dorling Kindersley.

McDougall, W., 1938. «Fourth report on a Lamarkian experiment». *British Journal of Psychology* 28, 321-345.

Myss, C., 1997. *Why People Don't Heal and How They Can*. Nueva York: Three Rivers Press.

National Center for Health Statistics, 1997. «Latest final mortality rates». Vol. 47. No. 19. Washington, DC.

National Heart, Lung, and Blood Institute, 1998. «Clinical guidelines for overweight and obesity». Washington, DC.

Olds, J., R. Schwartz and H. Webster, 1996. *Overcoming Loneliness in Everyday Life.* Secaucus, NJ: Birch Lane Press.

Peale, N.V., 1996, (Reeditado). *The Power of Positive Thinking.* Nueva York: Ballentine Books.

Pransky, G.S., 1992. *Divorce Is Not the Answer: A Change of Heart Will Save Your Marriage.* (También publicado bajo el título *The Relationship Handbook.*) Blue Ridge Summit, PA: HSI y TAB Books.

Pulos, L., 1999. Comunicación personal.

Rapp, D., 1991. *Is This Your Child?: Discovering and Treating Unrecognized Allergies in Children and Adults.* Nueva York: William Morrow.

Sears, B. y B. Lawren, 1995. *Enter the Zone: A Dietary Road Map to Lose Weight Permanently.* Nueva York: Harper Collins.

Shain, M., 1983. *Hearts That We Broke Long Ago.* Nueva York: Bantam Books.

Sheldrake, R., 1988. *The Presence of the Past.* Nueva York: Times Books.

Steward, H., M. Bethea, S. Andrews y L. Balart, 1998. *Sugar Busters: Cut Sugar to Trim Fat.* Nueva York: Ballantine Books.

Unestahl, L., 1988. Evolution of Psychology Conference.

Vincenzi, H., 1994. *Changes: A Self-Help Book for Adolescents.* Filadelfia: Future Press.

Wall Street Journal, 1999. «Nearly half of employees are a little angry at work», 7 de septiembre. Sección C, p. 31

Weil, A., 1995. *Health and Healing.* Boston: Houghton Mifflin.

Weil, A., 1996. *Spontaneous Healing.* Nueva York: Ballantine Books.

Wolpe, J., 1958. *Psychotherapy by Reciprocal Inhibition.* Stanford, CA: Stanford University Press.

Más aplicaciones de la psicología energética

Los tratamientos detallados en este libro pueden emplearse en muchos contextos, como la formación del personal clínico, o para mejorar el rendimiento en el puesto de trabajo. Gallo y Vincenzi, ambos licenciados en psicología, están disponibles para consultas individuales, seminarios y talleres de desarrollo profesional. Gallo reside cerca de Pittsburg y Vincenzi vive entre Filadelfia y Nueva York.

Si deseas más información sobre las aplicaciones de la psicología energética puedes contactar con ellos. Estos son sus datos:

Fred P. Gallo, Ph.D.
Psychological Services
40 Snyder Road
Hermitage, PA 16148
TEL: 724-346-3838
FAX: 724-346-4339
fgallo@energypsych.com
www.energypsych.com

Harry Vincenzi, Ed.D.
P.O. Box 2569
Bala Cynwyd, PA 19004
215-701-7077
tapenergy@aol.com

Índice